U0188853

# OPERATIVE TECHNIQUES IN GYNECOLOGIC SURGERY

# Gynecologic Oncology

## 妇科手术技巧

# 妇科肿瘤学

原 著 [美] Jonathan S. Berek

[美] Kenneth D. Hatch

主译 乔 杰 郭红燕

中国科学技术出版社
·北 京·

图书在版编目（CIP）数据

妇科手术技巧.妇科肿瘤学 /（美）乔纳森·S.贝雷克 (Jonathan S. Berek)，（美）肯尼斯·D.哈奇 (Kenneth D. Hatch) 原著；乔杰，郭红燕主译. — 北京：中国科学技术出版社，2020.9

书名原文：Operative Techniques in Gynecologic Surgery：Gynecologic Oncology

ISBN 978-7-5046-8727-2

Ⅰ.①妇… Ⅱ.①乔… ②肯… ③乔… ④郭… Ⅲ.①妇科外科手术②肿瘤—妇科外科手术 Ⅳ.① R713 ② R737.3

中国版本图书馆 CIP 数据核字 (2020) 第 126525 号

著作权合同登记号：01-2020-1017

策划编辑　焦健姿　丁亚红　王久红
责任编辑　丁亚红
装帧设计　佳木水轩
责任印制　李晓霖

出　　版　中国科学技术出版社
发　　行　中国科学技术出版社有限公司发行部
地　　址　北京市海淀区中关村南大街 16 号
邮　　编　100081
发行电话　010-62173865
传　　真　010-62179148
网　　址　http://www.cspbooks.com.cn

开　　本　889mm×1194mm　1/16
字　　数　393 千字
印　　张　15
版　　次　2020 年 9 月第 1 版
印　　次　2020 年 9 月第 1 次印刷
印　　刷　天津翔远印刷有限公司
书　　号　ISBN 978-7-5046-8727-2 / R·2570
定　　价　180.00 元

主　　译　乔　杰　郭红燕

副 主 译　高　妍　李　圆　王彦洁

译 校 者（以姓氏笔画为序）

于　博　马凌宇　王同霞

王默琳　刘　露　李　萌

杨　欣　吴章鑫　张晓岚

尚春亮　聂禹菲　高欣然

陶　明　韩　钦　黄翠玉

## 内容提要　Abstract

　　本书引进自世界知名的 Wolters Kluwer 出版社，是妇科手术技巧系列丛书之一，是一部实用性极强的妇科学专业图解类手术操作指南。全书共 32 章，全面介绍了妇科肿瘤相关的各种手术治疗方式，基本按照总体原则、影像学检查与其他诊断方法、术前准备、手术治疗、手术步骤与技巧、经验及教训、术后护理、预后、并发症的顺序进行介绍，对每种术式的操作步骤和手术过程中的注意事项都做了细致的阐述，同时配有丰富的高清彩色图片及具体说明。本书内容简洁明晰、配图精美丰富，是妇产科各亚专业及相关专业住院医师和临床医师日常实践的理想参考书，同时亦是一部不可多得的手术操作技术指导宝典。

# 主译简介

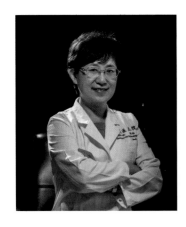

**乔杰**　中国工程院院士，美国人文与科学院外籍院士，北京大学医学部常务副主任，北京大学第三医院院长。国家妇产疾病临床医学研究中心主任，国家产科医疗质量管理和控制中心主任，中国女医师协会会长，健康中国行动推进委员会专家咨询委员会委员，中国医师协会生殖医学专业委员会主任委员，中华医学会妇产科学分会委员会副主任委员，《BMJ Quality&Safety（中文版）》《Human Reproduction Update（中文版）》主编等。30 余年来一直从事妇产及生殖健康相关临床与基础研究工作，领导团队不断揭示常见生殖障碍疾病病因及诊疗策略、创新生育力保存综合体系并从遗传学、表观遗传学角度对人类早期胚胎发育机制进行深入了研究。同时，开发新的胚胎基因诊断技术，为改善女性生育力、防治遗传性出生缺陷做出了贡献。获国家科技进步二等奖 3 项、省部级一等奖 3 项及何梁何利科学与技术进步奖等。主编我国首套生殖医学专业高等教育国家级规划教材《生殖工程学》《妇产科学》《生殖内分泌疾病诊断与治疗》等 19 种。目前已作为第一作者或责任作者在 Lancet、Science、Cell、Nature、JAMA、Nature Medicine 等国际顶尖知名期刊发表 SCI 论文 200 余篇。

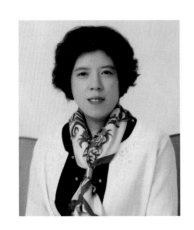

**郭红燕**　医学博士，主任医师，副教授，博士生导师，北京大学第三医院妇产科副主任、妇科主任。任中华医学会妇科肿瘤分会委员、中国抗癌协会妇科肿瘤专业委员会常务委员、ASCCP（全国阴道镜宫颈病变协会）常委、中国医师协会妇产科医师分会委员、中国医师协会妇科肿瘤分会委员、中国医师协会内异症医师分会副主委、中国医促会妇产科专业委员会常务委员、中华医学会医疗鉴定专家库成员；中国性学会妇产科分会主委、中国医药教育协会医疗器械管理专业委员会主委；北京医学会妇科肿瘤学分会副主委、北京医学会妇科内镜组分会副主委、北京妇产学会副会长、北京女医师协会妇产科专业委员会常务委员；北京市海淀区妇女病防治技术指导组组长。实用妇产科杂志、中国微创外科杂志、中国妇产科临床、等期刊常务编委。斯坦福癌症中心学习一年，致力于妇科恶性肿瘤和内异症诊治，擅长妇科肿瘤的微创治疗和晚期及复发肿瘤的盆腔廓清手术、卵巢癌耐药和精准治疗等。承担和参与科技部及国家自然科学基金等省部级项目。参与编写《中国妇科肿瘤学》、参与翻译第一版《Williams' 妇科学》等多部著作翻译。学术论文、论著 90 余篇。曾获北京大学医学部教学优秀奖、北京大学医学部教学管理优秀奖。

# 序

妇科手术技巧系列丛书分为《妇科手术技巧：妇科学》《妇科手术技巧：生殖内分泌学与不孕症》《妇科手术技巧：泌尿妇科学》《妇科手术技巧：妇科肿瘤学》四个分册。该套丛书旨在通过清晰、简明的手术图解，为各亚专业的医生阐明各类手术的基本操作步骤。

有别于其他妇科学教科书，本书着重于手术图片展示，是图解类手术操作指南。

该套丛书从妇科学、生殖内分泌学与不孕症、泌尿妇科学、妇科肿瘤学等几个方面，分别阐述了该亚临床专业中最常见的临床操作和手术技巧。我们有幸召集了一批杰出的专家著者，并在资深图书编辑的指导下共同完成这套丛书。

《妇科手术技巧：妇科学》，著者 Tommaso Falcone 是克利夫兰医学中心的妇科主任，以擅长妇科良性疾病的手术治疗而闻名。他与 M.Jean Uy Kroh 及 Linda D.Bradley 医生用心收集了一系列极具价值的手术图片，着重强调了该领域手术的基本原则。

《妇科手术技巧：生殖内分泌学与不孕症》，著者 Steven Nakajima 是 Stanford 大学医学院妇产科学、生殖与生殖健康组临床教授，擅长生殖医学中的操作与手术。他与同事 Travis W.McCoy 及 Miriam S.Krause 医生一起完成本书，细致总结了该专业领域的必要操作与手术技巧。

《妇科手术技巧：泌尿妇科学》，著者 Christopher Tarnay 是加州大学洛杉矶分校（UCLA）David Geffen 医学院副教授、泌尿妇科学与盆底重建组主任。他与同事 Stanford 大学医学院临床助理教授 Lisa Rugo Gupta，为我们理解女性盆底医学和盆底重建手术的重要原则做出了重要贡献。

《妇科手术技巧：妇科肿瘤学》，著者 Kenneth Hatch 是来自 Arizona 大学医学院的著名妇科肿瘤学家。他是妇科恶性肿瘤外科治疗领域的杰出专家之一。Hatch 医生及其他著者对该专科领域的基本手术治疗进行了精细且形象的解析。

我们希望这套丛书可以帮助提高妇科学相关专业人员的继续教育水平，同时也希望将这套丛书献给我们的患者，通过优化医疗技术来改善患者的治疗效果。

Jonathan S. Berek, MD, MMS

*Operative Techniques in Gynecologic Surgery* 丛书主编

Laurie Kraus Lacob 转化研究基金会教授

Stanford 大学医学院 Stanford 妇女癌症中心主任

Stanford 综合癌症研究所高级科学顾问

Stanford 健康护理交流项目主任

# 译者前言

这是一本关于妇科肿瘤学的专业著作，著者 Kenneth D. Hatch 是妇科恶性肿瘤外科治疗领域的杰出专家之一，Hatch 医生及其他著者对妇科恶性肿瘤领域的基本手术治疗进行了精细且形象的解析，与我们分享了妇科恶性肿瘤手术的重要理论观点和最新研究进展。

作为翻译者，我们在忠于原著的基础上，尽量采用易于理解的语言文字及约定俗成的专业术语，并根据中文表达习惯进行相应调整及润色，以便读者可以更好地理解和参考。在此，我要感谢参与本书翻译工作的各位译者。由于本书涉及多个专业领域，译者交来的翻译初稿在专业性和体例编排等方面不尽相同，为确保风格统一，我们又组织所有译者进行了重译与修订，并做了全书审校。每位译者都在繁忙的工作之余，花费了大量时间精推细敲、反复斟酌原文及译文，几经修订才使本书得以呈现在读者面前，再次感谢各位译者的辛苦付出。另外，我还要由衷感谢杨欣、陶明等对书中有关成形外科皮瓣移植及普外科肠造口手术部分提供的专业意见及校译帮助。

最后，感谢中国科学技术出版社编辑的精心编校，没有整个团队精益求精的努力与合作，本书的中文翻译版不可能如此顺利与读者见面。

希望本书可以为妇科肿瘤专业人员提供帮助与启迪，能够有助于理解和学习妇科肿瘤手术学，并在此基础上不断改进创新，促进我国妇科肿瘤手术学的进步与发展。

# 原书前言

　　妇科肿瘤学因宫颈癌治疗的外科手术发展而兴起，至今已发生了许多变化。Meigs 根治性子宫切除术是切除巨大宫颈肿瘤所必需的，同时它也会永久性损伤膀胱和肠道的神经。如今，我们通常会对较大的宫颈肿瘤进行放射治疗，对较小的肿瘤则选择进行手术，这样外科医师便可进行保留神经的手术。有或没有机器人辅助的微创手术(MIS)技术改善了神经的可视化，减少了失血、住院时间和恢复正常功能的时间。

　　子宫内膜癌最初以淋巴结取样分期，然后进行淋巴结清扫，再以包括肾下淋巴结清扫在内的情况进行综合分期。目前，利用前哨淋巴结显影减少淋巴结清扫范围已成为常规。绝大多数患者可采用 MIS 手术，进一步降低了大切口手术的概率。

　　改良的外阴癌手术已被用来保留正常的解剖结构，重建技术已常规使用以改善外观和提高生活质量。

　　卵巢癌外科治疗已从不可切除的病灶活检发展为盆腔的广泛性减瘤术，包括根治性卵巢切除和肠段切除。现在，上腹部的病灶切除包括脾脏切除、膈肌剥脱或切除，甚至胸廓肿瘤切除等。

　　基于以上几点，我编写了本书，以期为读者提供最新的外科手术操作，包括外科医师很少施行的盆腔廓清术等经典术式。以结构化单元形式，讨论疾病的总体情况、术前评估、解剖、体位，然后一步一步地描述整个手术操作过程，还介绍了术后护理、并发症和预后情况。书中配有大量图解及手术照片以帮助读者学习。

　　书中介绍的手术极具教学价值，很多经典手术操作来源于国际知名外科医师，这些手术操作将为读者提供快速学习的参考。

　　我非常感激同事们对我的支持，感谢他们的慷慨帮助和高超的手术操作展示，同样还要感谢那些信任我们手术团队的患者。

　　我愿把这本书推荐给各层次、各学科为患有妇科肿瘤女性提供治疗的健康专业人士。

Kenneth D. Hatch, MD

Arizona 大学妇科肿瘤学教授

# 目　录

# 第三篇　子宫肿瘤与肉瘤

# 第四篇　宫颈癌

# 第五篇　卵巢癌及卵巢良性肿物的手术

# 第六篇　肠管手术

# 第七篇　泌尿系统手术

# 第一篇
# 外 阴
Vulva

# 第1章

# 外阴浅表切除术
## Superficial Vulvectomy

Kenneth D. Hatch　著

马凌宇　译

王彦洁　郭红燕　校

**妇科手术技巧**
妇科肿瘤学

**Operative Techniques in Gynecologic Surgery**
Gynecologic Oncology

# 一、总体原则

外阴浅表切除术是外阴上皮内瘤变最常见的手术切除方法。

通常认为 VIN1 不是癌前病变，不推荐切除。

VIN2 及 VIN3 则被认为是癌前病变，通常建议切除或激光治疗。

外阴浅表切除术用于完全切除 VIN 病灶，也可用于疑似侵袭性癌灶的切除活检。

VIN3 可表现为基底细胞型或分化型。基底细胞型通常发生于年轻女性，与 HPV 感染密切相关、亦与吸烟有关，多表现为多中心病灶且常累及肛门。分化型患者年龄偏大，更容易合并硬化性苔藓、角化过度、扁平苔藓等疾病。

## （一）定义

- 需要将皮肤及其附属结构全部切除直至浅筋膜（Colles 筋膜）或皮下脂肪。
- 当切除 80% 及以上的外阴时即为全外阴浅表切除术。
- 当切除的外阴少于 80% 时称为部分外阴浅表切除术。
- 阴蒂被认为是外阴的一部分。

## （二）鉴别诊断

- VIN 需要与尖锐湿疣、Paget 病、基底细胞癌、外阴增生、硬化性苔藓或念珠菌感染鉴别。

## （三）解剖学因素

- 皮肤由表皮、真皮和皮下脂肪组成（图 1-1）。
- 毛囊可深达皮下脂肪层 5mm。
- 多达 48% 的 VIN3 患者的病灶可侵及毛囊（图 1-2）。
- 切除毛发覆盖区域的 VIN3 病灶时须切除皮肤全层。
- 如果 VIN2 或 VIN3 病灶全部位于小阴唇或阴道口的黏膜表面，则可采用激光汽化治疗（图 1-3）。
- 因为阴蒂头仅有表皮层，因此其病灶可用激光治疗。
- 应用激光治疗有毛发覆盖区域的 VIN3 病灶时，激光必须穿透表皮层和真皮层，这属于三度烧伤，需要 4 周的时间才能愈合。
- 对于＞1cm 的病灶最好采取切除并 Ⅰ 期缝合的方法，伤口愈合更快。

## （四）非手术治疗

- 当 VIN 合并大量尖锐湿疣时，可以使用咪喹莫特治疗。每周 3 次，使用咪喹莫特连续治疗 3 个月后，尖锐湿疣的病灶通常会消退，有利于 VIN 的治疗。

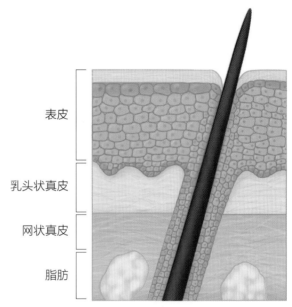

▲ 图 1-1　外阴毛发覆盖区域的解剖结构

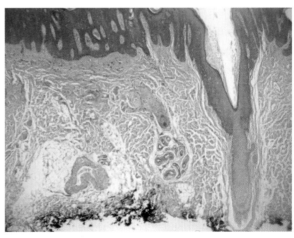

▲ 图 1-2　VIN3 浅表外阴切除术的病理标本显示病灶可达毛囊深层

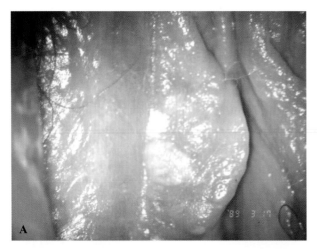

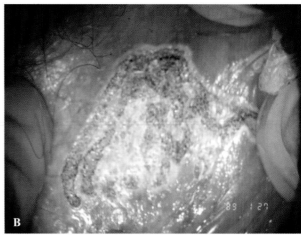

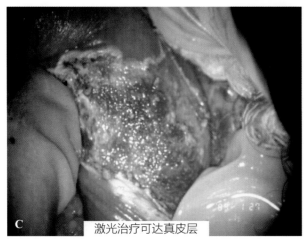

激光治疗可达真皮层

▲ 图 1-3　激光汽化治疗
A. 小阴唇的 VIN2 病灶（激光汽化前）；B. 激光治疗 VIN2 病灶；C. 将汽化的表皮擦拭干净后可见真皮层

## 二、术前准备

- 小病灶可行门诊手术治疗，麻醉方式可以选用镇静联合局部麻醉。预计手术时间超过 30min 的较大病灶最好在全身麻醉下进行。术后予抗生素预防感染。
- 病灶较大的患者，尤其是需要大面积重建的患者，需要住院观察。

## 四、手术步骤与技巧

### 外阴浅表切除术

　　通过阴道镜检查确定病灶边缘后，消毒外

## 三、手术治疗

### （一）体位

- 采用膀胱截石位。

### （二）方法

- 患者在术前应进行阴道镜检查，仔细检查外阴、阴道、子宫颈和肛门。
- 切除范围应至少在病灶边缘 4mm，深达 Colles 筋膜，并保证伤口无张力缝合。

阴、铺巾。切口距离病灶边缘至少 4mm。应使用电凝止血，无张力缝合切口。可采用以下方法实现。

- 松解阴道。

- 使用旋转皮瓣。
- 如果上述方法不能覆盖切除区域，术者可以使用中厚皮片。但对于肛周病变，因为中厚皮片移植成功率太低不建议使用。

**1. 松解阴道**

- 会阴浅表病变通常局限于鳞状上皮与阴道黏膜的交界处。
- 向头侧切开阴道黏膜，横行缝合至外阴皮肤。

**2. 使用旋转皮瓣**

- 当大部分会阴皮肤和皮下组织被切除时，术者

必须用全层皮片或包括皮下组织的皮瓣以覆盖缺损区域。

- 这将形成一个将阴道口和肛门分开的"皮肤桥"。
- 皮瓣的宽度应为 1.5 ～ 2cm。
- 皮瓣的长度应为宽度的两倍。
- 移植的目的是为了将皮瓣与阴道进行无张力缝合，从而形成新的会阴皮肤。
- 伤口缝合的张力需要远离肛门、阴道，并避免位于臀部，因为此处的伤口容易裂开需要避免狭窄行二次缝合。

## 五、经验与教训

- ✖ 冰冻病理不能准确评估病灶深度。
- ◯ 最好以最终的组织学检查来确定病灶浸润深度。
- ◯ 阴蒂头的 VIN 病灶可以采用激光治疗，只需去除表皮即可。
- ◯ 70% 的 50 岁以下的 VIN 患者吸烟，应鼓励她们戒烟，否则复发率很高。因服用药物导致免疫抑制的患者应减少药物应用。

## 六、术后护理

- 建议术后 10d 内每次如厕后使用过氧化氢溶液棉球消毒伤口。
- 否认磺胺类药物过敏史的患者可采用 1% 的磺胺嘧啶银乳膏。
- 无须进一步使用抗生素。

## 七、预后

- VIN 的复发很常见，尤其是吸烟者及免疫抑制人群。
- 患者术后应随访数年。

- 硬化性苔藓患者应使用高效类固醇维持治疗，且每 6 个月随访 1 次。有进展为癌症可能。

## 八、并发症

- 皮肤裂开很常见。
- 滑动皮瓣和旋转皮瓣需要放置在阴道入口和肛门周围。转移皮瓣时，应考虑其位置。一旦出现皮肤裂开，尽量避免裂开处于尿道、阴道和肛门的区域。
- 术后血肿很少见。可以拆除 2 ～ 3 针以排出血肿，减轻疼痛、避免感染。

## 参 考 文 献

[1] Darragh TM, Colgan TJ, Cox JT, et al; Members of LAST Project Work Groups. The Lower Anogenital Squamous Terminology Standardization Project for HPV-Associated Lesions: background and consensus recommendations from the College of American Pathologists and the American Society for Colposcopy and Cervical Pathology. *J Low Genit Tract Dis*. 2012;16(3):205–242.

[2] Eva LJ, Ganesan R, Chan KK, Honest H, Luesley DM. Differentiated-type vulval intraepithelial neoplasia has a high-risk association with vulval squamous cell carcinoma. *Int J Gynecol Cancer*. 2009;19(4):741–744.

[3] Lanneau GS, Argenta PA, Lanneau MS, et al. Vulvar cancer in young women: demographic features and outcome evaluation. *Am J Obstet Gynecol*. 2009;200(6):645.e1–e5.

[4] van der Avoort IA, Shirango H, Hoevenaars BM, et al. Vulvar squamous cell carcinoma is a multifactorial disease following two separate and independent pathways. *Int J Gynecol Pathol*. 2006;25(1):22–29.

[5] Wallbillich JJ, Rhodes HE, Milbourne AM, et al. Vulvar intraepithelial neoplasia (VIN 2/3): comparing clinical outcomes and evaluating risk factors for recurrence. *Gynecol Oncol*. 2012;127(2):312–315.

# 第2章

# 外阴根治术
## Radical Vulvectomy

Kenneth D. Hatch 著

马凌宇 译

李 圆 郭红燕 校

**妇科手术技巧**
妇科肿瘤学

**Operative Techniques in
Gynecologic Surgery
Gynecologic Oncology**

## 一、总体原则

外阴根治术是治疗外阴或 Bartholin 腺浸润性癌最常用的术式。

### （一）定义

- 需要切除皮肤及深达耻骨或者泌尿生殖膈深筋膜的皮下组织。
- 全外阴根治术是指切除 80% 以上外阴的手术。
- 部分外阴根治术是指切除少于 80% 外阴的手术。
  - 局部根治性切除术特指切除一侧外阴的病灶。
  - 半外阴根治性切除术是指完全切除一侧外阴。

### （二）鉴别诊断

- 外阴癌、Bartholin 腺癌（图 2-1）、汗腺腺瘤（图 2-2）、侵袭性 Paget 病（图 2-3）、基底细胞癌（图 2-4）。

### （三）解剖学因素

- 肿瘤的大小和位置对于治疗方案的选择十分重要。
- 直径小于 2cm，位于外阴侧方（距离中线结构 2cm 以上）的 I 期肿瘤，可进行部分外阴根治术（图 2-5）。
- 局限于一侧外阴的较大的 I 期肿瘤，可采用半外阴根治性切除术（图 2-6）。
- 会阴局部肿瘤可采用局部根治性切除术（图 2-7）。
- 累及双侧外阴的肿瘤需要行全外阴根治术。偏前方的肿瘤可以保留会阴体，但需要切除 80% 以上的外阴组织。
- II 期肿瘤是指累及阴道下 1/3、尿道或肛门的肿瘤。其治疗方案如下。
  - 外阴根治术联合部分阴道切除、尿道切除或肛周皮肤切除术。
  - 必须达到 1cm 以上的切缘。
  - 切缘阳性或者 2mm 以内的切缘需要术后放疗。
  - 切缘 5mm 以内的患者可从术后放疗中获益。

- 累及肛门或者直肠的患者需要同时切除肛门，但可保留肛门括约肌，术后放疗。

### （四）非手术治疗

- 合并手术禁忌证时，可能不宜行根治性手术。可在肿瘤活检后进行放疗＋同步增敏化疗。如果病灶持续不缓解，后续可以进行较小范围的切除。
- 肿瘤累及阴道、膀胱或者肛门的患者应接受放化疗，以免病情进展到需进行盆腔廓清术的程度。
- 如果肿瘤在 4 个月后仍然存在，可能需要进行盆腔廓清术。

## 二、影像学检查与其他诊断方法

- PET-CT 或者 MRI 有助于晚期患者手术计划及整体治疗方案的制订。
- 腹股沟多发肿大或固定淋巴结。
- 任何增大质硬、固定、溃疡淋巴结。
- 原发性肿瘤累及：① 超过阴道下 1/3；② 肛门或直肠；③ 膀胱。

## 三、术前准备

- 需要讨论手术对于女性外观及其性功能的影响。
- 阴道镜检查外阴以明确肿瘤的肉眼边缘对治疗有一定帮助。
- 术中同侧淋巴结送冰冻病理，以明确是否需要清扫对侧淋巴结。

## 四、手术治疗

### （一）体位

- 采用膀胱截石位，显露腹股沟及外阴。

### （二）方法

- 所有确诊病灶累及深度 1mm 以上、肿瘤直径大于 2cm 的患者均需先行腹股沟淋巴结清扫，再行部分或全外阴根治术。

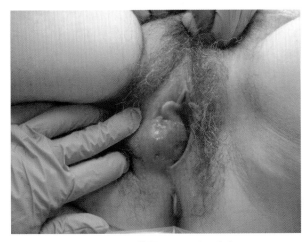

▲ 图 2-1　外阴 Bartholin 腺癌

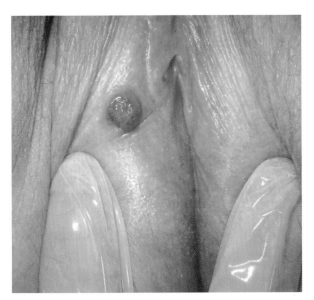

▲ 图 2-2　汗腺腺瘤可能误诊为腺癌

所有发生在 Bartholin 腺区域以外的，来源于角化皮肤上的腺细胞病变都应请妇科病理学家进行阅片

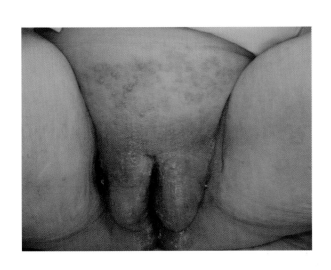

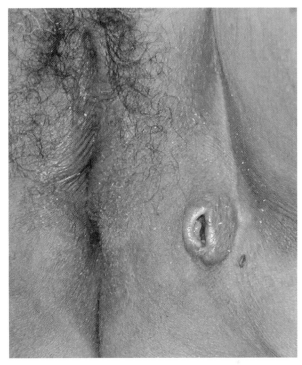

▲ 图 2-4　基底细胞癌

特征是病灶边缘隆起卷边及中央溃疡

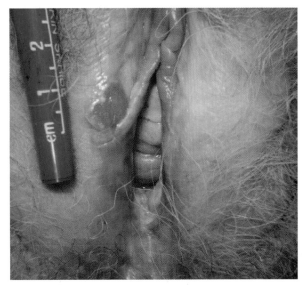

▲ 图 2-5　适合进行根治性局部切除的 I 期外阴癌

◀图 2-3　侵袭性 Paget 病

隆起的区域为肿瘤浸润区

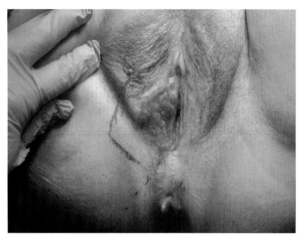

▲ 图 2-6　适合进行根治性半外阴切除术的 Ⅰ 期肿瘤左侧有小面积 VIN 病灶

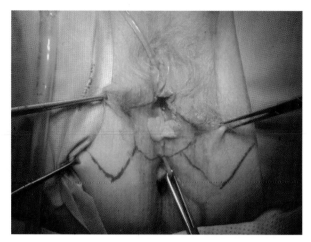

▲ 图 2-7　适合局部根治性切除术的会阴癌

## 五、手术步骤与技巧

### （一）根治性局部切除术：外阴一侧的小病灶

- 沿会阴的自然椭圆形轮廓取切口。
- 切缘距病灶 1cm 以上，阴道镜可帮助识别肿瘤边缘。
- 切除范围应深达深筋膜或耻骨，包括患侧的大部分球海绵体肌。
- 会阴由位于球海绵体肌背面末端的阴部动脉浅支供血。
- 逐层缝合，避免血肿。

### （二）根治性半外阴切除术：外阴一侧较大病灶

- 按上述步骤从会阴体到阴阜切除外阴。
- 因为没有切除阴道或肛周皮肤，通常可以进行一期缝合。

### （三）根治性局部切除术：会阴病灶

- 可类似于一侧病灶的切除方法，切除会阴病灶。
- 累及阴道下后方的可能性较大。
- 可能需要切除部分阴道以获得 1cm 以上的切缘。
- 可能需要包括全层皮肤和皮下组织的旋转皮瓣（Lembert）。

### （四）全外阴根治术

- 保证 1cm 以上的切缘。

- 切除双侧球海绵体肌。
- 切除范围深达耻骨或泌尿生殖膈。
- 于阴部血管进入球海绵体肌的位置进行结扎。
- 用电凝法切开阴阜的脂肪垫直至耻骨结节。
- 横行切开阴蒂悬韧带。
- 钳夹阴蒂与耻骨联合连接的根部并切断。
- 评估确定需要切除多少阴道部分才能获得 1cm 以上的切缘。对于不需要切除部分阴道的患者，即可开始缝合。
- 如果病灶累及阴道下 1/3，切除阴道部分时需要仔细检查肛门和直肠。可将手指置入肛门中以确保切除病灶时没有损伤到直肠。
- 钳夹、分离并结扎附着在耻骨支上的阴道旁附属组织。
- 钳夹、分离并结扎阴道与直肠之间的肛提肌的附属组织。
- 切开阴道，切除外阴、阴道和肿瘤。

### （五）使用滑动全层皮瓣进行重建

- 会阴前方的缺损可以使用小的滑动皮瓣覆盖并进行缝合。
- 保证尿道仍位于中线，防止尿线偏移。
- 注意是否可以实现无张力缝合。
- 沿皮肤自然纹理取 2cm 切口。
- 去掉 3cm 的皮下脂肪，将皮瓣往前移动 1.5cm，以保证与尿道及对侧外阴的皮肤进行无张力缝合。

- 将阴道边缘缝到肛提肌的筋膜上。
- 让患者双腿并拢，可以在一定的张力下，缝合

后部的缺损，两边的皮肤层在同一水平线上。

- 对于不需要性生活的患者，留下一个小阴道口，足够进行阴道追踪检测即可。

## 六、经验与教训

- 如果进行根治性半外阴切除术的患者的切缘靠近尿道，可能需要切除一部分对侧外阴，以免排尿时尿液顺腿下流。
- 切开皮肤后，将手指放置在球海绵体深处，并从腹侧向背侧切开，有助于分离并钳夹靠近会阴体的阴部血管的分支。
- 保证侧方及深方足够的切缘，有助于避免术后放疗。

## 七、术后护理

- 没有接受皮瓣移植、进行一期缝合的患者，第二天即鼓励下地活动。如果切口距离尿道口不近，术后第一天即可拔除尿管。
- 患者通常有腹股沟切口，可能限制部分活动。
- 对于大面积会阴切除的患者，建议卧床休息，保证伤口得以充分恢复。
- 移植皮瓣者需要制动 2～3 天。
- 根据切口与尿道的距离留置导尿管 1～2 周，保证伤口愈合前不受尿液污染。
- 使用腿部压力泵预防血栓形成。
- 度过血肿形成风险期后可以考虑使用依诺肝素。
- 建议每天应用过氧化氢溶液清洗外阴伤口 2 次。每次患者如厕后可以用过氧化氢溶液清洗肛周的缝线。

## 八、预后

- 外阴癌患者的总体生存率与是否存在腹股沟淋

巴结转移尤为相关，而与原发病灶的关系不大。

- 无局部复发的总体生存率为 78%。
- 大部分局部复发发生在 2 年内。
- 当切口距病灶边缘小于 8mm 时，30% 的患者发生了外阴局部复发（定义为距离原切除瘢痕 2cm 内的局灶复发）；当切缘大于 8mm 时，复发率仅为 2.4%。
- 距初始切口 2cm 或以上的部位局部复发最常见于硬化性苔藓患者。
- 皮肤留桥术后复发者生存率低。

## 九、并发症

- 最直接的并发症为出血、血肿形成和感染。
- 晚期并发症包括尿道、阴道和肛门狭窄。
- 伤口瘢痕疼痛，特别是皮瓣重建的患者，可能会导致残疾。

# 参考文献

[1] DiSaia PJ, Creasman WT, Rich WM. An alternate approach to early cancer of the vulva. *Am J Obstet Gynecol.* 1979;133(7):825–832.

[2] Hacker NF, Leuchter RS, Berek JS, Castaldo TW, Lagasse LD. Radical vulvectomy and bilateral inguinal lymphadenectomy through separate groin incisions. *Obstet Gynecol.* 1981;58(5):574–579.

[3] Heaps JM, Fu YS, Montz FJ, Hacker NF, Berek JS. Surgical-pathologic variables predictive of local recurrence in squamous cell carcinoma of the vulva. *Gynecol Oncol.* 1990;38(3): 309–314.

[4] Rouzier R, Haddad B, Plantier F, Dubois P, Pelisse M, Paniel BJ. Local relapse in patients treated for squamous cell vulvar carcinoma: incidence and prognostic value. *Obstet Gynecol.* 2002:100(6):1159–1167.

[5] Tantipalakorn C, Robertson G, Marsden DE, Gebski V, Hacker NF. Outcome and patterns of recurrence for International Federation of Gynecology and Obstetrics (FIGO) stages I and II squamous cell vulvar cancer. *Obstet Gynecol.* 2009;113(4):895–901.

# 第3章

# 腹股沟区清扫术
## Groin Dissection

Kenneth D. Hatch　著

马凌宇　译

郭红燕　李　圆　校

**妇科手术技巧**
妇科肿瘤学
**Operative Techniques in
Gynecologic Surgery
Gynecologic Oncology**

## 一、总体原则

当肿瘤转移至腹股沟时需要进行腹股沟区清扫术。外阴病灶浸润深度在 1mm 以上或直径 2cm 以上则需要进行清扫。

### （一）定义

- 浅表腹股沟清扫术是指清扫所有腹股沟阔筋膜及卵圆窝上方的筛状筋膜腹侧的淋巴结。
- 腹股沟 - 股淋巴结清扫包括上述操作，同时需要切除股静脉内侧及腹股沟外环内的少量淋巴结。这些淋巴结中最偏向头侧的淋巴结为 Cloquet 淋巴结。

### （二）解剖学因素

- 表浅淋巴结位于 Camper 筋膜及覆盖股动脉的阔筋膜之间。以垂直及水平方向排列。
- 保留部分皮肤及 Camper 筋膜之间的皮下组织对于防止皮肤坏死尤为重要。
- 股四头肌上方及隐静脉自卵圆窝汇入股静脉处以下的股血管上的阔筋膜需要保持完整。
- 腹壁浅血管、阴部外血管及旋髂血管均通过覆盖股血管表面的筋膜。
- 股深淋巴结位于股静脉内侧，无须打开股鞘显露股动脉和股静脉即可分离。

### （三）非手术治疗

- 较大、固定和（或）溃疡性淋巴结的最佳治疗方法是放疗及联合放射致敏剂量的化疗。其他类型的淋巴结需要切除，并根据病理结果进行放射治疗。

## 二、影像学检查与其他诊断方法

- PET–CT 对评估全身疾病和盆腔淋巴结转移的情况十分有效。

- MRI 对于评估原发病灶的大小和范围最为准确，对于淋巴结转移检测的准确率达 85%。

## 三、术前准备

- 术前知情告知十分重要。应充分告知患者该治疗可能对其身体外观造成显著影响。所有病灶直径大于 2cm 或浸润深度大于 1mm 的患者均应进行同侧股部淋巴结清扫术。
- 若病变距离中线结构仅 1cm，则应进行双侧淋巴结清扫。
- 如果同侧淋巴结转移为阳性，还应清扫对侧淋巴结。
- 可触及肿大淋巴结的患者均应进行影像学检查以明确病灶浸润的程度，如果切除可行，建议切除双侧肿大的可疑淋巴结。根据冰冻病理切片的结果决定进一步手术治疗，可能需行双侧腹股沟全面淋巴结清扫，或切除阳性淋巴结后补充术后放疗。
- 影像学检查发现的盆腔肿大淋巴结可以切除。
- 术前需要对下肢水肿发生的高风险进行讨论。
- 不需要常规进行肠道准备。但是对于需要在肛周进行广泛手术或者组织皮瓣重建的患者，应在术前 24h 内进食流质食物，并在术前 1d 下午口服泻药，这将延迟肠道运动，降低感染风险。
- 术前预防性使用抗生素，术后 4h 再次使用。

## 四、手术治疗

### （一）体位

- 采用腿部支撑的膀胱截石位。

### （二）方法

- 先清扫腹股沟淋巴结，后行外阴根治术。

## 五、手术步骤与技巧

### 左腹股沟淋巴结清扫术

- 取皮肤切口，与腹股沟皱褶平行，并位于其上 1cm。
- 切开 Camper 筋膜并保留。

#### 1. 识别血管

- 结扎腹壁浅血管下端、旋髂浅血管外侧端和阴部外血管外侧端（技术图 3-1）。
- 在股三角的远端找到隐静脉。如果没有阳性淋巴结，可以保留。
- 可能存在副隐静脉。

#### 2. 分离组织界限到股三角水平

- 头侧的边界是腹直肌和腹股沟韧带。
- 内侧的边界是长收肌的筋膜。
- 外侧边界是位于髂前上棘和股动脉之间的髂腰肌筋膜。

#### 3. 浅表淋巴结清扫（技术图 3-2）

- 切除股鞘内侧的阔筋膜淋巴结。于此处可以辨别旋髂浅动脉和腹壁下动脉自股鞘中发出的起始端。

- 如果在股三角的顶点结扎了隐静脉，可于此处开始分离淋巴结组织，直到隐静脉汇入股静脉的位置。在汇入位置结扎隐静脉，便于切掉所有淋巴结。

- 然后可以显露卵圆窝。此时股静脉上几乎没有剩余的筋膜。静脉内侧的区域可能有股淋巴结（技术图 3-3）。

#### 4. 股部淋巴结清扫

- 股静脉内侧有 1 ~ 3 个淋巴结。
- 可延伸至腹股沟外环的头侧。
- 将手指置于腹股沟外环下方，检查 Cloquet 淋巴结，若其存在也一并清扫。
- 股鞘内无淋巴结。除非肿瘤转移至股鞘，否则可不予切开。

#### 5. 肿大淋巴结的处理

- 查体或者影像学发现的肿大淋巴结均应经腹股沟切口切除并送检冰冻病理，若为阴性，可进

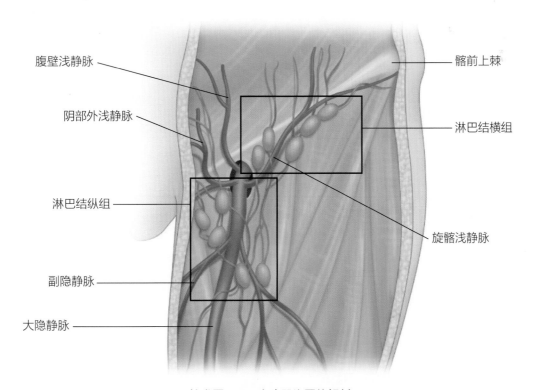

▲ 技术图 3-1 右腹股沟区的解剖

左侧标注（从上到下）：腹壁浅静脉、阴部外浅静脉、淋巴结纵组、副隐静脉、大隐静脉

右侧标注（从上到下）：髂前上棘、淋巴结横组、旋髂浅静脉

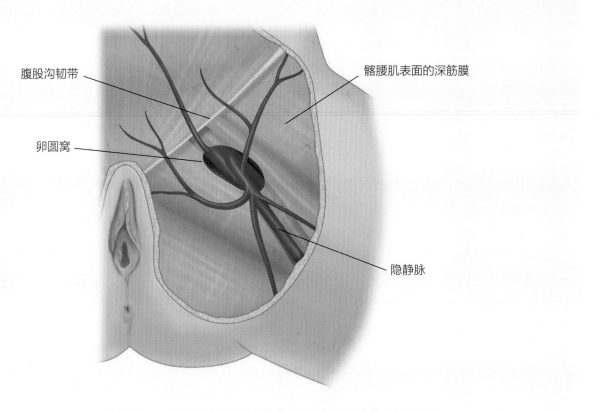

腹股沟韧带

卵圆窝

髂腰肌表面的深筋膜

隐静脉

▲ 技术图 3-2　清扫浅表淋巴结后将显露出卵圆窝，隐静脉自此汇入

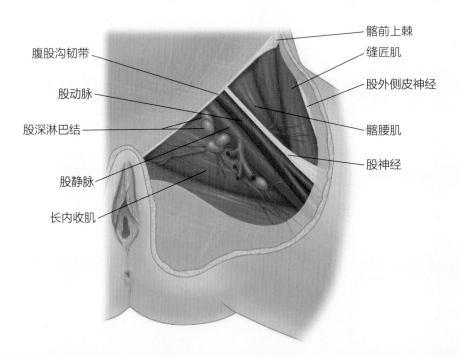

腹股沟韧带

股动脉

股深淋巴结

股静脉

长内收肌

髂前上棘

缝匠肌

股外侧皮神经

髂腰肌

股神经

▲ 技术图 3-3　打开的股鞘，可见股神经、股动脉及股静脉，注意位于股静脉内侧的股深淋巴结

行完整的腹股沟淋巴清扫。

- 如果淋巴结阳性，需切除所有肿大淋巴结，无须进一步行全面的淋巴清扫。术后给予腹股沟和盆腔放疗。
- 如果影像学上发现盆腔淋巴结肿大，行腹膜外盆腔淋巴结清扫术。

- 对于固定的不能切除的淋巴结，应先进行放化疗。如有放疗后残存肿瘤，需要切除。可行缝匠肌皮瓣移植覆盖缺损部位，为放射治疗区域供血。
- 可使用股薄肌肌皮瓣。

## 六、经验与教训

- 完全的腹股沟 – 股淋巴结清扫，包括股血管表面筋膜上的淋巴结及卵圆窝内股静脉内侧的股部淋巴结。
- 无须去除腹股沟部位的任何皮肤。
- 建议选择压力较小的敷料以及闭合引流装置，而非过去常用的压力较大的敷料。
- 腹股沟和外阴的切口最好分开，可以明显改善愈合情况。
- 如果 Cloquet 淋巴结存在，可在腹股沟韧带下的股管脂肪垫处看到或扪及。

## 七、术后护理

- 术后放置引流 2 周。
- 腹股沟切口并不限制体力活动。外阴伤口稳定后患者即可下地活动。
- 可以通过下肢压力泵预防深静脉血栓形成。如果患者因为某些原因需要卧床休息，可以酌情予抗凝药物。
- 不需要使用抗生素。

## 八、预后

- 外阴癌的预后取决于阳性淋巴结的数目（表3–1）。
- 肿瘤侵犯超过淋巴结包膜是提示预后不良的因素。
- 腹股沟和盆腔放疗对于淋巴结阳性患者的预后有明显改善。

表 3–1 外阴鳞状细胞癌患者 5 年生存率与淋巴结转移状况的关系

| 淋巴结转移状况 | 患者例数 | 5 年生存率（%） | 风险比（95%CI） |
| --- | --- | --- | --- |
| 阴性 | 302 | 80.7 | 参考值 |
| 1 个阳性 | 66 | 62.9 | 2.1（1.2～3.4） |
| 2 个阳性 | 43 | 30.4 | 6.0（3.7～9.8） |
| 3 个阳性 | 24 | 19.2 | 5.3（3.0～9.5） |
| 4 个及以上阳性 | 62 | 13.3 | 2.6（1.9～3.7） |

引自 Cavanagh D, Roberts WS, Bryson SC, Marsden DE, Ingram JM, Anderson WR. Changing trends in the surgical treatment of invasive carcinoma of the vulva. Surg Gynecol Obstet. 1986;162(2):164–168; Berek JS, Hacker NF, eds. Berek and Hacker's Gynecologic Oncology. 6th ed. Philadelphia, PA: Wolters Kluwer; 2014:593

## 九、并发症

- 早期并发症为血肿形成、伤口感染、泌尿系统感染和伤口裂开。

- 三切口法伤口裂开罕见，但仍可见于吸烟、糖尿病或免疫抑制的患者。

- 取出引流后可能会形成淋巴囊肿。如果无继发感染，无须留置引流，最终会自行稳定和吸收。

如果伴有疼痛和感染，需要打开切口，清创，放置纱布条引流。

- 慢性淋巴水肿是最常见的远期并发症，见于50% 以上的患者。下肢淋巴水肿的患者中，50% 于术后 3 个月内发生，85% 发生于术后 12 个月内。

- 10% 的患者会出现淋巴管炎。可反复发作，需较长时间的青霉素治疗，避免过于频繁的复发。

## 参 考 文 献

[1] Coleman RL, Ali S, Levenback CF, et al. Is bilateral lymphadenectomy for midline squamous carcinoma of the vulva always necessary? An analysis of Gynecologic Oncology Group (GOG) 173. *Gynecol Oncol*. 2013;128(2):155–159.

[2] Gonzalez Bosquet J, Magrina JF, Gaffey TA, et al. Long-term survival and disease recurrence in patients with primary squamous cell carcinoma of the vulva. *Gynecol Oncol*. 2005;97(3):828–833.

[3] Homesley HD, Bundy BN, Sedlis A, Adcock L. Radiation therapy versus pelvic node resection for carcinoma of the vulva with positive groin nodes. *Obstet Gynecol*. 1986;68(6):733–740.

[4] Hyde SE, Valmadre S, Hacker NF, Schilthuis MS, Grant PT, van der Velden J. Squamous cell carcinoma of the vulva with bulky positive groin nodes-nodal debulking versus full groin dissection prior to radiation therapy. *Int J Gynecol Cancer*. 2007;17(1):154–158.

[5] Micheletti L, Borgno G, Barbero M, et al. Deep femoral lymphadenectomy with preservation of the fascia lata. Preliminary report on 42 invasive vulvar carcinomas. *J Reprod Med*. 1990;35(12):1130–1133.

[6] Origoni M, Sideri M, Garsia S, Carinelli SG, Ferrari AG. Prognostic value of pathological patterns of lymph node positivity in squamous cell carcinoma of the vulva stage III and IVA FIGO. *Gyencol Oncol*. 1992;45(3):313–316.

[7] Stehman FB, Bundy BN, Dvoretsky PM, Creasman WT. Early stage I carcinoma of the vulva treated with ipsilateral superficial inguinal lymphadenectomy and modified radical hemivulvectomy: a prospective study of the Gynecologic Oncology Group. *Obstet Gynecol*. 1992;79(4):490–497.

[8] van der velden J, van Lindert AC, Lammes FB, et al. Extracapsular growth of lymph node metastases in squamous cell carcinoma of the vulva. The impact on recurrence and survival. *Cancer*. 1995;75(12):2885–2890.

# 外阴癌前哨淋巴结
## Sentinel Nodes for Vulva Cancer

Kenneth D. Hatch　著

马凌宇　译

郭红燕　李　圆　校

第4章

**妇科手术技巧**
妇科肿瘤学

**Operative Techniques in
Gynecologic Surgery**
Gynecologic Oncology

# 一、总体原则

完全性腹股沟 – 股淋巴结清扫的主要并发症是下肢淋巴水肿，亦可并发反复性淋巴管炎。由此可见，前哨淋巴结检测的必要性。

## （一）定义

■ 前哨淋巴结被认为是第一个或者第一组接受肿瘤组织淋巴回流的淋巴结。

■ 在肿瘤边缘注射放射性$^{99m}$Tc 或可见的蓝色染料，可以帮助识别前哨淋巴结，进而手术切除。

■ 如果前哨淋巴结活检为阴性，那么患者可以避免切除该区域的所有淋巴结，从而避免出现相关并发症。

## （二）解剖学因素

■ 大小为 2 ～ 4cm、距离中线 2cm 以上的单个鳞状细胞癌病灶是最佳选择。

■ 临床上不考虑腹股沟淋巴结转移。

■ 如果肿瘤位于中线上，需要在两侧腹股沟分别识别前哨淋巴结。检测前哨淋巴结未显示的情况下，需行腹股沟淋巴结清扫。

■ 外阴黑色素瘤患者亦可考虑行前哨淋巴结切除。

# 二、影像学检查与其他诊断方法

■ 常规的影像学检查方法不能准确识别腹股沟淋巴结转移，包括 PEC–CT、MRI 及 CT。

# 三、术前准备

■ 需要提前 2h 在核医学科完成放射性物质的注射，之后行淋巴显影或 SPECT–CT 扫描，从而使术者获取前哨淋巴结的图像。但必须通过手持的 γ 射线探头用于术中放射性评估。

■ 对前哨淋巴结进行冰冻病理活检。

# 四、手术治疗

## （一）体位

■ 采用腿部支撑的低腿膀胱截石位。

# 五、手术步骤与技巧

■ 术前 2h，患者于核医学中心注射$^{99m}$Tc 标记的微硫胶体，需要从肿瘤边缘的 4 个位置进行注射（技术图 4–1）。

■ 如果计划用异磺胺蓝染料，则应在手术室完成术前准备，于消毒铺巾之后进行注射（技术图 4–2）。

■ 外科医生使用 γ 射线探头识别位置（热点）。

■ 切口应向下直到识别出的淋巴结（技术图 4–3）。

■ 如果使用了蓝色染料，也可以识别出淋巴结。

■ 切除放射性最强的淋巴结，并再次扫描整个区域。

■ 用探头寻找其他的淋巴结（技术图 4–4）。

■ 放射计数 5 倍于背景的淋巴结都需要切除。

■ 如果未发现前哨淋巴结，应当进行完全性淋巴结清扫。

■ 如果冰冻病理回报前哨淋巴结阳性，应行全面的淋巴结清扫（技术图 4–5）。

■ 可以在石蜡病理切片上进行细胞角蛋白的免疫组化染色以进一步检测，如果病理回报为阳性，需要二次手术行全面的淋巴结清扫。

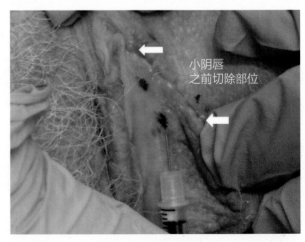

▲ 技术图 4–1　在进行前哨淋巴结手术前 2 周切除左侧小阴唇黑色素瘤，在病灶周围 4 个点注射放射性$^{99m}$Tc，每个区域注射 0.3ml

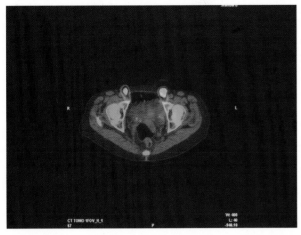

▲ 技术图 4-2　SPECT-CT 显示双侧腹股沟前哨淋巴结

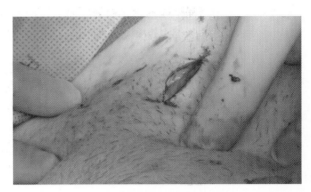

▲ 技术图 4-3　做一小切口

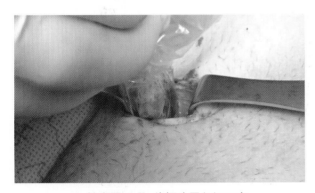

▲ 技术图 4-4　将探头置入切口内

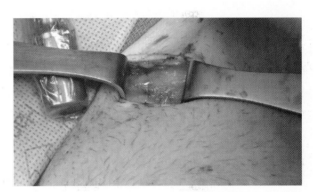

▲ 技术图 4-5　显露淋巴结并切除

## 六、经验与教训

✘ 大于 4cm 的鳞癌病灶的淋巴结阳性转移率高，前哨淋巴结的价值相对有限。

✘ 直径较大的阴部前方病变，注射锝剂部位会比较靠近淋巴结区域，而注射部位本身也会有很强的放射信号。

## 七、术后护理

- 接受了根治性外阴切除术的患者，术后护理同第 2 章所述。

- 只接受了前哨淋巴结手术的患者，观察 1～2h 即可出院。

- 不需要皮下引流。

- 患者将在 2～3d 恢复正常活动。

## 八、预后

- 3 个多中心研究的结果显示，假阴性率为 7.7%～8.3%，但这些研究仅包括注射蓝色染料的情况。随后的研究将注射蓝色染料的结果与注射 $^{99m}$Tc 进行比较，结果显示出较大的改善（表 4-1）。

- 本病的前哨淋巴结活检假阴性率与乳腺癌类似。

表 4-1　放射性 $^{99m}$Tc 与异磺蓝染料在前哨腹股沟淋巴结检测中的应用比较

| 作者 | 年份 | $^{99m}$Tc | 蓝染 | 结合 |
| --- | --- | --- | --- | --- |
| De Hullu | 2000 | 102/102 | 61/102 | 102/102 |
| Puig-Tintoré | 2003 | 25/26 | 23/26 | 25/26 |
| Moore | 2003 | 31/31 | 19/31 | 31/31 |
| Molpus | 2001 | 10/11 | 10/11 | 11/11 |
| Terada | 2000 | 9/9 | 8/9 | 9/9 |
| Vidal-Sicart | 2006 | 49/50 | 40/50 | 49/50 |
| Hauspy | 2007 | | | 40/42 |
| Nyberg | 2007 | | | 46/47 |
| 合计 | | 99% | 72% | 99% |

大多数乳腺癌患者需接受术后辅助治疗，以控制微小转移。但是淋巴结阴性的外阴癌患者不需要辅助治疗。

- 腹股沟淋巴结复发转移的死亡率极高，在一项观察性研究中，8 例前哨淋巴结活检阴性的患者中，有 6 例死于腹股沟淋巴结复发转移。
- 细胞角蛋白免疫组化染色行进一步分期非常重要，约 60% 的阳性淋巴结由 HE 染色发现，而 40% 是由细胞角蛋白免疫组化染色发现的。

## 九、并发症

- 进行前哨淋巴结活检的患者，下肢淋巴水肿发生率可降低到 1.9%，而进行完全性淋巴结清扫的患者其发生率为 25.2%。
- 链球菌小淋巴管炎的发病率由 16.2% 降至 0.4%。
- 因为手术切口和剥离面较为局限，术后并发症如伤口感染和延迟愈合罕见。

## 参 考 文 献

[1] Hampl M, Hantschmann P, Michels W, Hillemanns P; German Multicenter Study Group. Validation of the accuracy of the sentinel lymph node procedure in patients with vulvar cancer: results of a multicenter study in Germany. *Gynecol Oncol.* 2008;111(2):282–288.

[2] Levenback CF, Ali S, Coleman RL, et al. Lymphatic mapping and sentinel lymph node biopsy in women with squamous cell carcinoma of the vulva: a gynecologic oncology group study. *J Clin Oncol.* 2012;30(31): 3786–3791.

[3] Levenback CF, van der Zee Ate GJ, Rob L, et al. Sentinel lymph node biopsy in patients with gynecologic cancers expert panel statements from the International Sentinel Node Society Meeting,

February 21, 2008. *Gynecol Oncol.* 2009;114(2):151–156.

[4] Selman TJ, Luesley DM, Acheson N, Khan KS, Mann CH. A systematic review of the accuracy of diagnostic tests for inguinal lymph node status in vulvar cancer. *Gynecol Oncol.* 2005;99:206–214.

[5] Te Grootenhuis NC, van der Zee Ate GJ, van Doorn HC, et al. Sentinel nodes in vulvar cancer: Long-term follow-up of the GROningen International Study on Sentinel nodes in Vulvar cancer (GROINSS-V)I. *Gynecol Oncol.* 2016;140:8–14.

[6] van der Zee Ate GJ, Oonk MH, De Hullu JA, et al. Sentinel node dissection is safe in the treatment of early-stage vulvar cancer. *J Clin Oncol.* 2008;26(6):884–889.

# 第5章

# 外阴皮瓣重建

## Reconstructive Flaps for the Vulva

Kenneth D. Hatch　著

吴章鑫　张晓岚　译

郭红燕　杨　欣　校

# 一、总体原则

外阴癌的手术治疗需要广泛切除肿瘤。如果手术切除所致的缺损不能闭合，患者则存在感染、狭窄和疼痛的风险。即刻应用肌皮瓣、筋膜皮瓣或皮瓣进行重建，可减少术后感染、提高愈合率并有助于改善外观。

## （一）定义

- 用于外阴重建的皮瓣是部分游离的组织块，其血流灌注依靠自身携带的血供，可由皮肤、皮下组织、筋膜和（或）肌肉组成。
- 它们的血供可以为随意型血供或轴型血供。

## （二）解剖学因素

- 外阴癌根治性切除后所致的缺损，创缘往往难以无张力闭合。若伤口创缘分离，缺损只能通过肉芽和瘢痕愈合，由此可导致阴道和（或）肛周的狭窄（图5-1）。皮瓣重建目的是为了避免阴道、尿道和肛门发生上述狭窄。为此，外科医生需要选择适宜的皮瓣，其目的为避免发生创缘分离，并使缝合张力尽可能小。如果两侧创缘的上皮层组织附着对合良好，则可以避免二期愈合和瘢痕挛缩形成（图5-2）。

- 皮瓣可以是局部皮瓣或区域皮瓣。它们的血供可以为随意型血供或轴型血供。
- 随意型血供皮瓣依靠皮肤微血管循环系统存活，直至3～7d后新血管化形成（图5-3）。
- 在轴型血供皮瓣中，由直接皮肤动脉联通真皮下血管网提供血供。这种皮瓣的长度可与直接皮肤动脉一样长。
- 对于随意型皮瓣，血供形成依赖于真皮下血管网内的吻合连接。这限制了该型皮瓣长度，最多只能为皮瓣宽度的2倍。
- 皮瓣可以是局部皮瓣或区域皮瓣。大部分外阴

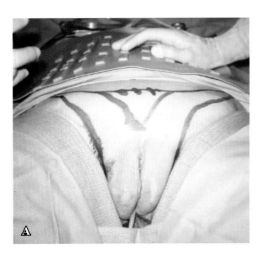
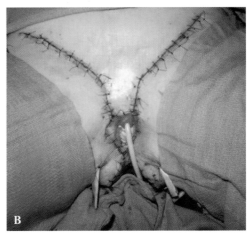
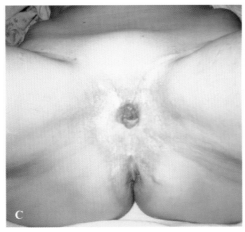

▲ 图 5-1 外阴癌根治性切除后所致的缺损

A. 1990 年以前普遍采用的腹股沟淋巴结和外阴整体切除的术前标记；B. 阴道和尿道周围的缺损采用张力较大的缝线缝合；C. 经历切口裂开并通过肉芽组织化愈合后，患者出现了严重的阴道和尿道狭窄

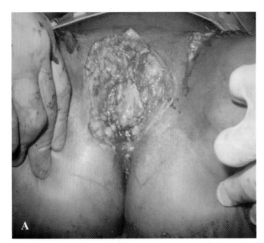

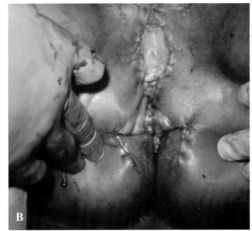

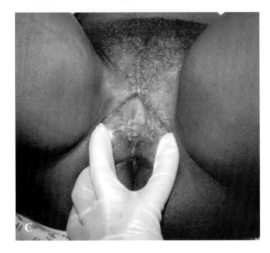

▲ 图 5-2 选择适宜的皮瓣

A. 1990 年以后，大部分患者的腹股沟及外阴切口是分开的，肿瘤位于会阴部，将使用菱形皮瓣；B. 菱形皮瓣移植后外阴和会阴部的外观；C. 术后 6 个月，阴道开口正常，菱形皮瓣保证了肛门和阴道的正常开口

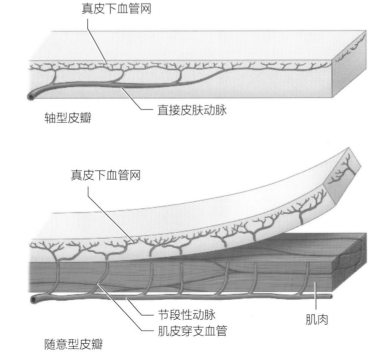

▲ 图 5-3 轴型皮瓣和随意型血供皮瓣的血供来源

皮瓣为局部皮瓣，为随意型血供皮瓣。这包括 V-Y 推进皮瓣、易位皮瓣和菱形皮瓣。

■ 臀股沟皮瓣是一种易位皮瓣，可以是皮瓣或筋膜皮瓣。血液供应来自阴部内动脉的会阴支。它是一种易位皮瓣，皮瓣蒂部为轴型血供，皮瓣远端有为随意型血供。

■ 股薄肌瓣是一种肌皮瓣，它是区域皮瓣，有股深动脉的轴型血供，其血管蒂可旋转，从而使组织瓣可形成新的阴道或覆盖外阴的大面积缺损。

## 二、术前准备

■ 在门诊就诊时，应告知患者手术将带来的外观变化。如果使用皮瓣移植，应告知患者大腿内侧或臀部可能出现的切口。另可能会导致新外阴皮肤的感觉改变

## 三、手术治疗

■ 选择何种皮瓣由缺损的大小和位置决定。会阴缺损最好采用如第 1 章所示的菱形皮瓣闭合。V-Y 皮瓣最常用于侧方缺损（图 5-4）。

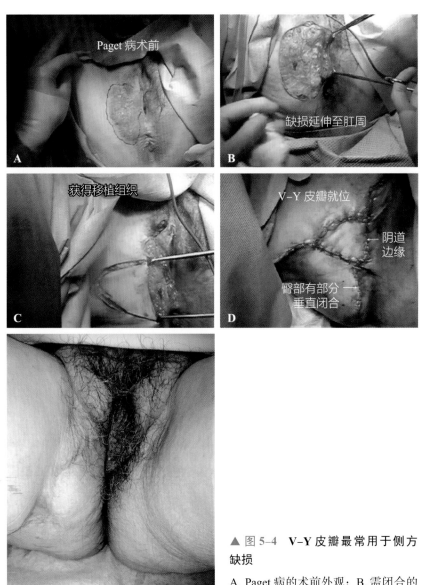

▲ 图 5-4　V-Y 皮瓣最常用于侧方缺损

A. Paget 病的术前外观；B. 需闭合的缺损；C. 获取移植组织；D. 移植后；E. 术后 4 年外观

- 臀股沟皮瓣可用于外侧、前部和后部缺损。
- 股薄肌肌皮瓣用于整个外阴、阴阜和大腿内侧皮肤切除后的大面积缺损。另一些大的缺损需要阴部内动脉支配的臀股沟皮瓣通过 V-Y 推进形式来修复（图 5-5）。

**体位**

- 腿架摆放呈膀胱截石位。

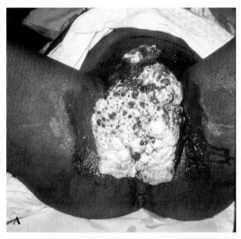
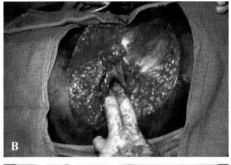
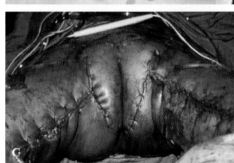
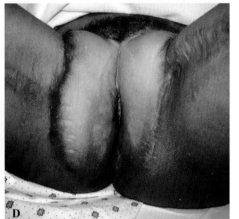

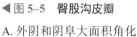
◀ 图 5-5 臀股沟皮瓣
A. 外阴和阴阜大面积角化性鳞状细胞癌的术前外观；B. 切除包括大腿上部的皮肤，显露内收肌；C. 股薄肌肌皮瓣移植覆盖外阴、大腿内侧、阴阜和部分腹股沟区域；D. 术后 4 个月外观

## 四、手术步骤与技巧

### （一）V-Y 推进皮瓣

- V-Y 推进皮瓣如图 5-3 所示。
- 患者患有大面积的 Paget 病，对咪喹莫特治疗无反应。
- 切除外阴后缺损过大无法直接一期缝合。
- 标记皮瓣，使其长度为待闭合的缺损宽度的两倍。
- 供区皮肤常由大腿或邻近臀部组织构成。
- 用电刀切开皮肤和皮下组织直至筋膜层。
- 修剪皮瓣尖端使其圆钝，从而使该区域血供

可靠。
- 皮瓣仅以筋膜组织与基底相连。
- 臀部和大腿内侧的皮肤弹性可使皮瓣向前移动 2～3cm。
- 阴道断端侧行潜行分离，动员部分组织量并与皮瓣的内侧缘相连接。
- 部分臀部伤口可行一期缝合关闭。
- 皮瓣内侧缘与阴道边缘缝合。
- 部分大阴唇得以保留，并将其旋转到内侧，以覆盖缺损的腹侧部分。
- 闭合供区皮肤的缺损。

- 随访 4 年后，Paget 病未复发。

## （二）菱形皮瓣

- 菱形皮瓣是修复会阴缺损最有效的方法。
- 双侧皮瓣最常用。
- 它的血液供应来自于外阴和臀部的血管。
- 皮瓣长度可为皮瓣宽度的两倍。
- 皮瓣宽度由阴道与肛门之间缺损的距离决定。
- 其目标为保证阴道和肛门周围的缺损无张力闭合，从而使两者都不会出现狭窄。
- 将左侧皮瓣形成后，缝合到阴道和肛门上。
- 闭合供区皮肤的缺损。
- 右侧皮瓣比左侧皮瓣更宽、更长，可以覆盖更大的缺损。

- 将右侧皮瓣缝合到剩余皮瓣、阴道和肛门上。
- 闭合供区皮肤的缺损。
- 建议患者在术后 2 周内，每次便后用过氧化氢棉球消毒伤口。无须用其他乳膏或抗生素。

## （三）臀股沟皮瓣（莲花瓣样皮瓣）

- 臀股沟皮瓣可用于会阴后部、外侧和前部缺损。
- 血管供应来自阴部内动脉的会阴支，其在会阴处发出数个穿支，围绕由肛门、坐骨结节和尿道组成的三角区。
- 最初它作为筋膜皮瓣，但现在被用作直接皮肤动脉皮瓣。它能旋转 90° 以上而血供不受到影响。
- 臀股沟皮瓣也可用于覆盖外阴的大面积缺损（外

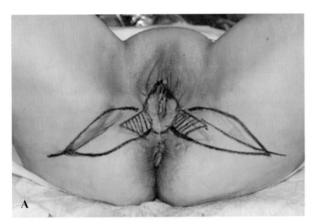
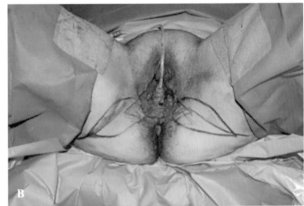
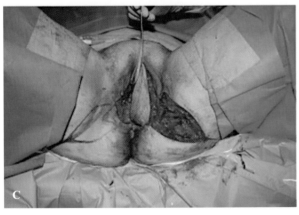
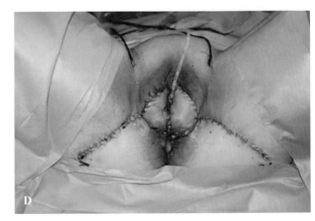

▲ 技术图 5-1　臀股沟皮瓣用于覆盖大面积的外阴缺损

A. 臀股沟皮瓣切口概览，画交叉排线的区域是血供来源；B. 外阴切除后缺损，皮瓣的血管蒂未受累及；C. 左侧皮瓣已形成并旋转到位；D. 手术结束时移植后皮瓣外观，沿着臀褶闭合供区的缺损（由 Dr. F. Bodin 提供）

阴处的皮肤桥接不在）（技术图 5-1）。

- 供体区域以臀股沟为中心。
- 皮瓣的长度由将要覆盖的缺损决定。
- 从外侧向内侧切开皮肤，朝着蒂部的方向，以一个略微倾斜的角度向下切开，并逐渐变细。
- 皮瓣以蒂部为轴旋转并缝合到受区。
- 闭合供区皮肤的缺损并放置皮下引流。

**股薄肌皮瓣移植**

- 股薄肌移植适用于极大面积的外阴和腹股沟缺损（图 5-5）。
- 它也用于阴道重建或填补全盆腔廓清术后的大面积缺损。
- 视频中显示了手术的细节。

- 患者采取膀胱截石位。
- 于长收肌的后缘确认股薄肌。
- 根据缺损情况，皮肤切口可达 20cm。
- 显露肌腹，并将皮肤缝在肌肉筋膜上，以防止皮肤和皮下脂肪与肌肉瓣游离。
- 神经血管丛在距耻骨弓 6cm 处，注意识别并保护。
- 切开皮肤背侧缘。
- 切断肌肉远端。
- 肌皮瓣可移动。
- 它可以用在外阴上，也可以像视频中用来填充盆腔，并在后盆腔廓清术后用于阴道重建。
- 闭合供区缺损同时放置一个引流管。

# 五、经验与教训

- ○ 菱形易位皮瓣是会阴重建的最佳选择。
- ○ V-Y 皮瓣是治疗侧方缺损的最佳选择。
- ✗ 如果腹股沟广泛切除，阴部大腿筋膜皮瓣远端可能坏死。
- ○ 如果会阴没有切除，臀股沟皮瓣（莲花瓣样皮瓣）是最可靠的选择。

# 六、术后护理

- 术后卧床 24h，随后尝试站立和行走，术后 5d 逐步恢复活动。
- 新生血管形成发生在 3 ~ 7d。是通过直接向内生长和与受区部位的血管建立吻合。
- 观察皮瓣的颜色、温度和毛细血管充盈时间。
- 如果有一部分组织变暗，随后变成紫色，需要在组织开始坏死时将其去除。
- 避免包扎过紧，尤其是在血管蒂处。

# 七、预后

- 菱形易位皮瓣具有较好的成活率，但仅限于会阴。

- 成活率最高的是 V-Y 皮瓣，但它仅可移动 2 ~ 4cm，应用受限。
- 30% 的阴股沟筋膜皮瓣远端皮肤坏死。当外阴或腹股沟切除手术涉及阴唇皱襞部分时，不能使用该皮瓣修复。
- 臀股沟皮瓣（莲花瓣样皮瓣）具有良好的存活率，可用于前、侧、后部缺损。除了供区部位结痂会伴有数周的疼痛，此外没有明显并发症。
- 肥胖患者筋膜皮肤皮瓣的厚度可能是个问题。当皮瓣与阴道边缘相连时，可能需要切除部分组织。为了解决这个问题，臀股沟皮瓣可以做成去筋膜的皮瓣。这样皮瓣更薄，仅由皮肤和部分皮下脂肪组成。这种皮瓣长宽比应为 3 : 1。臀部筋膜皮瓣可以达到 4 : 1。

# 八、并发症

- 术后即刻可能发生血肿，应打开并清除血肿，让皮瓣能与受区重新接触并开始形成新生血管。

- 晚些可能出现皮下积液，可行穿刺引流治疗。

- 伤口裂开可能是新生血管尚未形成或部分皮瓣坏死的表现。

- 伤口感染并不常见，除非皮瓣移植于已感染部位。如果出现脓肿，应行切开术并包扎。如果出现蜂窝织炎，可用抗生素治疗。

- 皮肤浅表的坏死可待界限清楚后行切除处理。

## 参考文献

[1] Bodin F, Weitbruch D, Seigle-Murandi F, Volkmar P, Bruant-Rodier C, Rodier JF. Vulvar reconstruction by a "supra-fascial" lotus petal flap after surgery for malignancies. *Gynecol Oncol*. 2012;125:610–613.

[2] Helm CW, Hatch KD, Partridge EE, Shingleton HM. The rhomboid transposition flap for repair of the perineal defect after radical vulvar surgery. *Gynecol Oncol*. 1993;50:164–167.

[3] Lee PK, Choi MS, Ahn ST, Oh DY, Rhie JW, Han KT. Gluteal fold V-Y advancement flap for vulvar and vaginal reconstruction: a new flap. *Plast Reconstr Surg*. 2006;118:401–406.

[4] Salgarello M, Farallo E, Barone-Adesi L, et al. Flap algorithm in vulvar reconstruction after radical, extensive vulvectomy. *Ann Plast Surg*. 2005;54:184–190.

[5] Sawada M, Kimata Y, Kasamatsu T, et al. Versatile lotus petal flap for vulvoperineal reconstruction after gynecological ablative surgery. *Gynecol Oncol*. 2004;95:330–335.

[6] Yii NW, Niranjan NS. Lotus petal flaps in vulvo-vaginal reconstruction. *Br J Plast Surg*. 1996;49:547–554.

# 第二篇
# 阴　道
## Vagina

# 第6章

# 部分及全阴道切除术

## Vaginectomy: Partial and Complete

Kenneth D. Hatch　著

李　萌　译

郭红燕　王彦洁　校

**妇科手术技巧**
妇科肿瘤学

**Operative Techniques in
Gynecologic Surgery**
Gynecologic Oncology

# 一、总体原则

阴道癌最常用的治疗方法是放疗。对于阴道上段癌、阴道壁厚度 < 1cm 的患者，可以进行根治性阴道切除术。浸润深度 ≤ 2.5mm 的微小浸润癌，可以进行部分阴道切除术和淋巴结切除术。阴道上皮内瘤变（VAIN）可以采用部分阴道切除术或激光治疗。

## （一）定义

- VAIN 的部分阴道切除术应切除阴道全层，包括黏膜上皮层和固有层。保留肌层和外膜，使创面愈合时可以保持阴道的正常大小和形状。
- 微小浸润癌的阴道切除术应包括整个阴道壁，包括肌层和外膜。
- 早期浸润癌的根治性阴道切除术应包括切除阴道旁组织，类似宫颈癌根治性子宫切除术。

## （二）解剖学要点

- 阴道皮肤由富含糖原的黏膜层、基底层、肌层和外膜组成，没有皮肤附属物穿透黏膜。对于 VAIN 病变，用 $CO_2$ 激光仅去除黏膜，即是标准的治疗方法。但如果细胞学检查、组织活检病理或阴道镜检查怀疑存在微小浸润性病变，则应行切除手术。对于子宫切除术后的患者，若病变位于宫骶韧带陷窝处，则可能需开腹手术切除。

## （三）非手术治疗

- 放疗是阴道癌最常见的治疗方法。

# 二、影像学检查与其他诊断方法

- 对于考虑进行根治性阴道切除术的患者，应该行 PET/CT 检查以排除转移性疾病，如为转移性疾病，则不适合进行阴道切除手术。
- MRI 检查可能有助于确定病变厚度及病变界限情况。

# 三、术前准备

- 阴道镜检查是术前评估的重要组成部分。阴道病变可能比肉眼所见的更加广泛。

# 四、手术治疗

- 手术相关内容后续技术章节再做详述。这里列举指征以及其他一些常见的问题。

## 体位

- 腿架支撑的膀胱截石位。

# 五、手术步骤与技巧

## （一）阴道镜

- 醋酸涂抹阴道后，用 16 倍镜观察，可见典型的微浸润表现（技术图 6-1）。
- Lugol 溶液涂抹阴道，可以描绘病变的范围。

## （二）阴道切除术

- 确定切缘位置，切开皮肤。
- 进入腹腔并分离膀胱。
- 切除子宫骶骨韧带。
- 切下标本。
- 关闭腹腔。
- 关闭阴道。
- 浸润深度为 1.8mm。

## 根治性阴道切除术

- 适宜进行根治性阴道切除术和淋巴结清扫术的患者不多。
- 患者数量较少是因为肿瘤发病率低，且大部分患者因为高龄和身体状况欠佳而不能耐受手术。
- 肿瘤必须位于阴道上段，且最好位于后壁。
- 手术范围与根治性子宫切除术类似。

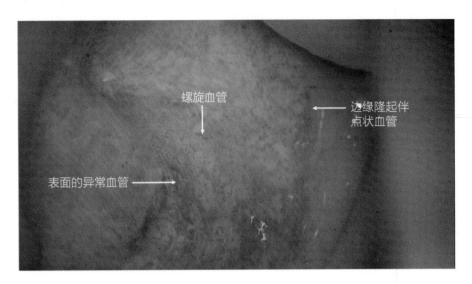

螺旋血管

边缘隆起伴
点状血管

表面的异常血管 →

�◄ 技术图 6-1　利用放大 16
倍的阴道镜观察早期阴道癌，
可以看到病变部位的边缘隆
起、粗大点状血管、螺旋状血
管和表面的异常血管

- 手术需打开膀胱阴道间隙、直肠阴道间隙和阴道旁间隙，游离出膀胱韧带和子宫骶骨韧带。
- 解剖游离输尿管，像根治性子宫切除手术一样游离各个韧带。
- 阴道内填塞纱布卷可以使阴道扩张，从而使组织界限更清晰、易识别。

## 六、经验与教训

○ 当进行开腹或腹腔镜下根治性阴道切除术时，可以在阴道填塞纱布卷之前标记阴道内切缘位置。这有利于从上面（腹腔内）确定手术切除范围。

## 七、术后护理

- 接受阴式部分阴道切除术的患者将住院观察 1 晚，并于次日出院。术后注意事项同经阴道子宫切除术。
- 接受经腹根治性阴道切除术的患者将住院 2 ～ 3d。根据手术中下推膀胱的程度决定导尿管保留的时间。

## 八、预后

- 微小浸润并接受单纯部分阴道切除术的患者预后良好。文献中没有相关的确切报道。
- 对于 1 期阴道上段病变接受根治性阴道切除术的患者，根据有限的文献报道，其 5 年生存率为 75%。

## 九、并发症

- 最常见的并发症是膀胱或输尿管瘘，尤其是之前接受过放疗的患者更易发生。

# 参 考 文 献

[1] Beller U, Benedet JL, Creasman WT, et al. Carcinoma of the vagina: 26th annual report on the results of treatment in gynecological cancer. *Int J Gynaecol Obstet.* 2006;95(suppl 1):S29–S42.

[2] Berek JS, Hacker NF. *Berek and Hacker's Gynecologic Oncology*, 6th ed. Philadelphia, PA: Wolters Kluwer/Lippincott Williams & Wilkins; 2015: 608–615,

[3] Cutillo G, Cignini P, Pizzi G, et al. Conservative treatment of reproductive and sexual function in young woman with squamous carcinoma of the vagina. *Gynecol Oncol.* 2006;103:234–237.

[4] Paul Morrow C. *Morrow's Gynecologic Cancer Surgery*. 2nd ed. Encinitas, CA: South Coast Medical Publishing; 2013:970–976.

[5] Stock RG, Chen AS, Seski J. A 30-year experience in the management of primary carcinoma of the vagina: analysis of prognostic factors and treatment modalities. *Gynecol Oncol.* 1995;56:45–52.

# 第7章

# 阴道和外阴的激光治疗
## Laser of the Vagina and Vulva

Kenneth D. Hatch　著

张晓岚　译

郭红燕　王彦洁　校

**妇科手术技巧**
妇科肿瘤学

**Operative Techniques in Gynecologic Surgery**
Gynecologic Oncology

# 一、总体原则

妇科用的激光器是二氧化碳激光器。它通常连接在阴道镜上，利用其发大作用，激光精准气化薄层皮肤。$CO_2$ 激光束是不可见的，所以制作时将其与氦 – 氖可见激光混合，类似于演讲中用作指示器的激光。水可以吸收 $CO_2$ 激光，所以在外阴病变周围放置湿毛巾来防止意外灼伤。激光的焦距为 200 ~ 300mm 不等。多数阴道镜的焦距为 250mm，则激光器的也应设置为 250mm。镜头的焦距是可调节的，这样在其他仪器上也可使用，如耳鼻咽喉科，所以在连接激光器之前应先检查镜头。

## 解剖学因素

- 外阴上皮内瘤变（VIN）和阴道上皮内瘤变（VAIN）是表皮的新生物样改变。
- 激光气化皮肤表皮层，不伤害真皮层，这样新生表皮细胞可以在其上爬行愈合，而不留下瘢痕。
- 真皮分为乳头状真皮（称为第一手术平面）和网状真皮（称为第二手术平面）。
- 当激光照射到乳头状真皮层时，网状真皮仍然存在，是表皮再生的基础（图 7–1）。
- 切除表皮层后，激光在乳头真皮层上的第二次照射即可达到网状真皮层。如果激光超过这个深度到达皮下脂肪，那么皮肤会在表皮新生前形成新的结缔组织，这就会导致瘢痕形成。
- 小阴唇、后阴唇系带、阴蒂包皮和阴蒂头是使用激光的理想部位（图 7–2）。不留瘢痕，且愈合会很快。
- 耻骨、大阴唇、会阴和臀部，生长有毛囊和延伸到真皮和皮下脂肪的皮脂腺。
- 在毛发覆盖区域的 VIN 病变中约有 50% 会向下延伸到毛囊和皮脂腺中。平均深度 1.2mm（图 7–3）。

- 如果激光深度能控制于乳头状真皮层，则激光用于这些毛发覆盖区域治疗，可达到良好的美容效果（图 7–4）。
- 在这个平面使用激光不会摧毁整个毛囊，该区域将从保留在毛囊基底部的鳞状上皮开始愈合。
- 如果有 VIN 残留在毛囊中，可能会再复发（图 7–5）。
- 小阴唇、阴蒂包皮以及阴道口和阴道前庭表面的黏膜仅含有一些浅表的皮脂腺，对乳头状真皮层进行治疗的效果会比较满意。
- 激光是这些结构区域的最佳治疗方法，因为真皮层接受激光照射后，不会影响小阴唇或阴蒂包皮的结构。

# 二、术前准备

- 专业的阴道镜检查是激光治疗成功的关键。在外阴毛发角化区域，放大皮肤并识别边界很重要。厚厚的角质化皮肤不会对 5% 的醋酸呈现反应，因其太干燥而不会吸附液体。
- 在小阴唇、阴道前庭和阴蒂上的湿润黏膜区域，阴道镜检查则更为重要。重点要注意，几乎每个人在靠近 Hart 线的区域都会发生微弱的醋白反应。这是化生和组织再生的活跃区域，因此，它会产生轻微醋白反应。
- VIN 病变会略微隆起，边界清楚，表面可能有点状血管改变。
- 由于阴道皱襞及折叠，对阴道进行阴道镜检查可能存在困难。对于子宫切除术后患者，宫骶韧带陷窝需要暴露。激光钩可能会有帮助。典型病变会有边界和清晰的边缘。碘液能最好地定义病变范围，每次均需使用。

# 三、手术治疗

## 体位

- 膀胱截石位。

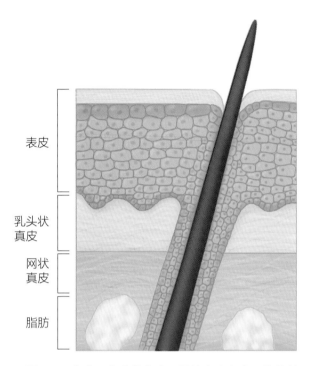

▲ 图 7-1　表皮、乳头状真皮、网状真皮和皮下脂肪的示意

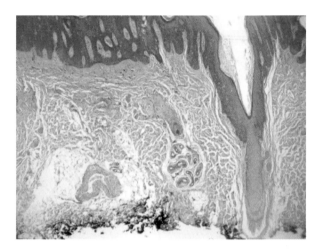

▲ 图 7-3　组织学显示 VIN3 延伸到毛干

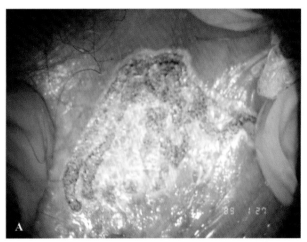

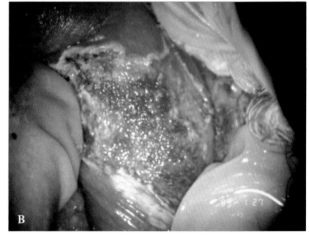

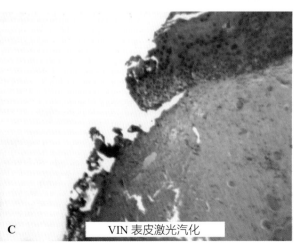

▲ 图 7-2　使用激光刮刷技术

A. 使用激光刮刷技术去除表皮；B. 表皮去除后，可见乳头状真皮；C. 组织学显示表皮从真皮层剥离

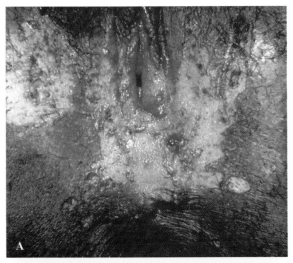

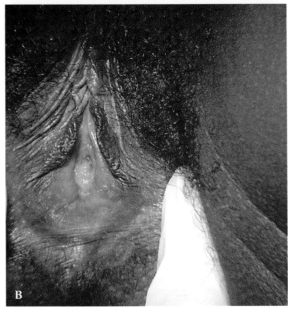

▲ 图 7-4　激光用于毛发覆盖区域

A. 激光照射后，露出外阴角化皮肤的乳头状真皮；B. 激光处理区域的无瘢痕愈合

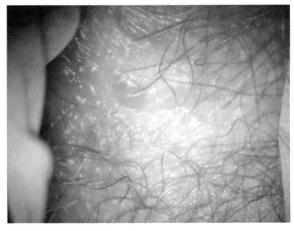

▲ 图 7-5　VIN 复发于毛囊

## 四、手术步骤与技巧

### （一）外阴激光治疗

■ 激光和阴道镜的焦距都应为 250mm。激光功率设置为 10～15W 的功率，点尺寸设置为 1.5～2.5mm。

■ 放置湿毛巾。皮下注射利多卡因以形成水屏障，以免 $CO_2$ 束穿透太深。它还能撑起上皮层使其展平，这样光束就不会伤及无辜。

■ 确定病变区域以外 4mm 的边缘，然后将皮肤病变气化。

■ 把激光照射点放在患处，然后像缝纫机一样用双手快速移动皮肤，这样可以最好地控制深度。

■ 或者，也可以用拨动开关快速移动光束。

■ 医生可以看到上皮细胞发生气化（冒泡、上升），并听到蒸汽的爆裂声。第一遍照射后擦去残余气化后组织，可见到第一手术平面的乳头状真皮层（图 7-2B）。

■ 经过第二遍照射后可见麂皮布样的第二平面（图 7-4A）。这样治疗皮肤可无瘢痕愈合（图 7-4B）。

### （二）阴道激光治疗

■ 不进行阴道准备以免擦伤阴道皮肤。醋酸是一种抗菌药，因卢戈碘液浓度高，故而也有很好的杀菌作用。

■ 用醋酸进行阴道镜检查后，涂抹碘溶液以定位病变轮廓。如果双叶窥器显露阴道皱襞欠佳，可以使用阴道牵开器。

■ 使用一个手持的塑料吸引器吸走烟雾并进一步显露该区域。在阴道镜上安装摄像机并使用显示器，这样助手就可以看到操作过程，提高手术效果。

■ 注射利多卡因使黏膜上皮撑开隆起展平。勾勒病变边缘，然后气化。上皮细胞被分离，使用直肠拭子将其刮除。

## 五、经验与教训

✖ 不要在较厚和角化的皮肤或者有溃疡的部位进行激光治疗，因为可能有隐藏的深层病变。

○ 激光最好用显微操作器和阴道镜放大来观察乳头状平面和网状平面。

○ 皮下使用利多卡因作为水屏障和局部麻醉药。

○ 如果 VIN 在毛囊内复发，可以用电凝烧灼局部治疗。

## 六、术后护理

■ 阴道激光：阴道区域激光术后患者需禁性生活 6 周。

■ 对于小病变，不使用阴道内用药。

■ 对于较大的病变，涂抹 0.5g 雌激素有助于防止阴道壁粘连，以免阴道挛缩或狭窄。这些患者每周都要检查，用手指轻轻扩张阴道，然后用窥器暴露检查。伤口将在 6 周内愈合。

■ 外阴激光：外阴激光治疗后，患者局部涂抹乳膏以减少感染，防止皮肤边缘粘连。常用 Polysporin（新霉素 / 杆菌肽）或磺胺嘧啶银（烧伤宁）。

■ 外阴的清洁最好采用盐水或重组海水坐浴。

■ 术后疼痛可能需要阿片类药物，此类药物可能导致便秘。应加用软便剂或温和的通便药物。如果激光照射肛周皮肤，镁乳将有助于保持大便稀水状态，从而减少排便对肛周皮肤的拉伸。

## 七、预后

■ VIN 激光治疗后的真实复发率尚不明确，各种报道的复发率为 21% ～ 75% 不等。

■ 多数接受激光治疗的患者较年轻，有多点病变，且为吸烟者。更长时间的随访将发现更多的复发情况。

## 八、并发症

■ 并发症非常罕见。

■ 延迟愈合是最常见的并发症，尤其是肛周有病变的患者。

■ 局部感染难免，但多局限于皮肤。由于治疗位于浅表，即使出现蜂窝织炎，也很少进展成筋膜炎。

## 参 考 文 献

[1] Bruchim I, Gotlieb WH, Mahmud S, Tunitsky E, Grzywacz K, Ferenczy A. HPV-related vulvar intraepithelial neoplasia: outcome of different management modalities. *Int J Gynaecol Obstet*. 2007;99:23–27.

[2] Herod JJ, Shafi MI, Rollason TP, Jordan JA, Luesley DM. Vulvar intraepithelial neoplasia: long term follow up of treated and untreated women. *Br J Obstet Gynaecol*. 1996;103(5):446–452.

[3] Hillemanns P, Wang X, Staehle S, Michels W, Dannecker C. Evaluation of different treatment modalities for vulvar intraepithelial neoplasia (VIN): CO(2) laser vaporization,

photodynamic therapy, excision and vulvectomy. *Gynecol Oncol*. 2006;100(2):271–275.

[4] Reid R, Elfont EA, Zirkin RM, Fuller TA. Superficial laser vulvectomy. II. The anatomic and biophysical principles permitting accurate control over the depth of dermal destruction with the carbon dioxide laser. *Am J Obstet Gynecol*. 1985;152(3):261–271.

[5] Roy M. VIN: latest management approaches. *Contemp OB/GYN*. 1988;32:170.

# 垂直腹直肌肌皮瓣和断层皮片移植阴道重建

## Reconstruction with VRAM Flap and STSG

Kenneth D. Hatch 著

吴章鑫 张晓岚 译

郭红燕 杨 欣 高 妍 校

**妇科手术技巧**
妇科肿瘤学
**Operative Techniques in Gynecologic Surgery**
Gynecologic Oncology

# 一、总体原则

## ★ 阴道断层皮片移植

在妇科肿瘤中，皮肤移植可用于覆盖外阴或阴道切除术后造成的缺损，也常用于阴道发育不全患者的阴道重建。正常皮肤由复层鳞状上皮和真皮组成。前者可保护皮肤免受微生物侵害，防止身体水分流失，后者由胶原蛋白和弹力蛋白构成，为皮肤提供机械强度。皮肤附属物，如毛囊及其伴皮脂腺，贯穿真皮层并延伸到皮下脂肪层，汗腺起源于皮下脂肪层。

## （一）定义

皮肤移植是将一块皮肤完全与其血供分离，并移植到皮肤缺失的部位。全层皮肤移植包括表皮层及全部真皮层，但其很少应用于妇科手术。断层皮片移植（split-thickness skin graft，STSG）由表皮层和不同厚度的真皮层组成。如图 8-1 和图 8-2 所示，它被分为薄断层、中厚断层和厚断层。薄断层皮片为表皮及少许真皮，而表皮/真皮交界处的毛细血管网最多，成活率最高。但由于其含胶原蛋白较少，成活后继发挛缩发生率也最高。中厚断层皮片是妇科手术中最常用的，厚度为 0.3 ~ 0.4mm，包含从真皮层深处发出的稍大血管和大量的胶原蛋白，因此移植皮肤成活更快，挛缩更少。厚断层皮片较少挛缩，但存活率较低。

## （二）非手术治疗

因感染导致的开放性腹部伤口最好采用换药或负压辅助伤口愈合系统（VAC）治疗，待二期愈合。皮肤移植最常用于覆盖外阴的缺损，避免瘢痕肉芽组织的形成，恢复正常的外观。

## ★ 垂直腹直肌肌皮瓣阴道重建

- 垂直腹直肌（vertical rectus abdominis myocutaneous，VRAM）肌皮瓣常用于阴道切除术后新阴道的重建。
- 与 STSG 相比，其优点在于可为盆腔组织提供

新的血供，填补盆腔的空缺，预防小肠与盆底的粘连，提高皮肤的成活率，降低狭窄的发生率。

- 与股薄肌肌皮瓣相比，它具有更好的成活率，在低位直肠吻合术中更容易放置于盆腔，并避免股薄肌肌皮瓣术后大腿内侧形成较大瘢痕。
- 股薄肌肌皮瓣适用于全盆腔廓清术后会阴大面积缺损的患者，可以填补会阴和盆腔的缺陷，并降低小肠会阴疝的风险。股薄肌肌皮瓣在第 5 章已阐述。

**解剖学要点**

- 关于肌皮瓣的总论参见第 5 章。
- 用于盆腔重建的 VRAM 肌皮瓣，其血供来源于深方的腹壁下动脉。如果患者既往有下腹部横切口，先完善超声检查评估血管的完整性。
- 由于脐部有许多穿支血管贯穿营养皮肤，因此皮瓣以脐为中心。
- 切口位于皮瓣一侧，垂直并绕脐。
- 由于运动神经和感觉神经被破坏，会出现肌肉萎缩以及皮肤感觉的减退。

# 二、术前准备

## ★ 断层皮片移植

- 术前应选择适宜的取材部位。最佳的取材部位是大腿外侧或股骨转子上方的臀部外侧。该部位皮肤足够厚，术后愈合快，且神经末梢不如大腿内侧丰富。为了隐藏取材部位的瘢痕，可于内裤或泳衣能覆盖的部位选择切口。询问患者通常侧卧的方向，选择从另一侧取材。如果患者不知晓，则可询问患者从床的哪一侧起床。如果是右侧，则应从左侧取材。
- 应仔细评估受体部位是否适合移植。感染、组织失活、皮下积液、血肿和不平整的表面都可能会影响移植物的存活。由于脂肪层没有足够的血管来满足血供，因而不是好的移植受床。对于外阴移植，应让脂肪形成红色的健康肉芽组织再行植皮术。

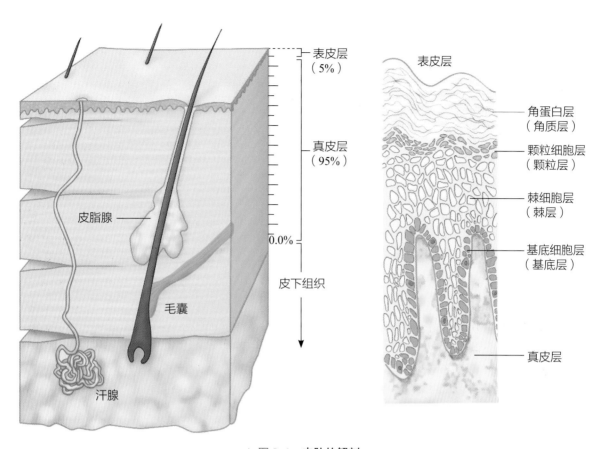

▲ 图 8-1　皮肤的解剖

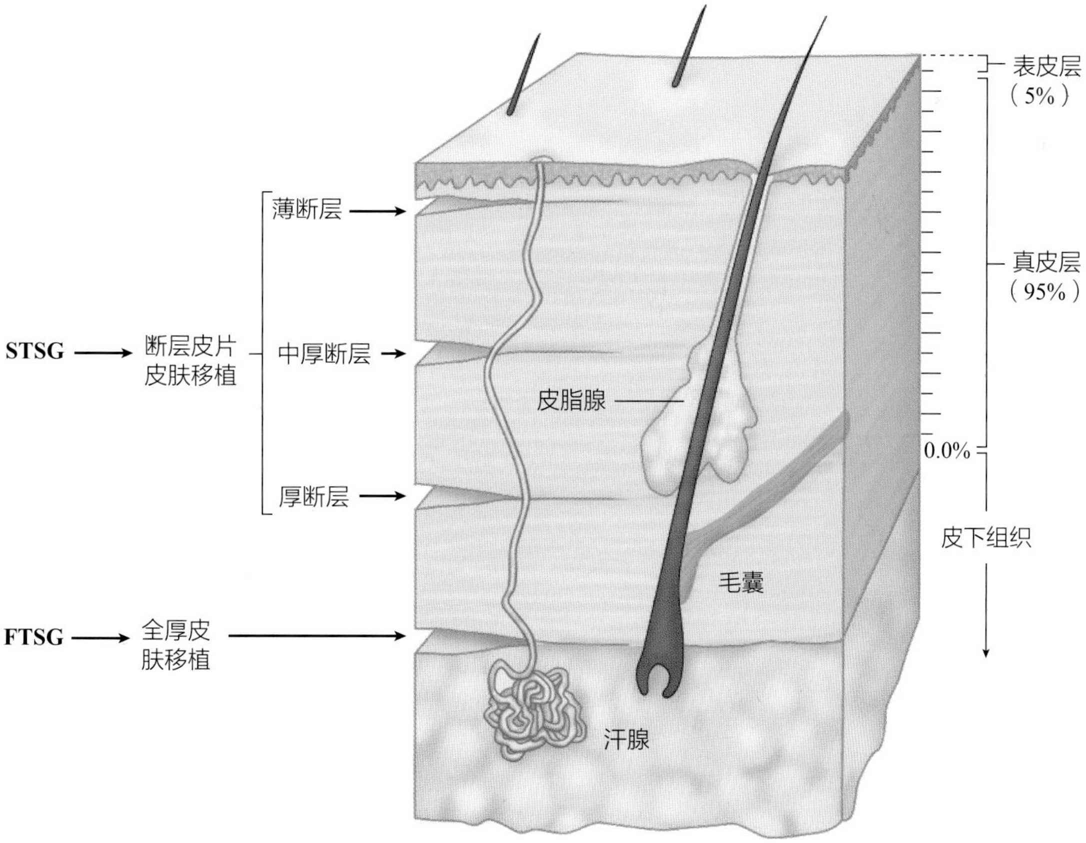

▲ 图 8-2　断层皮片皮肤移植的层次

## 三、手术治疗

### ★ 断层皮片移植

　　阴道发育不全患者行阴道重建时，先取供区移植物，再摆体位行阴道重建。

### （一）体位

- 若取大腿外侧或臀部的移植物，将患者置于侧身 Sims 体位（侧身俯卧屈膝位），显露选择侧并取材。
- 若取大腿前侧的移植物，可采取仰卧位。

## 四、手术步骤与技巧

### （一）阴道断层皮片移植

#### 1. 取皮

- 用含酒精的制剂预处理皮肤以避免皮肤粘连。
- 用压舌板在皮肤上涂抹矿物油。
- 取皮刀水平向下用力，并平稳推进。
- 取皮时助手需将已取皮片边缘夹起。
- 术者应观察取材部位避免切入皮下组织。
- 真皮断面应有多处点状出血。
- 到达预定的远端标记时，取皮机倾斜向上以切断皮片的末端。
- 皮片获取后放入生理盐水中。

#### 2. 供区的处理

- 供区的出血通常不多，可压迫几分钟使毛细血管收缩。
- 有多种方法覆盖供区创面。基本的要求是，需要在皮肤创面上贴一层非粘连保护膜，然后用纱布覆盖和胶带固定，使供区持续受到轻微的压力。
- 24～48h 后移除纱布，保留保护膜，覆盖疏松的敷料。
- 皮肤通过毛干、皮脂腺和汗腺管道出芽机制而通过鳞状细胞增生愈合。愈合过程需要 3～4 周。

#### 3. 阴道成形中皮片贴附固定

- 如视频中所示，如果应用皮片移植以阴道成形，

### （二）方法

- 大多数外科医生更倾向使用气动或电动取皮机，如 Zimmer 和 Padgett。
- 考虑到中厚断层皮片的即刻收缩情况，皮片的面积应比所需覆盖的缺损范围大 20%。
- 用于阴道的皮片长度需 14cm，这也是阴道模具的长度。
- 取皮机的厚度应设置为 0.4mm（0.016in），需通过肉眼检查确认放置正确。

则需将皮片真皮面朝外缝合固定于阴道模具表面。

- 受区需确切止血。如果出现皮下积液或血肿，则该处皮片会与受区分离，导致该部分皮片失活。
- 阴道成形患者，阴道模具应缝合到位并放置 4d，然后取出并用生理盐水冲洗。应避免使用聚维酮碘（Betadine）等具有皮肤腐蚀性的制剂。
- 更换模具时应使用无菌水溶性润滑剂，以避免任何剪切作用。
- 随后将模具取出并每日清洗，并用 Red Robinson 导管冲洗阴道。可以教患者如何操作。
- 在随后的 6 周内，随着伤口的愈合，皮片将出现再次挛缩，因此患者必须一直佩戴模具。6 周以后，可改为仅夜间佩戴模具，白天取出。

#### 4. 外阴植皮的护理（图 8-3）

- 皮片置于受区，真皮面朝下，皮片边缘与受区皮肤边缘重叠缝合。如果皮片不够大，可以用网状打孔机进行扩张。通常采用 1∶1.5 的比例。
- 基于外阴或会阴的轮廓特征，胶带固定通常不是皮片包扎的最佳办法。
- 缝线应稍远离受区的皮肤边缘一点，以备包堆包扎。
- 皮片可用不粘敷料覆盖，并用棉球覆盖以适应不规则的形状。盖上纱布敷料，对应缝线打结固定。

- 该区域固定 48h，然后除去敷料，并检查该区域是否有积液。如有，可用小刀切开小孔，引流出积液后更换敷料。
- 皮片需保证完全贴附固定，包扎敷料 5 ～ 7d 不更换。

### 5. 廓清术后的断层皮片阴道重建

- 患者在前盆腔廓清或低位直肠吻合术后行阴道重建，由于没有足够的空间进行肌皮瓣移植，可考虑行断层皮片移植。
- 由于廓清手术可能会中途取消，故不在术前切取皮片。
- 廓清术后，血液、血清和细菌污染增加了断层皮片移植的手术风险。最佳方案是移转大网膜瓣，将其环绕缝合在阴道内支架的周围，待肉芽组织形成、病情稳定后，为将来行断层皮片移植保留空间。这个过程需要 3 周。
- 患者再次进入手术室，按如上所述切取皮片。将皮片缝合于阴道模具周围，将外敷皮片的模具置入固定于未来阴道的空间。
- 应用抗生素以减少移植皮片感染的机会。
- 5d 后将模具取出。由于部分区域未形成适宜的血管化床及受既往放疗的影响，常常会同时带出部分未成活皮片。
- 由于盆腔缺损会导致严重的挛缩，因此需要反复取出、冲洗并更换模具至少 3 个月。
- 断层皮片移植也用于治疗妇科肿瘤放疗后引起的阴道狭窄。

### （二）垂直腹直肌肌皮瓣移植

- VRAM 肌皮瓣以腹壁下深动脉为基础。
- 可用超声识别主要的穿支血管。
- 设计肌皮瓣大小约为 10cm×12cm，腹部切口与皮瓣位于腹部正中线同一侧，即肌皮瓣不能跨越腹正中线，皮瓣下端需延伸过脐部以下。
- 切至腹直肌筋膜前鞘。
- 皮肤与筋膜行多点缝合，以防止皮肤和皮下组织与筋膜分离。
- 垂直切开筋膜，从后鞘游离腹直肌和附着的筋膜。
- 将腹直肌头侧离断并与后鞘游离。
- 当切至弓形线时，需仔细识别并分离血管。
- 将肌肉从腹膜游离，向下直至耻骨联合。
- 肌肉与耻骨联合不分离。
- 然后将皮肤缝成管状。
- 将肌皮瓣置入盆腔，与阴道边缘缝合。

### 闭合

- 腹直肌后鞘保持完整，为闭合提供了基础。隆起的腹直肌可导致明显的外观畸形，时间久了就可能形成疝，因此，即使前鞘能够关闭，大多数术者仍会选择补片加强腹壁，可通过游离皮肤和侧向松解筋膜来完成一期缝合。如仍然存在缺损，可使用生物或聚丙烯移植物。如果进行结肠造口手术，移植物有感染的风险。生物移植物的感染率通常低于聚丙烯移植物。分层缝合皮肤以减少切口缝线张力，降低切口裂开的风险。

## 五、经验与教训

**断层皮片移植**

○ 断层皮片在切取后将出现 20% 的收缩。可使用 1∶1.5 的网状打孔器来扩大尺寸。

○ 对于放疗后阴道狭窄的患者，应佩戴阴道模具 6 个月，并每日清洗。由于持续性纤维化，必要时需用阴道扩张器。

## 六、术后护理

### （一）断层皮片移植

- 术后护理如上所述（图 8-3）。下面将主要介绍断层皮片移植成活的过程。
- 最初的 24h 为纤维蛋白黏附期，这个阶段应完全制动。
- 在最初的 48h 内，皮片的营养供应来自渗出的血浆，即从供区部位的血浆样液体中吸收营养。
- 48h 后，有血管从受区出芽生长进入移植物的毛细血管内。这个过程叫作融合。
- 4～7d 后，新血管化床建立，皮片成活。

### （二）垂直腹直肌肌皮瓣移植

- 腹带可以给患者提供支持，减轻不适。
- 术后给予常规护理。由于疼痛，较晚才能恢复下地活动。

## 七、预后

### （一）断层皮片移植

目前尚无断层皮片移植治疗妇科肿瘤的研究结果发表。

### （二）垂直腹直肌肌皮瓣移植

肌皮瓣供区部位创面裂开占 13%～45%，

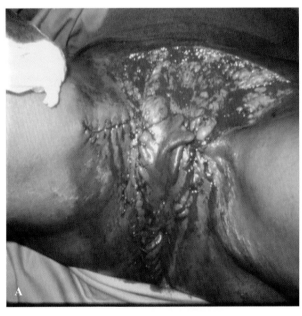

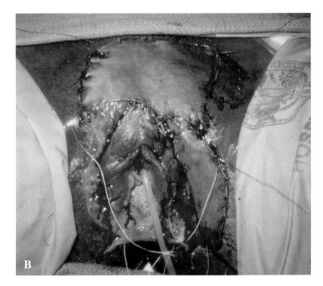

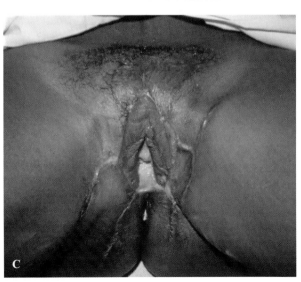

▲ 图 8-3 外阴植皮的护理

A. 外阴切除术后即刻外观，由于阴阜表面不平、出血且存在感染，因此保持伤口开放以形成新生肉芽组织；B. 术后 9d 的外观可见健康、光滑、无感染的肉芽组织；C. 术后 9 个月后的外观

肌皮瓣完全坏死占 2% ～ 3%，肌皮瓣浅表坏死占 3% ～ 4%，阴道狭窄占 6.5% ～ 13%，盆腔脓肿占 6% ～ 26%

## 八、并发症

### (一)断层皮片移植

- 最常见的问题是感染。术后第 4 天检查阴道植皮状况，因为此时皮片已附着，应已建立循环。如果发现感染，每天对感染部位进行冲洗，并开始使用抗生素。

- 对于外阴部植皮，应在术后 48h 打开敷料并检查。如果发现感染，应开始使用抗生素。葡萄球菌是最常见的致病微生物。此后每天检查植皮区。如果局部发生松动，或者明显没有成活，那么就应该修剪坏死组织。这样健康皮肤才能迁移至缺损处。

### (二)垂直腹直肌肌皮瓣移植

- 在妇科文献中报道较少，但已有报道认为 VRAM 肌皮瓣优于股薄肌瓣。

- VRAM 肌皮瓣的坏死率为 6%，盆腔脓肿发生率为 6%。

- VRAM 肌皮瓣移植患者的腹部伤口感染发生率较高。

- 阴道狭窄是潜在的晚期并发症。

## 参 考 文 献

[1] Berger JL, Westin SN, Fellman B. Modified vertical rectus abdominis myocutaneous flap vaginal reconstruction: An analysis of surgical outcomes. *Gynecol Oncol*. 2012;125:252–255.

[2] McMenamin DM, Clements D, Edwards TJ, Fitton AR, Douie WJ. Rectus abdominis myocutaneous flaps for perineal reconstruction: modifications to the technique based on a large single-centre experience. *Ann R Coll Surg Engl*. 2011;93(5):375–381.

[3] O'Connell C, Mirhashemi R, Kassira N, Lambrou N, McDonald WS. Formation of functional neovagina with vertical rectus abdominis musculocutaneous (VRAM) flap after total pelvic exenteration. *Ann Plast Surg*. 2005;55(5):470–473.

[4] Paul Morrow C. *Morrow's Gynecologic Cancer Surgery*. 2nd ed. Encinitas, CA: South Coast Medical Publishing; 2013:924.

[5] Soper JT, Secord AA, Havrilesky LJ, Berchuck A, Clarke-Pearson DL. Comparison of gracilis and rectus abdominis myocutaneous flap neovaginal reconstruction performed during radical pelvic surgery: flap-specific morbidity. *Int J Gynecol Cancer*. 2007;17(1):298–303.

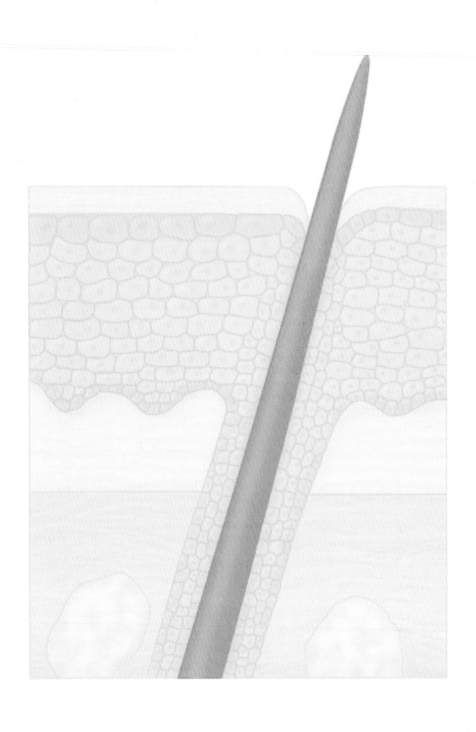

# 第三篇
# 子宫肿瘤与肉瘤
Uterine cancer and sarcomas

# 第9章

# 开腹手术治疗早期子宫内膜癌

## Open Surgery for Apparent Early-Stage Endometrial Cancer

Jvan Casarin　Andrea Mariani　Kenneth D. Hatch　著

高　妍　译

郭红燕　校

**妇科手术技巧**
妇科肿瘤学

**Operative Techniques in
Gynecologic Surgery**
Gynecologic Oncology

**050**

# 一、总体原则

- 子宫内膜癌（EC）是发达国家中最常见的妇科恶性肿瘤。总体而言，内膜癌是美国第十位最常见的恶性肿瘤，每年诊断新发病例超过 61 000 例。据估计，2017 年内膜癌约占美国所有新发癌症病例的 3.6%，预计未来几年会急剧增加。内膜癌最常见于 55—64 岁，患者确诊的中位年龄为 62 岁。

- 在引入微创手术之前，子宫内膜癌手术多为开腹子宫及双侧输卵管卵巢切除术。如果术中冰冻发现具有高危因素包括肿瘤分化程度、浸润深度、病变大小和淋巴血管间隙浸润（LVSI），则需行盆腔和腹主动脉旁淋巴结清扫进一步分期。

- 如今，对大多数的子宫内膜癌都采取机器人手术或标准的腹腔镜下子宫切除术。

- 开腹子宫切除术包括以下适应证：① 子宫大，无法经阴道完整取出；② 附件病灶大，无法切除后经阴道取出；③ 过度肥胖；④ 无法耐受微创手术所需的膀胱截石体位（如肺动脉高压）。

- 本章将重点介绍 Mayo 诊所关于子宫内膜癌分期和治疗的临床规范。

- 本章视频将演示开腹子宫切除术前的全层皮肤脂肪切除术，以利于对过度肥胖的妇女进行手术。

## （一）定义

- 子宫内膜癌经腹单纯子宫切除术指的是筋膜外子宫切除术，即子宫动脉结扎后平行宫颈钳夹主韧带，将膀胱下推超过宫颈外口，从而完全切除宫颈。

- 子宫切除术中通常同时行输卵管及卵巢切除术，但对于希望保留卵巢功能且肿瘤低风险的年轻女性可以例外。

- 子宫内膜癌分期里的淋巴结清扫术根据术式不同，分别描述为"淋巴活检""选择性淋巴结清扫""全面淋巴结清扫""系统性淋巴结清扫""广泛淋巴结清扫"，并没有完全统一的标准与名称。

## （二）解剖学因素

- Mayo 诊所系统性盆腔淋巴结清扫术范围的解剖学标志包括：① 上界髂总动脉中段；② 下界旋髂深静脉；③ 外侧腰大肌中段；④ 内侧输尿管；⑤ 后方闭孔神经和闭孔窝。

- Mayo 诊所系统性腹主动脉旁淋巴结清扫术范围的解剖学标志包括：① 右侧，上达右肾静脉[a]，下至髂总动脉中段下方，外侧至右输尿管，内侧为腹主动脉；② 左侧，上至左卵巢静脉汇入左肾静脉的水平，下界为髂总动脉中段，外侧至左输尿管，内侧为腹主动脉。

## （三）Mayo 的诊治原则

Mayo 诊所的子宫内膜样癌术中评价体系，长久以来广泛应用于评估患者是否需要行淋巴结清扫。这一体系已提出 30 余年，立足于标准化的手术分期和详尽的预后分析。

虽然可采用前哨淋巴结（SLN）技术进行内膜癌分期，但以下评价体系用于不采用 SLN 技术时使用。

- 2000 年，Mayo 诊所回顾分析 1984—1996 年接受治疗的 915 例患者，提出肿瘤分级 $G_1 \sim G_2$，浸润深度小于 50%，病灶小于 2cm 的患者无淋巴结转移的风险；因此不对这部分患者行淋巴结清扫术。

- 2008 年，其进一步对 422 例行腹主动脉旁淋巴结分期手术的患者进行了研究，淋巴切除范围均达肠系膜下动脉（IMA）水平以上，结果显示，77% 的腹主动脉旁淋巴结转移高于 IMA 水平。盆腔淋巴结阳性，组织学分级 $G_3$，浸润深度大于 50% 和 LVSI 为腹主动脉旁淋巴结转移的危险因素。

- 2013 年，Mayo 诊所基于对 1999—2008 年手

---

a. 妇科肿瘤学组（GOG）将高位腹主动脉旁淋巴结清扫术定义为右卵巢静脉汇入下腔静脉的水平上方区域，但在 Mayo 诊所的临床实践中，我们延续以右肾静脉水平作为淋巴结清扫的上界解剖标志。

术的 1393 例患者的长期随访和分析，对上述诊治原则进行了改进，要求对 $G_3$ 子宫内膜样癌，$G_1 \sim G_2$ 子宫内膜样癌伴宫颈间质浸润或 $G_1 \sim G_2$ 子宫内膜样癌伴原发病灶直径 > 2cm 患者均需行盆腔淋巴结清扫术。

- II 型（浆液性，透明细胞和癌肉瘤）EC、冰冻切片回报盆腔淋巴结阳性、I 型子宫内膜样癌伴病灶浸润深度大于 50% 的所有患者均需进行盆腔和腹主动脉旁淋巴结清扫术。在无其他危险因素的情况下，若发现 LVSI，亦应考虑行腹主动脉旁淋巴结清扫。

### （四）非手术治疗

- 想要保留生育功能的低危子宫内膜癌患者可以采取孕激素和减重治疗。最近的一项 Meta 分析显示，通过治疗，76% 的低级别内膜癌患者内膜可以逆转，且几乎 40% 的复发并不显著影响临床结局。保守治疗后妊娠的活产率达到 28%。

## 二、影像学检查与其他诊断方法

- 门诊取样子宫内膜活检或分段诊刮可以术前诊断 EC。
- 超声是子宫内膜癌最常用的影像学检查方法。
- 可以测量子宫的大小和附件的状况。如果子宫或附件过大而无法通过阴道扫查到全部，则建议经腹超声检查。
- 超声能够明确内膜厚度及肌层浸润深度。但它不能可靠地确定浸润深度及宫颈受累情况。对于肌层浸润深度超声诊断的敏感性和特异性分别是 69% 和 70%。
- 当超声提示子宫增大或附件病变时，可建议完善 CT，它同时还能评估是否有肿大的淋巴结。
- MRI 是子宫内膜癌最准确的影像学检查方法。预测肌层浸润深度的准确性为 83% 至 92%，并有助于评估是否存在宫颈浸润。在 $T_2$ 加权图像上，诊断是否存在浸润的准确性几乎为 90%，在强化后的 $T_1$ 加权图像上为 96%，在动态 MRI 上为 100%。

- PET/CT 可以检测到肿大的淋巴结，但不能检测到正常大小淋巴结的微小病变。
- 由于几乎所有患者都将接受手术治疗，并且将根据病理结果做出进一步治疗决策，因此考虑到 MRI 和 PET/CT 的额外费用，不宜将其作为常规例行检查。

## 三、术前准备

- 决策开腹行子宫内膜癌手术，取决于子宫的大小和（或）附件区病变的存在。
- 需评估患者是否存在不能耐受腹压增加和头低足高体位的情况。
- 病态肥胖是开腹手术的指征。其中一些患者需要行全层皮肤脂肪切除术以利于盆腹腔显露，精准进行子宫切除和淋巴结清扫。由于没有了悬垂的脂肪组织，可以减少术后伤口感染。
- 如果计划进行全层皮肤脂肪切除术，须在门诊为患者提供咨询，并讨论切口的大小和位置。以及脐部的处理，包括原位保留、切除或移至腹壁较高处。如果脐疝较大，应同时处理疝气。
- 常规检查应包括胸片、外周血细胞计数、肾和肝功能状况。
- 应避免术前机械性肠道准备。但建议手术当天早上灌肠，以缩小直肠的管径，更易暴露盆腔结构。
- 预防性抗生素需在手术切开前 30min 内应用。
- 应根据国际准则使用抗血栓预防措施。

## 四、手术治疗

- 全子宫及双侧输卵管卵巢切除术是 I ~ IV 期子宫内膜癌患者进行外科手术治疗的基础术式。淋巴结清扫术（盆腔 ± 腹主动脉）的治疗效果尚存争议。随机对照临床试验显示如果明确分期手术后淋巴结均正常，则全面淋巴结清扫的患者并不具备明显的生存优势。
- 与仅接受子宫切除术的女性相比，接受盆腔淋巴结清扫术的患者发生下肢淋巴水肿的风险为 23%。因此，对于低危患者应避免系统性全面的淋巴结清扫术（盆腔 ± 腹主动脉旁）。

## （一）体位

- 非病态肥胖的患者最好采用 YellowFin 或 Allen 腿架支撑，呈头低足高膀胱截石位。这样随着子宫切除术深入盆腔，子宫可以经阴道被推向头侧。另外，阴道中的海绵棒有助于确定阴道切口的位置。
- 肥胖患者需行全层皮肤脂肪切除术，应在放置尿管并完善阴道准备后取仰卧位。
- 术前给予抗生素以减少伤口感染的发生。第一代和第二代头孢菌素是最常用的抗生素，因为它们能有效抵抗革兰阳性和革兰阴性细菌。头孢唑林是头孢菌素家族中最常见的一种。建议的剂量是在手术前 30 ～ 60min 静脉输注 2g，以使抗生素有时间到达手术部位。

## 五、手术步骤与技巧

### （一）全层皮肤脂肪切除术

- 在术前准备室，患者坐位和立位时进行手术切口标记。
- 首先选择下腹部切口。电刀（ESU）功率设置为 70W，用于切割和凝结。
- 识别浅表腹壁下血管，并用血管封闭器闭合血管。
- 当切口接近髂前下棘（AIIS）时，可能会碰到浅表旋髂血管。皮肤切口应正好位于 AIIS 的头侧，因为这样可以保留更多的血液供应，并减少皮肤裂开的风险。
- 整个下腹部切口打开后，利用电刀将脂肪层与腹直肌筋膜钝性分离。
- 术者将手置于脂肪层下方向头侧推动，至切口上端标记处。
- 将脂肪从筋膜切下，超过计划切口的上方 4 ～ 5cm，这样就可以在闭合切口时不会产生张力。
- 电刀切开上段切口，然后于脂肪层下方沿术者

- 下肢使用间歇性气动加压装置预防静脉血栓形成，有助于降低静脉血栓栓塞的风险。
- 于膀胱内留置 Foley 尿管。

## （二）方法

- 主刀外科医师应站在患者一侧，利于使主力手伸入盆腔。例如，右利手外科医师应站在患者的左侧进行盆腔手术。如果需要上腹部手术，那么该外科医师则应站在患者的右侧。
- 在行全层皮肤脂肪切除时，通常需两个外科团队，每个团队从各自的那面进行手术。患者仰卧位，使两个团队有更多的手术空间。
- 基于临床考虑，可以通过纵切口或横切口进腹。纵切口可更好地显露手术区域，特别是在需要进行腹主动脉旁淋巴结清扫术时。

手的背侧分离。较大的血管可通过闭合装置闭合后切断。

- 脂肪切除后，断端需进一步止血处理，可使用血管闭合装置或缝合止血。
- 腹壁垂直打开，并放置自固定牵开器。
- 进行子宫切除术。
- 可吸收缝合线闭合腹部肌肉筋膜。
- 如果发现疝气，予以处理。
- 将引流管置于肌肉层上。
- 用可吸收的缝合线闭合 Scarpa 腹壁前筋膜。
- 用可吸收缝线垂直褥式缝合皮肤，间距 3cm。在缝合线之间使用皮钉对合皮肤。
- 引流管保留 2 周；如果引流液量多，则延长留置时间。
- 术后 2 ～ 3 周拔除皮钉。
- 浅表性蜂窝织炎很常见。如果出现明显的红斑和水肿，应予口服抗生素。
- 如果有大量脓液从引流管排出，或者引流管过早脱出，且随后出现了有触痛的积脓腔，则必须打开伤口。

## （二）子宫切除术

### 1. 腹腔探查

■ 应充分探查腹腔以排除腹腔内大块病灶的存在。在某些情况下可以收集腹腔冲洗液行细胞学检查。

### 2. 进入腹腔后

■ 结扎子宫双侧的圆韧带，横行切断。然后平行于髂外血管打开盆壁腹膜，显露输尿管，可见其蠕动（技术图 9-1）。

■ 阔韧带后叶无血管区打洞，游离骨盆漏斗韧带（infundibulopelvic ligament, IP），于腹膜切口下方看清输尿管走行。钳夹骨盆漏斗韧带，横切，1-0 号可吸收线结扎断端。对于适合保留卵巢的患者，通过类似的方法处理卵巢固有韧带，并在适当的情况下切除输卵管。

### 3. 打开子宫膀胱腹膜返折

■ 打开阔韧带前叶分离至膀胱腹膜返折处，长平镊向头侧轻柔牵起子宫膀胱腹膜返折，剪刀剪开。轻柔下推膀胱使膀胱与子宫前壁下端、宫颈分离开（技术图 9-2）。

### 4. 离断子宫主韧带和骶韧带

■ 显露子宫主韧带，触诊输尿管至膀胱入口处，确认其位置远离血管束。然后将韧带钳夹并切断，将断端与宫颈分离至宫颈阴道联结处。用剪刀标记宫颈阴道前筋膜，暴露并切断子宫骶韧带（技术图 9-3）。

### 5. 阴道切开及阴道闭合术

■ 用剪刀剪开阴道，并完整取出切除的子宫。然后用 1-0 号可吸收缝合线分两层缝合阴道断端，一层闭合黏膜下，再套索缝合一层（技术图 9-4）。

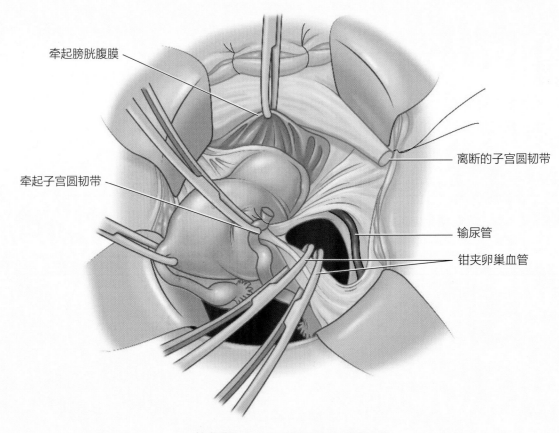

牵起膀胱腹膜

牵起子宫圆韧带

离断的子宫圆韧带

输尿管

钳夹卵巢血管

▲ 技术图 9-1　打开腹腔并结扎卵巢血管

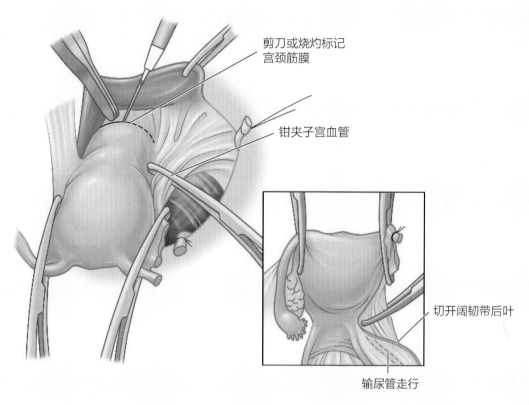

剪刀或烧灼标记
宫颈筋膜

钳夹子宫血管

切开阔韧带后叶

输尿管走行

▲ 技术图 9–2 推开膀胱并分离子宫血管

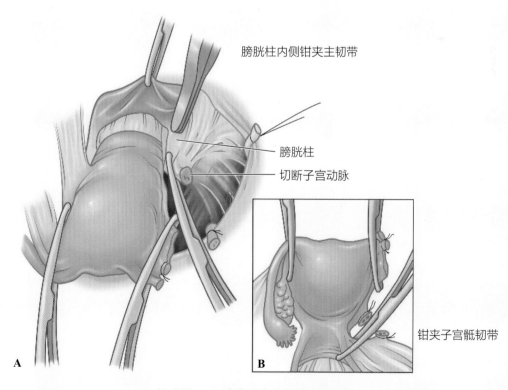

膀胱柱内侧钳夹主韧带

膀胱柱

切断子宫动脉

钳夹子宫骶韧带

A

B

▲ 技术图 9–3 离断子宫主韧带、骶韧带

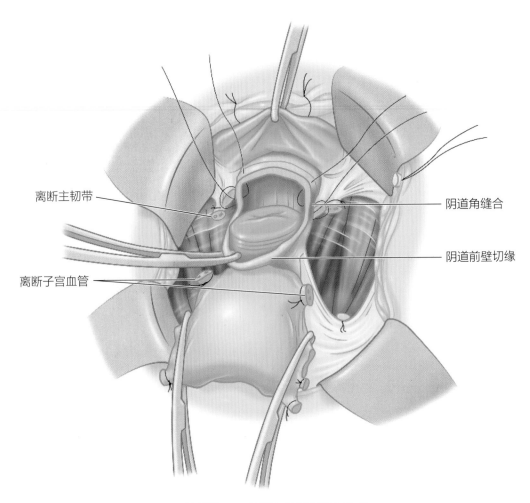

离断主韧带

离断子宫血管

阴道角缝合

阴道前壁切缘

▲ 技术图 9-4　阴道切开及阴道闭合术

## （三）盆腔淋巴结清扫术

### 1. 手术区域的准备

完成子宫切除术并且打开直肠旁和膀胱旁间隙后，向上和向外侧牵开圆韧带断端和前腹壁，以显露髂外血管。将拉钩置于膀胱侧间隙，向内牵开输尿管，更好显露淋巴结。

### 2. 淋巴结清扫术

盆腔淋巴结清扫术始于髂血管的远端，并向上超过髂内血管分叉处。在清扫过程中，应注意识别并分离生殖股神经，避免离断。分离出该部分后，即可沿髂总动脉走行，从血管与腰大肌之间的间隙处向下切除淋巴结组织。然后，应注意识别出闭孔神经，并从闭孔窝中切除周围的淋巴结。游离出闭孔神经与周围组织，就可以安全地将淋巴结完整切除。

## （四）腹主动脉旁淋巴结清扫术

### 1. 手术区域的准备

抵达腹主动脉旁后腹膜区域，沿髂总动脉和主动脉前方打开腹膜，切开至肠系膜根部（末端切口）（技术图 9-5）。显露主动脉和腔静脉至双侧肾静脉水平，并显露双侧输尿管，确保输尿管从手术区域牵拉开（技术图 9-6）。

### 2. 淋巴结清扫术

■ 对于符合技术图 9-7 中的评价体系的患者，无须进行淋巴结清扫术。

■ 识别出腹主动脉旁淋巴结上界，并在此水平行

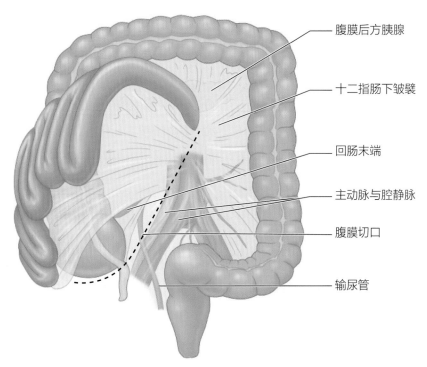

腹膜后方胰腺

十二指肠下皱襞

回肠末端

主动脉与腔静脉

腹膜切口

输尿管

▲ 技术图 9-5　从盲肠头端至十二指肠切开腹膜，显露腹膜后淋巴结

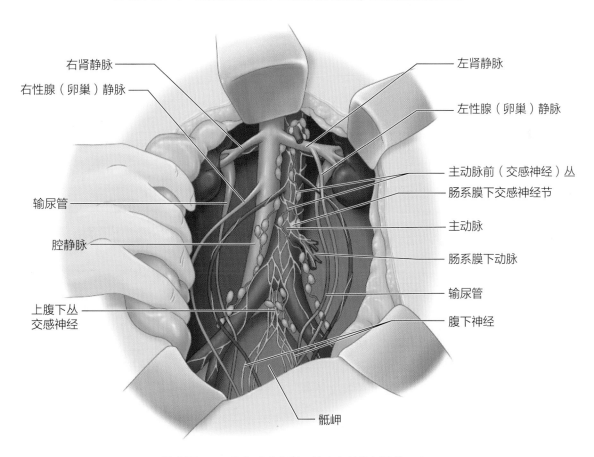

右肾静脉

右性腺（卵巢）静脉

输尿管

腔静脉

上腹下丛
交感神经

左肾静脉

左性腺（卵巢）静脉

主动脉前（交感神经）丛

肠系膜下交感神经节

主动脉

肠系膜下动脉

输尿管

腹下神经

骶岬

▲ 技术图 9-6　腹主动脉旁淋巴结和血管解剖结构示意

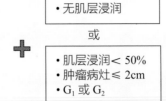

> • 子宫内膜样腺癌
> • 无肉眼可见的子宫外病灶证据
> • 未合并其他种类的癌症

**+**

> • 无肌层浸润
>
> 或
>
> • 肌层浸润 < 50%
> • 肿瘤病灶 ≤ 2cm
> • $G_1$ 或 $G_2$

▲ 技术图 9-7　冰冻切片回报具有上述肿瘤特征的患者无须进行淋巴结清扫术

主动脉、腔静脉和腔主动脉间隙淋巴结切除。继续向下方至肠系膜下血管水平进行淋巴切除，仔细识别并尽可能保留肠系膜下血管，以确保予升结肠提供足够的血供。切除过程中，可以使用止血夹和电凝充分止血，并应避免大量积血。一旦去除了肠系膜下血管周围淋巴结，则继续向下清除淋巴结至髂总动脉中段。与此同时，切除双侧髂总动脉及下腔静脉中央的淋巴结。

- 根据 Mayo 评估标准，约 27% 的内膜癌患者为淋巴结转移低风险（淋巴结受累风险低于 1%）。因此，合理避免对这部分患者进行全面的淋巴结清扫分期，从而防止不必要的并发症。近来对于内膜癌前哨淋巴结技术（SLN）的引入表明，无论肿瘤危险因素如何，都应评估所有患者的淋巴结转移情况。SLN 技术结合微创手术较开腹全面淋巴结清扫术而言，似能相对保证较少的淋巴相关并发症。因此，Mayo 诊所的内膜癌治疗方法已经从开腹全面淋巴结清扫转变为机器人辅助 SLN，从而在不增加成本的情况下降低了手术病率。然而，对于淋巴结转移的患者，出于肿瘤细胞减灭的目的，仍需完成全面淋巴结清扫术。

## 六、经验与教训

○ 沿输尿管走行打开后腹膜间隙（尤其是左侧）。
○ 向上沿性腺静脉进行手术，对肥胖患者尤其适用（尤其是在左侧）。
○ Fellow 静脉（可能附着在下腔静脉下部淋巴结的小静脉）。

## 七、术后护理

- 自 2011 年伊始，Mayo 诊所为接受妇科手术（快速恢复）的患者引入了多模式围术期加强护理方案。正如 Kalogera 等发表的一项研究中所报道的那样，强化术后恢复可减少阿片类药物的使用，缩短住院时间并降低成本，同时又不影响再入院率和病死率（表 9-1）。

## 八、并发症

- 根据近期 Mayo 诊所（Rochester，MN，USA）

对于接受广泛淋巴结清扫术的患者术后病率结局分析，发现盆腔及腹主动脉旁淋巴结清扫术的术中并发症的风险为 1.2%。

- 30d 内术后并发症（符合超过 2 项）的发生率为 29.3%（表 9-2）。
- 下肢淋巴水肿等淋巴相关并发症，是与 EC 手术治疗相关的最常见的远期并发症。在全面分期手术的患者中，下肢淋巴水肿的发生率为 47%（表 9-3）。

表 9-1 Mayo 诊所的术后快速康复措施

| 手术时间 | 采取措施类型 | 细则 |
|---|---|---|
| 术前 | 饮食 | • 术前晚餐：富含糖类的饮料；凌晨后禁食<br>• 可在手术前 4h 摄入液体<br>• 避免机械性肠道准备的使用；继续进行直肠灌肠 |
| 术中 | 进入手术室前的镇痛 | • 塞来昔布 400mg 口服 1 次<br>• 对乙酰氨基酚 1000mg 口服 1 次<br>• 加巴喷丁 600mg 口服 1 次 |
| | 恶心和呕吐预防 | 切开前（30min）：地塞米松 4mg 静脉注射一次加上氟哌多 0.625mg 静脉注射 1 次<br>• 闭合切口前（30min）：格雷司琼 0.1mg 静脉注射 1 次 |
| | 液体平衡 | • 目标：维持术中正常血容量<br>• 减少晶体液摄入<br>• 必要时增加胶体液用量 |
| | 镇痛药 | • 阿片类药物静脉注射由麻醉师酌情决定，并补充氯胺酮和（或）酮咯酸<br>• 切口闭合后：在切口部位注射丁哌卡因 |
| 术后 | 活动 | • 手术当日晚间：起床超过 2h，包括一次或多次散步及坐在椅子上<br>• 术后第 1 天直至出院：下床超过 8h，包括 4 次或更多次散步并坐在椅子上<br>• 患者坐在椅子上吃饭 |
| | 饮食 | • 无鼻胃管；如果在手术中使用鼻胃管，则在拔管时取出；<br>• 鼓励患者在手术后 4h 开始少渣饮食；<br>• 手术当日：一袋液体营养补给；鼓励口服至少 800ml 液体，当日（至凌晨）不得超过 2000ml<br>• 术后第 1 天直至出院：两袋液体营养补给；鼓励每天口服 1500～2500ml 液体<br>• 渗透性利尿药：番泻叶和多库酯钠；氧化镁；根据需要酌情予氢氧化镁 |
| | 镇痛药 | • 目标：不需静脉内自控镇痛<br>• 口服阿片类药物<br>• 疼痛等级≥4 分，或疼痛程度超出患者的舒适（忍受）度时，需要每 4 小时口服羟考酮 5～10mg（疼痛等级 4～6 分的患者予 5mg 或疼痛等级 7～10 分的患者予 10mg）；对于接受鞘内镇痛的患者，应在给予鞘内注射 24h 后开始上述止痛方案<br>• 乙酰氨基酚用药原则<br>• 无或轻度肝病的患者每 6 小时口服 1000mg 对乙酰氨基酚；中度肝病患者每天口服 2 次 1000mg 对乙酰氨基酚；最大对乙酰氨基酚用量总和应不超过 4000mg/24h[a]<br>• NSAIDs 用药原则<br>• 每 6 小时静脉注射酮咯酸 15mg，共 4 次（在最后一次术中给药后不早于 6h 开始）；然后，每 6 小时口服一次布洛芬 800mg（在最后一次应用酮咯酸 6h 后开始）<br>• 如果患者无法服用 NSAIDs<br>• 65 岁以下且无肾脏损害或肝病史的患者，每天四次口服曲马多 100 mg（手术后每天 6:00 开始）；大于或等于 65 岁，或肌酐清除率低于 30ml/min，或有肝病史的患者，每天两次口服曲马多 100mg（手术后每天 6:00 开始）<br>• 严重疼痛（接受羟考酮后 1h 内疼痛等级大于 7 分）<br>• 如果患者未接受鞘内给药，则氢化吗啡酮 0.4mg 静脉注射 1 次；如果第一剂无效，可在 20min 后重复一次<br>• 静脉自控镇痛<br>• 氢化吗啡酮患者自控镇痛仅用于 2 次静脉注射氢化吗啡酮后仍感持续疼痛时 |
| | 液体平衡 | • 离开手术室后停用手术室液体<br>• 直到术后第二天上午 8:00 为止以 40ml/h 的速度输液，然后停药<br>• 患者口服摄入超过 600ml 或手术后第二天上午 8:00 时（以先达到者为选），停用外周静脉摄入 |

a. 该剂量适用于体重大于 80kg 且年龄小于 65 岁的患者；对于体重 80kg 以下或 65 岁以上的患者，应适当调整剂量

NSAIDs. 非甾体抗炎药 [ 改编自 Kalogera E，Bakkum-Gamez JN，Jankowski CJ，et al. Enhanced recovery in gynecologic surgery. Obstet Gynecol. 2013; 122(2 Pt 1): 319–328]

表 9-2　术后并发症

| 并发症类型 | 占比（%） |
| --- | --- |
| 膀胱炎和（或）血尿 | 9 |
| 淋巴囊肿 | 9 |
| 切口疝 | 3 |
| 开腹手术 | 3 |
| 深静脉血栓形成 | 2 |
| 伤口感染 | 2 |
| 高热发病 | 2 |
| 肺栓塞 | < 1 |

改编自 Franchi M, Ghezzi F, Riva C, Miglierina M, Buttarelli M, Bolis P. Postoperative complications after pelvic lymphadenectomy for the surgical staging of endometrial cancer. J Surg Oncol.2001; 78(4):232-237

表 9-3　下肢淋巴水肿的主要预测因子

| 下肢淋巴水肿的预测因子 | 调整后的风险比（95%CI） |
| --- | --- |
| 超重 | 1.11（0.66 ～ 1.87） |
| WHO 分级 Ⅰ / Ⅱ（BMI 30.0 ～ 39.9） | 1.45（0.90 ～ 2.34） |
| WHO 分级 Ⅲ / 超级肥胖（BMI 40.0 ～ 49.9/50 以上） | 4.69（2.71 ～ 8.13） |
| 充血性心力衰竭 | 2.58（1.23 ～ 5.40） |
| 淋巴结清扫术 | 2.04（1.39 ～ 2.99） |
| 外照射治疗 | 3.00（1.46 ～ 6.16） |

表中列出的风险比是针对此表中列出的每个其他特征调整的值

BMI. 体重指数；WHO. 世界卫生组织［改编自 Yost KJ, Cheville AL, Al-Hilli MM, et al. Lymphedema after surgery for endometrial cancer: prevalence, risk factors, and quality of life. Obstet Gynecol.2014; 124(2 Pt 1):307-315］

# 参 考 文 献

[1] Antonsen SL, Jensen LN, Loft A, et al. MRI, PET/CT and ultrasound in the preoperative staging of endometrial cancer—a multicenter prospective comparative study. *Gynecol Oncol.* 2013;128(2):300–308.

[2] Colombo N, Creutzberg C, Amant F, et al; ESMO-ESGO-ESTRO Endometrial Consensus Conference Working Group. ESMO-ESGO-ESTRO consensus conference on endometrial cancer: diagnosis, treatment and follow-up. *Ann Oncol.* 2016;27(1):16–41.

[3] Dowdy SC, Borah BJ, Bakkum-Gamez JN, et al. Factors predictive of postoperative morbidity and cost in patients with endometrial cancer. *Obstet Gynecol.* 2012;120(6):1419–1427.

[4] Franchi M, Ghezzi F, Riva C, Miglierina M, Buttarelli M, Bolis P. Postoperative complications after pelvic lymphadenectomy for the surgical staging of endometrial cancer. *J Surg Oncol.* 2001;78(4):232–237.

[5] Kalogera E, Bakkum-Gamez JN, Jankowski CJ, et al. Enhanced recovery in gynecologic surgery. *Obstet Gynecol.* 2013;122(2 Pt 1):319–328.

[6] Mariani A, Dowdy SC, Cliby WA, et al. Prospective assessment of lymphatic dissemination in endometrial cancer: a paradigm shift in surgical staging. *Gynecol Oncol.* 2008;109(1):11–18.

[7] Siegel RL, Miller KD, Jemal A. Cancer statistics, 2017. *CA Cancer J Clin.* 2017;67(1):7–30.

[8] Yost KJ, Cheville AL, Al-Hilli MM, et al. Lymphedema after surgery for endometrial cancer: prevalence, risk factors, and quality of life. *Obstet Gynecol.* 2014;124(2 Pt 1):307–315.

# 第10章

# 子宫内膜癌经阴道子宫切除术

## Vaginal Hysterectomy for Endometrial Cancer

Kenneth D. Hatch 著

高 妍 译

郭红燕 校

**妇科手术技巧**
妇科肿瘤学

**Operative Techniques in
Gynecologic Surgery**
Gynecologic Oncology

# 一、总体原则

## （一）定义

- 经阴道子宫切除术适用于具有高手术并发症风险的子宫内膜癌患者。
- 病态肥胖、糖尿病、高血压、高龄、心血管疾病、肺部疾病和肾脏疾病是选择经阴道子宫切除术的最常见原因。
- 现今的麻醉手段和术后护理加上微创手术，已经减少了经阴道子宫切除术的采用。
- 病态肥胖仍然是选择经阴道子宫切除术的最常见原因。
- 这部分患者可能患有 I 型子宫内膜样癌，组织学分级 $G_1$ 且无肌层浸润，因此无须进行淋巴结清扫术。
- BMI 超过 60 的患者可能无法耐受开腹或机器人手术。
- 对于有并发症，无法耐受头低足高位和较长手术麻醉时间的患者，可以选择经阴道子宫切除术。

## （二）解剖学因素

- 简要讨论解剖注意事项。
- 经阴道子宫切除术的选择前提包括：子宫足够小可经阴道取出，不伴有需开腹手术切除的附件区包块，且既往无可致盆腹腔广泛粘连的手术史。
- 可能需要进行会阴、阴道切开术以切除大子宫。
- 因为存在恶性肿瘤，应避免粉碎子宫。

# 五、手术步骤与技巧

## （一）仪器

- 仪器包括 Deaver 牵开器、Haney 直角牵开器、Breisky 牵开器、照明冲洗吸引装置、血管闭合双极装置（技术图 10-1）。

## （二）进入腹腔

- 可以将阴唇缝合固定至大腿上以充分显露视野，

## （三）非手术治疗

- 对于无法进行全身麻醉或脊柱麻醉的女性，可选择口服黄体酮或宫内节育器治疗。

# 二、影像学检查与其他诊断方法

参见"第 9 章 开腹手术治疗早期子宫内膜癌"。

# 三、术前准备

- 应与相关科室的专家会诊讨论，以评估患者能否耐受麻醉和经阴道子宫切除手术的应激。
- 对于患有子宫内膜癌且病态肥胖的患者，应建议其治疗子宫内膜癌。行开腹或微创手术探查腹腔，依据子宫切除术中所见，必要时需准备进行额外的分期手术。如果手术并发症风险可能超过肿瘤扩散的风险，则建议行经阴道子宫切除术。
- 必要时需行影像学检查以评估子宫和附件的大小，以确定患者是否适合经阴道手术。

# 四、手术治疗

### 体位

- 将患者双下肢固定置于腿架上，摆好膀胱截石位。
- 臀部离开桌子末端 2in（1in=2.54cm）。
- 手臂伸开以便随时行静脉注射。可先行开放一条通路。

尤其是对肥胖患者。
- 用刀切开宫颈阴道交界处。
- 上推打开膀胱前间隙，如果无子宫脱垂，此时无须进入腹腔。
- 首先进入子宫直肠陷凹，放置手持式牵开器，如 Breisky 牵开器，相较于窥器，它能更好地显露手术视野，并且窥器可能不适合阴道狭窄或无子宫脱垂的患者。

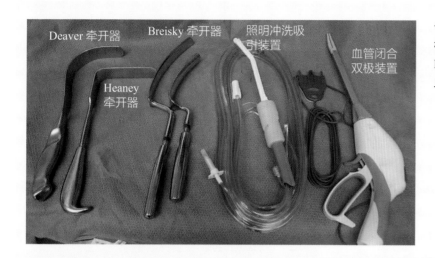

◀技术图 10-1 经阴道子宫切除术的器械包括 Deaver 牵开器、Heaney 牵开器、Breisky 牵开器、照明冲洗吸引装置、血管闭合双极装置

图中标注：Deaver 牵开器、Heaney 牵开器、Breisky 牵开器、照明冲洗吸引装置、血管闭合双极装置

## （三）开始子宫切除术

- 钳夹子宫骶韧带。对于无子宫脱垂患者，钳夹子宫骶韧带，使其与主韧带分离，使子宫脱出，并使阴道前壁更容易扩张而不影响缝合。

- 确保 Deaver 置于膀胱前间隙上抬膀胱的底部，然后钳夹并切断主韧带，保留结扎缝线，以便后续用于悬吊阴道顶部。

- 子宫下降脱出后，打开膀胱前间隙处的腹膜并放置 Heaney 牵开器。

- 使用血管闭合装置依次离断子宫血管、阔韧带至卵巢蒂部和子宫圆韧带。

- 如果同时切除输卵管和卵巢，则将圆韧带与卵巢血管、输卵管分离开。手持圆韧带结扎缝线，血管闭合器沿卵巢系膜至卵巢和输卵管上方，然后离断卵巢血管。

- 如果无法切除卵巢，根据术中冰冻病理结果决定下一步治疗。

- 患者肿瘤组织学分级 $G_1$ 且仅有微小浸润存在时，附件区转移扩散的机会小于 1%。如果开腹手术致严重并发症的风险远大于保留卵巢后较小的转移风险，则考虑保留卵巢。

- 对保留卵巢的患者进行 10 年追踪随访发现，卵巢癌发生的可能性为 1.3%。

## （四）切除子宫（及输卵管、卵巢）

- 大多数患者可切除子宫。

- 如果子宫下降脱出至会阴，但是太大而无法取出，为了避免肿瘤扩散，可以行会阴切开术（技术图 10-2）。

- 老年或无阴道分娩史的患者，阴道上端可能相当窄。对于这部分患者，可采用阴道切开术，即将会阴切开并向上延伸至阴道断端。然后利用手指分离后推直肠。这类似于阴道后壁修补术（技术图 10-3）。

- 放置 Breisky 牵开器向后牵开，为子宫向下拉出时留出更多空间。当子宫到达会阴部时，牵拉力应向腹侧，类似于牵引胎头娩出时那样（技术图 10-4）。

- 如果之前无法显露卵巢，则此时会可见并宜行切除术。

## （五）阴道缝合

- 检查阴道顶端（技术图 10-5）。

- 在关闭阴道之前，应间断缝合充分止血。

- 阴道切开术后的阴道顶端切缘处，约为可吸收缝线的第一针缝合处。

- 将腹膜缝合至阴道顶端（技术图 10-6）。

- 阴道后壁断端自左侧主韧带锁边缝合至右侧主韧带。

- 按阴道后壁修补的方式缝合阴道后壁切口（技术图 10-7）。

- 可吸收线 8 字缝合纵行缝合阴道。

- 双侧主韧带缝合在一起，固定至中线。

- 最后闭合会阴切口（技术图 10-8）。

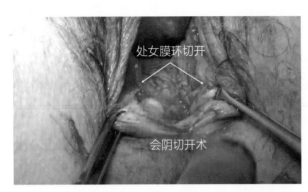

▲ 技术图 10-2　用于出口梗阻的会阴切开术

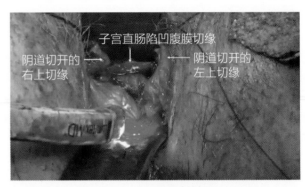

▲ 技术图 10-5　识别腹膜和阴道上端切缘

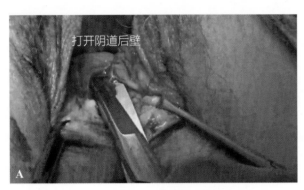

▲ 技术图 10-3　阴道切开术，打开阴道后壁并向头侧切开至阴道顶端

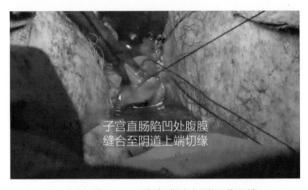

▲ 技术图 10-6　将腹膜缝合到阴道顶端

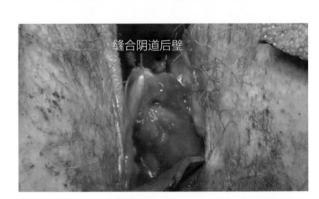

▲ 技术图 10-7　按阴道后壁修补的方式缝合阴道后壁切口

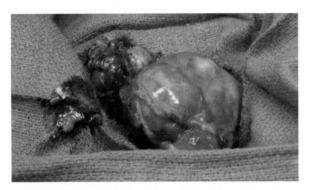

▲ 技术图 10-4　子宫重 230g

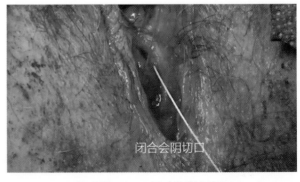

▲ 技术图 10-8　最后关闭会阴切口

## 六、经验与教训

○ 导尿管可在术前插入，但酌情夹闭使膀胱中保留一些尿液。

○ 分离膀胱前间隙时用手指和海绵推开比锐性分离更可取。

○ 可于侧向牵开器表面放置"护肠垫"来减少血管闭合装置对肠管的热损伤。

○ 如果发生膀胱损伤，会看到尿液大量流出，从而警示。分离膀胱前间隙时，可通过触诊尿管球囊来帮助判断，膀胱确实位于分离处的腹侧。

○ 用剪刀剪开结缔组织，并推开膀胱。

○ 可将腹侧的 Heaney 拉钩和后壁的 Breisky 拉钩调换位置，朝向离断侧牵拉，从而将阔韧带与肠襻分离开。

## 七、术后护理

■ 术后保留尿管。

■ 术日观察过夜，控制管理并发症，密切监测手术并发症。

## 八、预后

■ 意大利的两个大型系列研究报道比较了 293 例经阴道全子宫切除（TVH）患者和 188 例经腹全子宫及双附件切除（TAH BSO）患者（72%进行了淋巴结清扫术）。其中，肿瘤组织学分级 $G_3$ 且子宫肌层浸润大于 50% 的患者均行放疗。Berretta 研究的两组中的 5 年总生存率为 85%。而在 Massi 研究中，TVH 组的 5 年生存率为 90%，TAH 组为 91%。TVH 组 10 年生存率为 87%，TAH 组为 90%。

■ 在美国，病态肥胖患者通常选择经阴道子宫切除术。已有的关于经阴道手术研究尚未见与开腹手术相比较的报道。长期随访资料不够完整。已有的随访报道显示，患者的生存率约为 90%。

## 九、并发症

■ 意大利的研究报道显示，TAH 的并发症比 TVH 更为常见且更严重。TAH 组有 3 例死亡，而 TVH 组有 1 例死亡（尽管并发症更多）。TAH 中有 2 例发生肺栓塞，TVH 中未见。TVH 组的术中并发症更为常见，包括出血、输尿管瘘和狭窄，以及膀胱阴道瘘。TAH 组伤口并发症较高。

■ 美国的相关研究报道未见相关死亡。并发症包括输血约占 10%，阴道断端血肿或感染占 7%。

## 参考文献

[1] Berretta R, Merisio C, Melpignano M, et al. Vaginal versus abdominal hysterectomy in endometrial cancer: a retrospective study in a selective population. *Int J Gynecol Cancer*. 2008;18(4):797–802.

[2] Chan JK, Lin YG, Monk BJ, Tewari K, Bloss JD, Berman ML. Vaginal hysterectomy as primary treatment of endometrial cancer in medically compromised women. *Obstet Gynecol*. 2001;97(5 Pt 1):707–711.

[3] Lellé RJ, Morley GW, Peters WA. The role of vaginal hysterectomy in the treatment of endometrial carcinoma. *Int J Gynecol Cancer*. 1994;4(5):342–347.

[4] Massi G, Savino L, Susini T. Vaginal hysterectomy versus abdominal hysterectomy for the treatment of stage I endometrial adenocarcinoma. *Am J Obstet Gynecol*. 1996;174(4):1320–1326.

[5] Matsuo K, Machida H, Stone RL, et al. Risk of subsequent ovarian cancer after ovarian conservation in young women with stage 1 endometrioid endometrial cancer. *Obstet Gynecol*. 2017;130(2):403–410.

[6] Smith SM, Hoffman MS. The role of vaginal hysterectomy in the treatment of endometrial cancer. *Am J Obstet Gynecol*. 2007;197(2):202. e1–e6; discussion 202.e6–e7.

# 第11章

# 腹腔镜子宫切除术和盆腔及腹主动脉旁淋巴结清扫术

## Laparoscopic Hysterectomy With Pelvic and Paraaortic Node Dissection

Kenneth D. Hatch　著

高　妍　译

郭红燕　校

**妇科手术技巧**
妇科肿瘤学

**Operative Techniques in
Gynecologic Surgery**
Gynecologic Oncology

# 一、总体原则

## （一）定义

- 腹腔镜手术也被称为微小侵害性手术（MIS）和微小创伤性手术（MAS）。
- 通常将第一个穿刺套管针（Trocar）置于脐部下方或正上方。将带有高清摄像头的 0 度镜放置在 5mm 或 10 ～ 11mm 的套管中，并在可视下将套管针推进入腹腔。使用另外的 5 ～ 12mm 大小的 Trocar 进行手术操作。
- 电视腹腔镜的发展使助手得以协助术者进行手术，因而可以完成更复杂的手术操作。
- 子宫内膜癌的分期和治疗需要医生具备盆腔和腹主动脉旁淋巴结清扫的手术技能。随着这些技术的发展，其较开腹手术更具优势，微创手术（MIS）时代开始了。
- 由于降低了外科手术的术后病死率，并缩短了住院及恢复时间，提高了治疗效果，该技术已经很快获得了大家的认可。

## （二）解剖学因素

- 由于手术以 Trocar 穿刺腹壁开始，因而必须充分了解需避免损伤哪些腹壁以及盆腹腔的血管（图 11-1）。

- 做过腹部手术的患者，特别是当其中线切口延伸至脐部或位于脐部以上时，可能会产生粘连。应该考虑以腹部左上象限作为首个穿刺针入口。Palmer 点位于锁骨中线上距离肋缘下 3cm 处（图 11-2）。自 1992 年以来，亚利桑那大学采取的方法是，将气腹针置于锁骨中线上第 6 和第 7 肋软骨之间，套管针于肋缘下方置入。这样做是因为腹膜紧紧附着在肋骨的下表面，不会在气腹针前方支撑起一个"帐篷"，从而避免腹膜外气肿。横膈肌起点位于气腹针头侧 3cm。这对于肥胖患者尤其重要。
- 体重指数（BMI）是解剖学需要考虑的关键问题。BMI 为 35 ～ 40 的女性可能需要将套管针穿刺部位靠近头侧（图 11-3）。BMI 超过 40 的女性应考虑机器人辅助手术，因为很难用普通腹腔镜对这部分患者进行腹主动脉旁淋巴结清扫术。
- 有关盆腔和腹主动脉旁淋巴结解剖结构的描述，请参阅"第 9 章 开腹手术治疗早期子宫内膜癌"和"第 12 章 机器人辅助筋膜外子宫切除术"。

## （三）非手术治疗

- 参见"第 9 章 开腹手术治疗早期子宫内膜癌"。

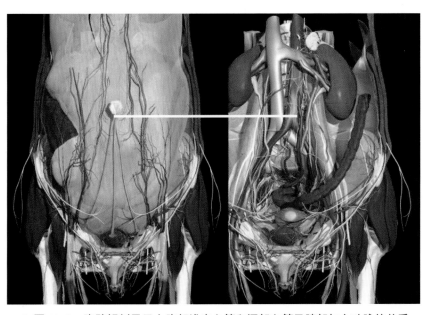

▲ 图 11-1 腹壁解剖显示上腹部浅表血管和深部血管及脐部与主动脉的关系

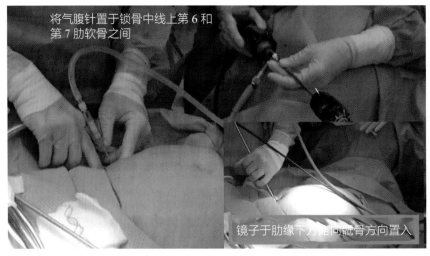

▲ 图 11-2　如果有腹部正中瘢痕，则选择腹部左上象限置入首个穿刺套管针充气

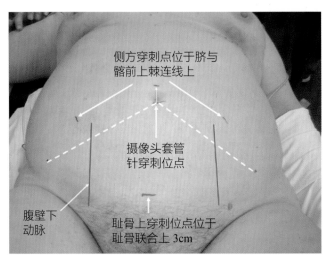

▲ 图 11-3　肥胖患者的穿刺套管针的位置选择

## 二、影像学检查与其他诊断方法

■ 参见"第 9 章　开腹手术治疗早期子宫内膜癌"。

## 三、术前准备

■ 参见"第 12 章　机器人辅助筋膜外子宫切除术"。

## 四、手术治疗

■ 子宫内膜活检或分段诊刮术后病理回报肿瘤组织学分级 $G_1$ 的患者可行腹腔镜全子宫及双侧输卵管卵巢切除术。术中标本冷冻检查以确定肿瘤浸润深度、组织学分级和病灶大小，以及是否存在淋巴脉管浸润等危险因素。有关淋巴结

清扫适应证的讨论，请参见第 9 章。

### （一）体位

■ 双腿固定于腿架上，加压装置置于腿上，手臂内收固定。留置胃管以排空胃中的气体和液体。

■ 患者将处于头低足高位，因此防止患者滑落的固定装置很重要。

### （二）方法

■ 腹腔镜子宫切除术可以完全通过腹腔镜完成，包括子宫全部切除，经阴道取出，并于腹腔镜下缝合阴道残端。

■ 在亚利桑那大学，我们更喜欢采用腹腔镜辅助经阴道子宫切除术（LAVH BSO），用刀切开阴

道并切除子宫。闭合阴道时，将子宫主韧带、骶韧带一起结扎打结固定于中线。

- LAVH BSO 技术具有如下优点：①可以避免在阴道断端使用电热能器械，我们的患者没有出现阴道裂开的情况；②使用阴道牵开器更易于取出大子宫。将子宫主韧带、骶韧带缝合固定在一起至中线，可巩固加强阴道顶端的支撑作用，并且为住院医师提供了绝佳的阴道手术培训机会。

## 五、手术步骤与技巧

- 腹腔镜子宫切除术将采用手术图片进行说明。

### （一）腹腔镜辅助经阴道子宫切除术

- 需要放置举宫器。对于 LAVH BSO 来说不必要，因为我们不需要向上牵引举宫杯来分离主韧带和切开阴道。
- 术者站在左侧进行右侧的手术操作。
- 切断穿过脐韧带的子宫圆韧带（技术图 11-1 和技术图 11-2）。
- 打开卵巢血管外侧的无血管区域。
- 向腹侧牵引膀胱腹膜，将膀胱与宫颈和阴道上端分离，切开至有光泽的宫颈筋膜。
- 离断子宫动静脉（技术图 11-3）。超声刀闭合并分离结缔组织。加压于双极装置可以更安全地进行血管闭合与切割。超声刀分离效果更佳，并且热能周围扩散较少，在输尿管周围操作相对更安全。
- 经阴道操作进一步完成手术。
- 切开宫颈阴道交界处。
- 打开子宫膀胱腹膜返折和子宫直肠陷凹，并放置牵开器。
- 离断子宫主韧带和骶韧带，结扎缝线固定。
- 阴道断端后壁锁边缝合止血。
- 可吸收线间断缝合纵行闭合阴道断端（技术图 11-4）。
- 3 对韧带（子宫骶韧带、主韧带和膀胱柱）都为阴道顶端提供支撑，以防止阴道裂开和未来脱垂的可能性。

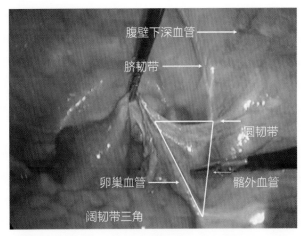

▲ 技术图 11-1　打开后腹膜间隙前，前腹壁及子宫圆韧带的解剖结构

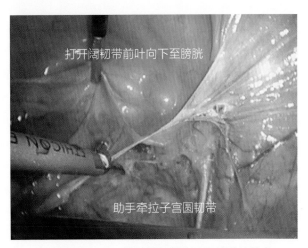

▲ 技术图 11-2　打开阔韧带向下至膀胱的技术

### （二）盆腔淋巴结清扫术

- 术者站在患者左侧手术，切除右侧盆腔淋巴结。
- 打开腹膜后间隙行子宫切除术。
- 将髂外淋巴结分为内侧组和外侧组，从髂外动脉切除至旋髂深静脉。

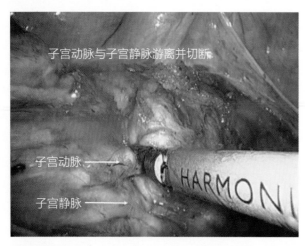

▲ 技术图 11-3　子宫动脉与周围结缔组织游离，分别离断子宫动、静脉

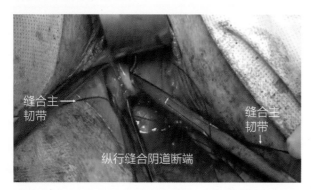

▲ 技术图 11-4　纵行缝合阴道断端，主韧带缝合固定至中线以支撑阴道顶端

- 沿髂外动静脉切除内侧组淋巴结。
- 从髂内动脉中完全游离出脐韧带。
- 内侧组淋巴结尾端可以分离至近耻骨联合处。
- 切除内侧组淋巴结头侧段至髂总血管的分叉处。
- 打开髂外血管与腰大肌之间的间隙。
- 切除闭孔窝处的脂肪及淋巴组织，在此清扫过程中即可见闭孔神经。
- 向外侧牵拉髂外血管，切除闭孔窝远端的淋巴结。找到闭孔神经并向头侧继续切除淋巴结。
- 闭孔静脉和动脉位于闭孔神经背侧。
- 向头侧切除淋巴结至髂总血管分叉处。

- 向侧面牵拉闭孔神经，避免意外损伤。
- 切除闭孔神经背侧所有的淋巴结。
- 腰骶部及髂总淋巴结切除详见"第 20 章　盆腔淋巴结清扫术"。

### （三）右腹主动脉旁淋巴结清扫术

- 术者站在左侧以切除右侧腹主动脉旁淋巴结。
- 打开髂总动脉上方腹膜、沿腹主动脉向上至十二指肠。
- 看清输尿管走行，向外侧牵拉。
- 从卵巢静脉自下腔静脉分支起始处暴露之。
- 充分显露手术野，切除淋巴结。
- 从尾端向头端，自内侧向外侧切除淋巴结。
- 向腹侧提起淋巴结，与包裹血管的结缔组织分开。分离静脉穿支。
- 向头侧切除淋巴结至十二指肠为止。

### （四）左腹主动脉旁淋巴结清扫术

- 术者站在病人右侧，切除左侧腹主动脉旁淋巴结。
- 助手用右手握持摄像头，左手自左中上腹象限处穿刺孔，用牵引器牵拉乙状结肠系膜。
- 术者找到肠系膜下动脉，并切除其下方至髂总的淋巴结。
- 向尾侧游离切除淋巴结。
- 向头侧切除淋巴结至肠系膜下动脉水平。

### （五）左肾下淋巴结清扫术

- 缝线穿过腹壁和十二指肠腹膜，向腹侧牵拉腹膜"幕"，以更好地暴露术野。
- 切除腹主动脉和下腔静脉腹侧的所有淋巴结。
- 将肠系膜从淋巴结束处解剖游离。
- 识别卵巢静脉和输尿管。肥胖的患者由于包裹大量肠系膜脂肪，可能无法显露输尿管或静脉。
- 自尾侧向头侧切除。
- 在左肾静脉下方切除所有淋巴结。

# 六、经验与教训

## （一）在开始淋巴切除前，先显露整个手术区域

○ 当血管的近端和远端充分显露时，更容易处理血管损伤。

## （二）平行于动脉外膜开始淋巴结切除，而不是静脉外膜

○ 动脉比静脉更能抵抗锐创和热损伤。

## （三）自尾端分离闭孔淋巴结并继续向头侧切除

○ 尾端更容易找到闭孔神经，当靠近髂内静脉的分叉处时，尽量向外侧牵拉闭孔神经。

## （四）学习肾下淋巴结区域的解剖

○ 最明显的血管是左肾静脉和性腺血管。奇静脉出血后盲目电凝止血可能导致交感神经损伤，从而使腿部缺乏温度感控。

# 七、术后护理

■ 绝大部分患者需观察过夜，第二天早晨出院。平均住院时间为 1.2d。

■ 如果没有禁忌证，NSAIDs 的疼痛控制通常是令人满意的。

■ 减少运动 7 ～ 10d，术后 6 周复查前禁性生活。

# 八、预后

■ 能否成功完成腹腔镜手术分期取决于患者的 BMI 和外科医生的经验。妇科肿瘤学小组（GOG）LAP2 研究纳入了 1996—2005 年的患者。中转开腹手术与腹腔镜完成手术分期的比例分别是，BMI 25 ～ 30 的女性为 17.5%，BMI 30 ～ 35 的女性为 26.5%，BMI 超过 40 的患者为 57.1%。

■ 最近的研究表明，BMI 超过 40 的女性中转开腹手术的比例不到 10%。

■ GOG LAP2 研究报道了复发和生存的数据，随访期为 59 个月。腹腔镜手术的复发率为 11.4%，而开腹手术的复发率为 10.2%，差异并不显著。两组的生存率均为 89.9%。

■ 收集了 10 位研究者的报道，包括 946 例接受 LAVH BSO 治疗的患者和 1107 例接了开腹手术治疗的患者的临床数据，平均随访 18 ～ 51 个月，结果显示 LAVH BSO 组的复发率为 5.1%，开腹手术组的复发率为 7.4%。

# 九、并发症

■ 腹腔镜子宫切除术的术中并发症与机器人辅助子宫切除术的相似。详细讨论请参见第 12 章。

■ LAVH 患者的术后阴道断端裂开的发生率少于机器人辅助手术的患者。这可能是由于 LAVH 手术减少了阴道断端热损伤。

■ 进行 MIS 手术患者的静脉血栓栓塞发生率（0.7%）低于开腹手术（2.2%）。在对年龄、BMI、种族、手术时间和 Charlson 并发症进行调整后，MIS 仍与 VTE 发生率的降低相关（调整后 OR 为 0.36，95%CI 为 0.24 ～ 0.53）。

# 参 考 文 献

[1] Abu-Rustum NR, Chi DS, Sonoda Y, et al. Trans-peritoneal laparoscopic pelvic and para-aortic lymph node dissection using the argonbeam coagulator and monopolar instruments: An 8-year study and description of technique. *Gynecol Oncol.* 2003;89(3):504–513.

[2] Barber EL, Gehrig PA, Clarke-Pearson DL. Venous thromboembolism in minimally invasive compared with open hysterectomy for endometrial cancer. *Obstet Gynecol.* 2016;128(1):121–126.

[3] Childers JM, Brzechffa PR, Hatch KD, Surwit EA. Laparoscopically assisted surgical staging (LASS) of endometrial cancer. *Gynecol Oncol.* 1993;51(1):33–38.

[4] Childers JM, Hatch KD, Tran AH, Surwit EA. Laparoscopic para-aortic lymphadenectomy in gynecologic malignancies. *Obstet Gynecol.* 1993;82(5):741–747.

[5] Malur S, Passover M, Michels W, Schneider A. Laparoscopic-assisted vaginal versus abdominal surgery in patients with endometrial cancer—a prospective randomized trial. *Gynecol Oncol.* 2001;80(2):239–244.

[6] Palomba S, Falbo A, Mocciaro R, Russo T, Zullo F. Laparoscopic treatment for endometrial cancer: A meta-analysis of randomized controlled trials (RCTs). *Gynecol Oncol.* 2009;112(2):415–421.

[7] Walker JL, Piedmonte MR, Spirtos NM, et al. Laparoscopy compared with laparotomy for comprehensive surgical staging of uterine cancer. Gynecologic oncology group study LAP2. *J Clin Oncol.* 2009;27(32):5331–5336.

[8] Walker JL, Piedmonte MR, Spirtos NM, et al. Recurrence and survival after random assignment to laparoscopy versus laparotomy for comprehensive surgical staging of uterine cancer. Gynecologic Oncology Group LAP2 Study. *J Clin Oncol.* 2012;30(7):695–700.

# 机器人辅助筋膜外子宫切除术

## Robotic Extrafascial Hysterectomy

Ali Bassi　Susie Lau　Shannon Salvador　著

尚春亮　高　妍　译

郭红燕　校

## 一、总体原则

- 目前普遍认为，传统的腹腔镜手术相比开腹手术治疗子宫内膜癌，出血少，术后疼痛轻，住院时间短，且术后恢复更快。尽管如此，由于操作范围有限、器械不灵活、二维（2D）成像所导致的腹腔镜学习曲线长而陡峭，使得大多数妇科肿瘤专家没有采用它来治疗子宫内膜癌。

- 机器人手术技术克服了大部分腹腔镜手术的局限性，使得妇科肿瘤微创手术得到了飞速的发展。

- 机器人全子宫切除术比传统腹腔镜手术的学习曲线更短。通过 20 例手术的训练，医师的机器人手术在手术时间、手术并发症以及淋巴结切除数量等方面均会有显著提升。而下一组 20 例手术后的技巧提高就比较有限了。

### （一）定义

机器人技术是指借助计算机控制系统，由外科医师操控机械臂完成手术的过程。三维成像、更大的器械手臂运动范围、像手腕一样更加灵活的操作使得学习曲线大大缩短。

### （二）解剖学因素

参见"第 9 章　开腹手术治疗早期子宫内膜癌"和"第 11 章　腹腔镜子宫切除术和盆腔及腹主动脉旁淋巴结切除术"。

### （三）非手术治疗

参见"第 9 章　开腹手术治疗早期子宫内膜癌"。

## 二、影像学检查与其他诊断方法

参见"第 9 章　开腹手术治疗早期子宫内膜癌"。

## 三、术前准备

- 若术前活检病理为子宫内膜癌，需由一位专门从事妇科肿瘤的病理学专家进行评估，以确认肿瘤分级和病理类型，这些将决定手术范围。

- 所有育龄期患者需行妊娠试验。

- 尽管微创手术比开腹手术发生手术部位感染（surgical site infection，SSI）的风险低（2% vs. 4%），术前预防性应用抗生素仍然有助于降低感染风险。推荐治疗方案见第 9 章。

- 推荐使用间歇性气囊压力泵预防静脉血栓形成。高危患者预防性使用抗凝药物或肝素。

- 一项随机临床试验发现，腹腔镜全子宫切除术前进行机械性肠道准备，相较于无肠道准备的患者，手术视野显露无明显差异。如果未行机械性肠道准备，可考虑术前 24h 给予无渣流质饮食。

## 四、手术治疗

子宫内膜癌通常行筋膜外全子宫及双侧附件切除术。如果肿瘤侵犯子宫颈或宫旁组织，则需行根治性全子宫切除术。全面分期手术评估淋巴结状态，或通过盆腔、腹主动脉旁淋巴结切除，或采用前哨淋巴结技术，具体参见其他章节。

### （一）体位

- 患者取膀胱截石位，并在身体下放置凝胶垫，以防头低足高位时身体下滑。调节不确定设备均可用。

- 将患者的两只手臂用凝胶垫包裹后塞到身旁两侧，以避免损伤。

- 将双腿放置于可调节的脚镫中以避免神经损伤。为防止腿部挤压伤，可在双腿与脚镫之间填塞泡沫或放置凝胶垫。穿戴充气加压弹力袜，预防患者深静脉血栓。

- 使用肩托和胸带来安全地固定患者。

- 留置尿管引流尿液。

- 八字缝合宫颈前后唇闭合宫口，并可用此缝线牵拉宫颈，然后将缝合线穿过 HOHL 举宫器，并用止血钳固定宫颈在举宫杯中的位置，将有助于显露阴道穹窿。尽管尚无研究证实细胞外溢是否会影响患者预后，我们均不放置任何宫腔内器械以免内膜的癌细胞向外播散。

## （二）方法

- 经腹腔入路行全子宫切除术，患者取膀胱截石位，以备进行阴道或直肠操作。
- 首先使用腹腔镜评估盆腔内大致情况，并进行必要的粘连松解术以便放置穿刺套管。

- 操作孔穿刺点的选择呈弧形横跨腹部，镜孔位于脐部上方 5～15cm，以备进行腹主动脉旁淋巴结清扫术，第一辅助操作孔穿刺点位于左上腹部 Palmer 点位置。1 号和 3 号机械手臂操作孔位于患者的右侧中腹部和下腹部，2 号机械手臂操作孔的位置与右侧下腹部穿刺点处于同一水平（图 12-1）。

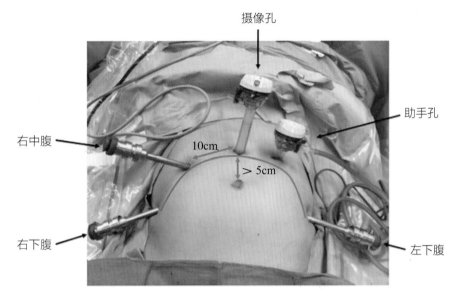

▲ 图 12-1　达芬奇机器人的腹部穿刺点位置

# 五、手术步骤与技巧

达芬奇手术系统与手术台成 45° 是最佳的对接方式，将机器人 1 号和 3 号机械手臂安装在手术台的右侧，将 2 号机械手臂安装在左侧（技术图 12-1）。

## （一）移动肠管

放置套管针后，在器械进入之前，先将患者置于倾斜的头低足高位，使肠管移向头侧。使用 2 个有孔的非创伤性腹腔镜抓持钳轻轻移动肠管。常见乙状结肠与左侧盆壁的生理性粘连，分离此粘连后才能进入左侧的腹膜后间隙。

## （二）置入器械

在机器人辅助子宫切除术中通常会置入 4 种

器械：高清三维成像仪装配于脐上观察孔，右上象限穿刺孔装配单极弯剪（1 号机械手臂），左下象限穿刺孔装配（2 号机械手臂）有孔双极钳，右下象限装配组织钳（3 号机械手臂）。以这种方式装配组织钳将有助于手术过程中处理和抓取组织。

## （三）打开腹膜后间隙

组织钳（3 号机械手臂）钳夹宫角部，牵拉子宫向前，使子宫阔韧带产生张力。使用单极弯剪在靠近卵巢悬韧带处剪开阔韧带，并沿切口平行和横向延伸此切口至卵巢悬韧带和卵巢固有韧带。

## （四）识别输尿管走行

分离纤维结缔组织以鉴别靠近髂总动脉分叉

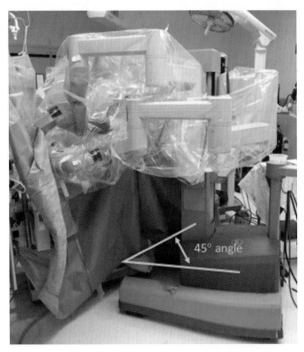

▲ 技术图 12-1　达芬奇机器人与手术台成 45° 对接，患者呈头低足高位

处阔韧带内侧叶上的输尿管。分离髂内动脉、膀胱上动脉和子宫动脉。直肠侧间隙位于髂内血管旁、输尿管内侧和直肠外侧。膀胱侧间隙位于脐韧带外侧（闭锁的脐动脉）和髂外血管内侧。

### （五）离断骨盆漏斗韧带

于骨盆漏斗韧带和输尿管之间打洞，使用双极钳电凝骨盆漏斗韧带，并于离卵巢 2cm 处切断。

### （六）切断子宫圆韧带分离膀胱腹膜返折

- 钳夹子宫圆韧带，双极钳电凝，单极弯剪切断圆韧带，分离打开阔韧带前后叶。
- 识别子宫膀胱返折，单极弯剪打开阔韧带前叶，向内向下延长切口。向前提起膀胱腹膜返折，使其在膀胱与宫颈之间产生张力。单极剪刀自膀胱底部分离膀胱子宫陷凹内结缔组织。下推膀胱远离子宫下段至 HOHL 举宫器下方水平。向前向头侧推举 HOHL 举宫器，有助于识别膀胱和子宫颈 / 阴道之间的结缔组织。关键在于

尽可能靠近子宫颈或阴道操作，避免损伤膀胱。

### （七）离断子宫骶韧带

使用单极弯剪沿阔韧带后叶切开至输尿管内侧，直达子宫骶骨韧带，并予以电凝分离。打开道格拉斯窝处腹膜，并通过分离子宫直肠间隙，向远端解剖游离直肠。

### （八）电凝切断子宫动脉

- 为减少子宫血供，进而减少失血和血管充血，可在输尿管外侧，髂内动脉分支内侧 1～2cm 处电凝子宫动脉。
- 为最大限度地显露子宫血管，需将举宫器向头侧和对侧推举。辨识子宫血管后用双极钳电凝，并在其与举宫杯交叉处切断。

### （九）将子宫、宫颈与阴道离断

- 切开阴道前，将举宫器向头侧尽力推举，识别举宫器的杯缘。之后，用单极弯剪沿举宫器杯缘前侧向后呈圆周剪开阴道，并保留杯缘前侧阴道组织最后切断，以稳定子宫方向，避免旋转。

### （十）取出标本

- 对于较大的组织标本，可将标本袋自阴道内置入，将子宫放入其内，再通过阴道取出。
- 将塞有纱布的手套置于阴道内，维持气腹。

### （十一）缝合阴道断端

- 评估阴道残端的止血效果，避免过度使用电凝，因为电凝可导致组织坏死，影响伤口愈合，增加阴道残端裂开的风险。
- 有孔的双极钳（2 号机械手臂）与组织钳（3 号机械手臂）可相互调换，因为组织钳具有更好的抓握能力，更容易缝合操作。可用 Mega 切口缝合持针器取代 1 号机械手臂中的单极弯剪。
- 对于困难病例，阴道残端右侧角可用薇乔 1 号线进行 8 字缝合，以便于显露侧角并止血。
- 采用可吸收倒刺缝线 V-180 缝合阴道残端侧角，

缝合线从左侧角穿过，由左到右，然后再回到左侧角，可获得良好的止血效果及良好的阴道残端闭合效果。

■ 重要的是将阴道黏膜和直肠阴道筋膜一并缝合于阴道残端（宽度＞1cm）。

■ 在手术操作完成之前，先降低腹内压力以评估止血情况，同时去除纱布和器械。

## 六、经验与教训

### （一）确保连接正确

○ 正确连接机器人机械手臂可使其具有足够的活动空间，避免手臂碰撞。在机器人辅助子宫切除术中，侧方连接要首选于中央连接，这样更有助于经阴道取出子宫和其他标本。

### （二）粘连松解

○ 粘连松解可以恢复正常的解剖结构，更好地显露手术区域，降低肠、膀胱、输尿管、血管或神经的损伤风险。

### （三）放置手术粗纱

○ 手术粗纱可将肠管遮挡在远离手术区域的位置，并有助于保持手术野干燥。

### （四）保护输尿管

○ 子宫切除术的关键步骤是识别输尿管，并在整个手术过程中看清输尿管走行，降低其损伤风险。·

### （五）分离纤维结缔组织并打开潜在盆腔间隙

○ 解剖纤维结缔组织并打开直肠和膀胱侧间隙，有助于识别周围组织，从而最大限度地降低输尿管、膀胱、血管和神经损伤的风险。

### （六）使用辅助穿刺孔

○ 使用辅助穿刺孔将有助于牵拉，以及放置和取出手术海绵、缝线或组织标本。

### （七）降低腹内压

○ 这将有助于识别手术期间因腹腔充气而压闭的出血点。

## 七、术后护理

■ 如果术中没有出现并发症或术后麻醉恢复室（PACU）观察无须继续住院的并发症，大多数患者可于手术当日出院。总体而言，日间手术与较少的术后并发症有关。

■ 导尿管可在手术后立即取出。在膀胱损伤的情况下，导尿管要留置7d。

■ 建议患者在伤口愈合的康复过程中避免负重，术后6周避免性生活，以尽量减少阴道残端裂开的风险。

■ 在术后复查门诊，对患者的病理结果与其讨论，并评估其是否存在晚期术后并发症。

## 八、预后

■ 对机器人手术、腹腔镜手术及开腹手术进行比较（表 12-1）。机器人手术在失血、输血、住院时长和中转开腹等方面更具优势。开腹手术在手术时长上具备优势，但住院时间明显更长。总体而言，开腹手术并发症发生率最高，腹腔镜与机器人手术相近。

- 机器人手术进行肥胖患者的微创手术具有明显的优势。腹腔镜手术通常仅限于 BMI 低于 40 的女性。肥胖患者腹腔镜手术中转开腹比率接近 40%。对于 BMI 大于 40 的患者，机器人手术中转开腹的比率小于 10%（表 12-2）。

**表 12-1　研究汇总比较机器人手术与腹腔镜及开腹手术**

| 手术类型 | 例数 | BMI | 年龄 | 手术时长（min） | 估计失血量（ml） | 输血（%） | 住院日（d） | 总体并发症（%） | 中转开腹比例（%） |
|---|---|---|---|---|---|---|---|---|---|
| 机器人手术 | 2555 | 31 | 61 | 186 | 86 | 1 | 1.6 | 13 | 5.7 |
| 开腹手术 | 949 | 31 | 63 | 142 | 227 | 7 | 5.1 | 40 | |
| 腹腔镜手术 | 746 | 29 | 62 | 211 | 131 | 4 | 1.9 | 13 | 11 |

改编自 Press JZ, Gotlieb WH. Robotic surgery. In: Berek JS, Hacker NF, eds. Berek and Hacker's Gynecologic Oncology. 6th ed. Philadelphia, PA: Wolters Kluwer; 2014:856

**表 12-2　肥胖内膜癌患者行机器人手术研究**

| 年限 | 手术类型 | 例数 | BMI | 年龄 | 手术时长（min） | 估计失血量（ml） | 输血（%） | 住院日（d） | 总体并发症（%） | 中转开腹比例（%） |
|---|---|---|---|---|---|---|---|---|---|---|
| 2008 | 机器人手术 | 49 | 38 | 61 | 189 | 50 | | 1 | 6.5 | 0 |
| | 腹腔镜手术 | 32 | 35 | 61 | 215 | 250 | | 1.3 | 17 | 9.4 |
| 2009 | 机器人手术 | 109 | 40 | 58 | 228 | 109 | 2 | 1 | 11 | 15.6 |
| | 开腹手术 | 191 | 40 | 62 | 143 | 394 | 9 | 3 | 27 | |
| 2011 | BMI < 30 | 52 | 46 | 69 | 237 | 64 | 1.9 | 1 | 15 | 5.7 |
| | BMI 30 ~ 40 | 33 | 34 | 67 | 255 | 96 | 6 | 2 | 36 | 3 |
| | BMI > 40 | 23 | 25 | 55 | 257 | 94 | 0 | 2 | 17 | 8.7 |
| 2012 | 机器人手术 | 45 | 40 | 61 | 270 | 200 | 2.2 | 2 | 16 | 4.4 |
| | 开腹手术 | 41 | 42 | 62 | 165 | 300 | 7.3 | 4 | 44 | |

改编自 Press JZ, Gotlieb WH. Robotic surgery. In: Berek JS, Hacker NF, eds. Berek and Hacker's Gynecologic Oncology. 6th ed. Philadelphia, PA: Wolters Kluwer; 2014:857

## 九、并发症

机器人子宫切除术的术中并发症是出血、感染、阴道断端并发症、中转开腹、肠管膀胱输尿管损伤。总体而言，机器人辅助手术与腹腔镜子宫切除术间无明显差异（表 12-1）。

### （一）出血性并发症

大血管（如髂外动脉血管）或小血管损伤及盆腔血肿是最常见的出血性并发症。血管损伤在以下情况下风险增加，如致密粘连、大子宫、既往妇科手术导致解剖学改变。保持机器人操控器械始终在视野中，可降低损伤风险。在拔除机器人操控器械前降低气腹压力，有助于识别潜在出血点及血肿的风险。

### （二）感染

机器人辅助子宫切除术是一种清洁 - 污染的手术，因此存在感染风险。预防性应用抗生素可以降低感染风险，包括泌尿系统感染（2.7%）、伤口感染（1.9%）和盆腔脓肿。

## （三）阴道断端并发症

较腹腔镜子宫切除术及开腹手术而言，阴道断端并发症在机器人辅助手术中更常见。包括阴道断端裂开、蜂窝织炎和脓肿。阴道断端裂开的发生率为 1% ～ 4%。大多数阴道断端裂开患者表现为术后第一次同房时阴道大量出血或排液。阴道断端电凝过度及阴道断端缝合不当是阴道断端裂开最常见的 2 个原因。其他可能增加断端裂开风险的因素包括伤口愈合不良、糖尿病、化疗、放疗、吸烟、阴道断端血肿或蜂窝织炎及过早性交。

## （四）中转开腹手术

机器人手术中转开腹的风险为 4% ～ 8%。

## （五）泌尿系统损伤

- 解剖知识储备和解剖结构的充分显露是避免膀胱或输尿管损伤的重要因素。最好在识别输尿管的位置后，始终保持其在视野里，可以降低损伤的风险。
- 子宫切除微创手术中输尿管和膀胱损伤的发生率不到 1%。大部分膀胱损伤可在术中直接发现，但仅极少数的输尿管损伤可在术中发现。
- 膀胱镜检查可识别大部分膀胱损伤。但是，术中膀胱镜检查正常，不能排除可能延迟出现的输尿管热损伤。世界妇科微创大会（AAGL）建议进行腹腔镜全子宫切除术中常规行膀胱镜检查。然而，美国妇产科学会则建议仅在尿路损伤高风险的情况下进行膀胱镜检查。在我们的机器人手术实践中，膀胱镜检查并非常规进行，除非可疑泌尿系统损伤。
- 膀胱损伤最常见于分离膀胱与宫颈时膀胱后壁的损伤。膀胱切口需缝合两层，用 3-0 号和 2-0 号可吸收薇乔线依次缝合。输尿管损伤可通过输尿管断端吻合的方法修复，即放置一个双 J 支架管，然后用 3-0 号或 4-0（号薇乔）可吸收缝合线进行端端吻合术。

## （六）肠道受伤

肠损伤的风险较低（1.2%）。可以通过使用纱布排垫肠管使其远离手术野而避免损伤。然而，仍可能在进入腹腔时出现意外的肠损伤或者术中间接的热损伤，部分患者术后出现腹膜炎。

# 参考文献

[1] Albright BB, Witte T, Tofte AN, et al. Robotic versus laparoscopic hysterectomy for benign disease: A systemic review and meta-analysis of randomized trials. *J Minim Invasive Gynecol*. 2016;23(1):18–27.

[2] Corr BR, Winter AM, Sammel MD, Chu CS, Gage BF, Hagemann AR. Effectiveness and safety of expanded perioperative thromboprophylaxis in complex gynecologic surgery. *Gynecol Oncol*. 2015;138(3):501–506.

[3] Drudi L, Press JZ, Lau S, et al. Vaginal vault dehiscence after robotic hysterectomy for gynecologic cancers: search for risk factors and literature review. *Int J Gynecol Cancer*. 2013;23(5):943–950.

[4] Gotlieb WH. Fertility preserving treatments for endometrial cancer: the unanswered questions. *Gynecol Oncol*. 2013;129(1):1–2.

[5] Hinshaw SJ, Gunderson S, Eastwood D, Bradley WH. Endometrial carcinoma: The perioperative and long-term outcomes of robotic surgery in the morbidly obese. *J Surg Oncol*.

2016;114(7):884–887.

[6] Lachiewicz MP, Moulton LJ, Jaiyeoba O. Infection prevention and evaluation of fever after laparoscopic hysterectomy. *JSLS*. 2015;19(3). pii:e2015.00065.

[7] Mäenpää MM, Nieminen K, Tomás EI, Laurila M, Luukkaala TH, Mäenpää JU. Robotic-assisted vs traditional laparoscopic surgery for endometrial cancer: a randomized controlled trial. *Am J Obstet Gynecol*. 2016;215(5):588.e1–588.e7.

[8] Patzkowsky KE, As-Sanie S, Smorgick N, Song AH, Advincula AP. Perioperative outcomes of robotic versus laparoscopic hysterectomy for benign disease. *JSLS*. 2013;17(1):100–106.

[9] Peeters F, Vaknin Z, Lau S, Deland C, Brin S, Gotlieb WH. Technical modifications in the robotic-assisted surgical approach for gynaecologic operations. *J Robot Surg*. 2010;4(4):253–257.

[10] Zakhari A, Czuzoj-Shulman N, Spence AR, Gotlieb WH, Abenhaim HA. Hysterectomy for uterine cancer in the elderly: a comparison between laparoscopic and robot-assisted techniques. *Int J Gynecol Cancer*. 2016;26(7):1222–1227.

# 第13章

# 机器人前哨淋巴结清扫术
## Robotic Sentinel Lymph Node Dissection

Ahmed Nazer　Walter Gotlieb　Susie Lau　著

尚春亮　高　妍　译

郭红燕　校

**妇科手术技巧**
妇科肿瘤学

**Operative Techniques in
Gynecologic Surgery**
Gynecologic Oncology

# 一、总体原则

子宫内膜癌是最常见的妇科恶性肿瘤。国际妇产科联盟（FIGO，1988）采用淋巴结（LN）作为子宫内膜癌分期的部分评估内容，以明确预后并制定合适的辅助治疗。多年来，人们对常规行淋巴结切除的必要性提出了质疑，尤其是相关并发症的增加。后续的大型随机临床试验亦未能证明常规行淋巴结切除可为治疗带来益处。

建议使用前哨淋巴结（SLN）采样活检作为完全淋巴结清扫术的替代方式，既可以满足评估淋巴结受累情况的需求，同时最大程度减少了与常规淋巴结切除相关的不良事件的发生。

## （一）前哨淋巴结的概念

Thomas Bartholin 于 1653 年首次描述了淋巴系统，1977 年 Cabanas 首次观察到阴茎淋巴引流中存在前哨淋巴结。Don Morton 于 1977 年采用胶体金和皮肤淋巴造影术引入了术前淋巴示踪显像技术，以识别原发性恶性黑色素瘤的淋巴引流，并由此开发了术中定位技术以识别原发性黑色素瘤淋巴引流的第一站。

前哨淋巴结（sentinel lymph node，SLN）定义为原发肿瘤接受淋巴引流的第一站淋巴结，因此任何肿瘤转移至淋巴结都会首先累及 SLN。淋巴示踪和 SLN 采样已得到充分研究，并已纳入实体瘤的标准治疗。SLN 采样最初是由 UCLA 的 Don Morton 博士引入，用于皮肤黑色素瘤和乳腺癌。后来，妇科肿瘤学采用了这一概念，并广泛应用于外阴癌、宫颈癌和子宫内膜癌的淋巴示踪的研究中。

## （二）妇科恶性肿瘤的前哨淋巴结定位

采用新方法以替代标准诊疗程序，需要仔细评估诸多因素，包括但不限于其安全性、敏感性和检测疾病的特异性，以及阳性（PPV）和阴性预测值（NPV）。

## （三）定义

■ 敏感性：SLN 阳性患者除以所有淋巴结阳性患者（检测真阳性患者／所有阳性结果患者）。

■ NPV（阴性预测值）：SLN 阴性的患者。
> 所有 SLN 阴性的患者作为分母。
> 真阴性患者／真阴性＋假阴性患者。

■ 假阴性率：淋巴结转移但 SLN 阴性的患者除以淋巴结阳性的所有患者（假阴性患者／假阴性＋真阳性患者）。

■ 检出率：至少检出 1 个 SLN 的患者比例。

Burke 等于 1996 年首次发布了关于子宫内膜癌患者淋巴示踪的可行性报告。从那时起，许多关于 SLN 示踪的研究采用不同的染料（单独或组合使用）及不同注射部位陆续开展起来。SLN 示踪现已研究 20 多年，并且基于（纪念斯隆凯特琳癌症中心）所做的开创性工作，它现已成为子宫内膜癌的标准治疗。

# 二、影像学检查与其他诊断方法

## （一）MRI

磁共振成像（MRI）在诊断 LN 转移中的准确性仍然很低，灵敏度约为 40%，特异性和阴性预测值约为 90%。

## （二）SPECT/CT

在一项前瞻性研究中（Pandit–Taskar 等），平面淋巴显像技术可以定位 75% 子宫内膜癌患者的 SLN，而 SPECT/CT 则可以定位所有患者中的 SLN。在其他研究中，术前 SPECT／CT 对 SLN 的检出率波动在 77% 和 89% 之间。

## （三）示踪剂

SLN 示踪中可以使用多种类型的染料和示踪剂，并且检测率、适用性、成本和副作用会有所不同。

## （四）蓝色染料

自 20 世纪 60 年代以来，淋巴管造影术中就开始使用包括异硫丹蓝、专利蓝和亚甲基蓝在内的蓝色染料。它既便宜又在大多数医院中可以获得。

- 检测时间：宫颈注射后 4min 内在淋巴管中检测到专利蓝，持续时间长达 180min。

- 检测率：在 45% 到 80% 之间。而将蓝色染料与其他示踪剂（例如 $^{99m}$Tc）一起注入时，该比率可以提高。对 SLN 示踪技术的学习曲线的研究表明，每个外科医生需要 30 例病例才能达到理想的检测率。

- 不良反应：过敏反应从局部肿胀和瘙痒到严重的反应，包括过敏性休克，均可能出现。在乳腺癌中，注射专利蓝的患者（7917 名）中有 0.9% 发生不良反应，而 0.06% 的患者发生严重不良反应。在 1.42%（119/8372）的患者中观察到了异硫氰酸蓝染料的不良反应，其中严重者为 0.44%（37/8372）。这些过敏反应需要与血氧饱和度的瞬时下降（通过脉搏血氧饱和度测定）相鉴别，这是由于血液吸收染料后呈蓝色所致。

### （五）吲哚菁绿

吲哚菁绿（ICG）是一种三碳菁燃料，带负电，属于花菁染料中的一类。ICG 染料被应用于近红外（NIR）摄影，并于 1956 年被批准用于临床。它已用于肝功能评估和视网膜血管造影。它通过血浆蛋白谷胱甘肽 S- 转移酶运输，并被肝脏摄取，经胆汁代谢。

- 检测时间：与蓝色染料相同。

- 检出率：使用 ICG 染料的 SLN 检出率在 80% 至 100% 之间，与蓝色染料和 $^{99m}$Tc 相比，它显示出更高的双侧检出率。在最近的一项多中心前瞻性研究（Jewell 等，2017）中，使用 ICG 染料进行机器人子宫内膜癌分期手术中 SLN 检

出率达到 95%，双侧盆腔淋巴结示踪检出率达到 79%。

- 不良反应：妇科肿瘤文献中报道了与 ICG 相关的轻微副作用；但是，在心脏导管置入术或肝功能检测中报道了出现过敏反应和其他轻至中度不良反应（皮疹，恶心，低血压，心动过速和肺水肿）的病例。肾病终末期（ESRD）患者的风险更高。

### （六）放射性示踪剂（$^{99m}$Tc）

锝是通过钼的放射性衰变而获得的人造元素。它最早是在 1964 年用于甲状腺成像，由于其成本相对较低，易于制备及半衰期短而降低了对患者的放射负荷，因此在 LN 成像中被广泛应用。术前先行注射 $^{99m}$Tc 硫胶体，然后进行淋巴显像，使外科医生可在术前进行 SLN 的定位。术中可通过伽马探针识别 $^{99m}$Tc。

- 检测时间：LN 保持放射性长达 280min。

- 检出率：Ballester 等研究报道显示，其在淋巴示踪显像中检出率为 84.5%，而术中只有 47% 的患者发现了同侧 SLN。同样，只有 20% 的患者在术中淋巴示踪显像时发现双侧 SLN。

## 三、手术治疗

### 解剖与操作技术

宫颈注射后，绝大多数的 SLN 可检测到位于盆腔，其中在闭孔区域发现的 SLN 数量最多（52%），其次是髂外区域（24%）。8% 的患者在主动脉旁区域发现 SLN，在盆腔淋巴结清扫术中非常规清扫的区域（如骶前、宫旁、髂内静脉区域）检测到 7% 的 SLN。

## 四、手术操作与技巧

### （一）SLN 注射技术

其他实体瘤，如乳腺癌和黑色素瘤，示踪剂

是在肿瘤或肿瘤周围区域注射的。而子宫内膜癌不同，很难达到此区域，因此注射部位的选择更具挑战性。已有报道子宫内膜癌示踪剂可能的注射部位有 3 个（技术图 13-1）。

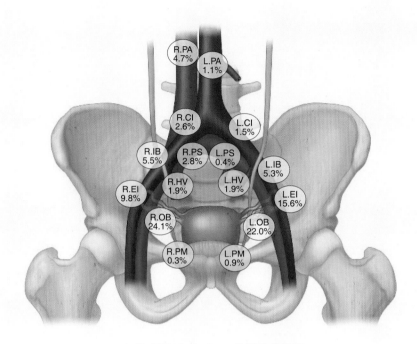

▲ 技术图 13-1　SLN 位置的发生率

R. 右；L. 左；PA. 主动脉旁；CI. 髂总；IB. 髂内外血管分叉；PS. 骶前；HV. 下腹静脉；EI. 髂外；OB. 闭孔；PM. 子宫旁
［引自 How J, Boldeanu I, Lau S, et al. Unexpected locations of sentinel lymph nodes in endometrial cancer. Gynecol Oncol. 2017;147(1):18-23］

## 1. 宫颈注射

- 宫颈注射在文献中广泛提及，并被认为是最优选的注射部位，主要是以下原因。

  ➢（同属于）子宫淋巴引流区域。

  ➢ 便于置入操作。

  ➢ 高 SLN 检测率。

  ➢ 注射操作时间短。

  ➢ 成本低。

- 窥器检查并显露宫颈后，于宫颈 3 点钟和 9 点钟处直接注入，从浅（1～3mm）到入深（2～4cm）。

- 使用 4 个 1ml 注射器，每个注射器包含 $^{99m}$Tc 和（或）亚甲蓝染料和（或）ICG 的混合物。

## 2. 宫腔镜下肿瘤病灶直接注射

与宫颈注射相比，宫腔镜注射，SLN 检出率显著降低。

## 3. 宫底部浆膜下注射

与宫颈注射相比，宫体注射具有更高的腹主动脉旁 SLN 淋巴结检出率。宫体注射后腹主动脉 SLN 检出率为 39%，而普通宫颈注射后其为 2%，宫颈深部注射后为 17%。

## （二）淋巴结清扫术

- 患者做好术前准备并在宫颈注射示踪剂后，识别 SLN 并开始分期手术。

- 平行于骨盆漏斗（IP）韧带和卵巢固有韧带，自外侧进入腹膜后间隙。打开直肠旁和膀胱旁间隙。普通光照下可见蓝染的淋巴结和淋巴管，并使用 ICG 荧光成像显影。循着淋巴管走行打开腹膜后间隙（技术图 13-2 和技术图 13-3）。在随附的视频中，展现了 SLN 的不同定位。图 13-1 显示了 SLN 不同定位的比率，偶然出现的位置以黄色强调显示。在一起病例中，SLN 起源于盆腔右侧淋巴管，沿右输尿管和下腔静脉（IVC），跨过腹主动脉，至肠系膜下动脉左侧上方，定位于十二指肠左侧后方。

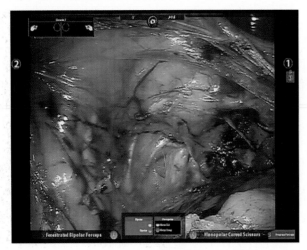

▲ 技术图 13-2　宫颈注射专利蓝后蓝染的淋巴管和髂外前哨淋巴结

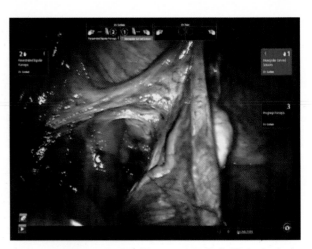

▲ 技术图 13-3　宫颈注射 ICG 后沿骨盆漏斗（IP）韧带走行的淋巴管

## 五、经验与教训

### （一）注射部位

○ 避免在宫颈 12 点钟正对膀胱瓣处注射蓝色和绿色染色。

### （二）亚甲蓝注射液

✘ 可能导致脉搏血氧饱和度的瞬时降低。

### （三）切断淋巴管

✘ 会导致染料溢出。

## 六、术后护理

■ 为患者提供常规的术后护理。

■ 如果使用蓝色染料，应告知患者术后 24h 尿液呈蓝绿色。

■ 由于 $^{99m}$Tc 的半衰期短，因此在使用 $^{99m}$Tc 后不建议使用任何预防辐射危害的措施。

## 七、预后

### （一）前哨淋巴结病理

1. 定义

■ 肉眼转移：LN 中存在超过 2 mm 的单个转移病灶。

■ 微小转移：LN 存在 > 0.2mm 但 ≤ 2.0mm 的单个转移病灶。

■ 单个肿瘤细胞（ITC）转移：LN 中存在的单个转移病灶，最大直径 < 0.2mm。

2. 深度分级

深度分级已成为 SLN 评估的诊疗标准。它包括以 40 ～ 50μm 的间隔，垂直于长轴以 4μm 的厚度连续切割 SLN 制片。所有切片均采用 HE 染色。额外切片达到了 3 级和 4 级水平之间，并使用抗 AE1/AE3 细胞角蛋白染色。深度分级可以提高灵敏度和阴性预测值（NPV）（分别为 98.4% 和 99.7%）。另外，50% 的 SLN 检测到仅包含微小转移或 ITC。

## （二）子宫内膜癌的前哨淋巴结临床管理指南

SLN 定位的目的是，在不影响子宫内膜癌正确分期的情况下，确定最易发生转移的淋巴结。

美国国家综合癌症网络（NCCN）指南 2017 年第 1 版中概述了 SLN 示踪中降低假阴性率的关键点。严格遵守 SLN 示踪流程至关重要。外科医生的专业知识和对技术细节的关注是成功示踪的关键点。如果示踪失败，则需要进行无 SLN 显示一侧方的淋巴结清扫术。并且无论示踪结果如何，任何可疑或肿大的结节都应予以切除（图 13-1）。

在高危组织学类型（Ⅱ 型和 G$_3$ 子宫内膜样癌）中进行 SLN 示踪定位时应格外谨慎。对于高危型子宫内膜癌，在（目前）尚未能获得更多的 SLN 的安全性和有效性信息之前，仍建议全面的淋巴结清扫术。

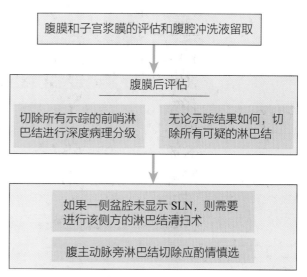

▲ 图 13-1　前哨淋巴结切除（SLND）的 NCCN 流程

［引自 Barlin J, Khoury-Collado F, Kim CH, et al. The importance of applying a sentinel lymph node mapping algorithm in endometrial cancer staging: beyond removal of blue nodes. Gynecol Oncol. 2012;125(3):531-535］

## 参 考 文 献

[1] Abu-Rustum NR, Khoury-Collado F, Gemignani ML. Techniques of sentinel lymph node identification for early-stage cervical and uterine cancer. *Gynecol Oncol*. 2008;111(2 Suppl):S44-S50.

[2] Cormier B, Rozenholc AT, Gotlieb W, Plante M, Giede C. Sentinel lymph node procedure in endometrial cancer: a systematic review and proposal for standardization of future research. *Gynecol Oncol*. 2015;138(2): 478-485.

[3] Holloway RW, Abu-Rustum NR, Backes FJ, et al. Sentinel lymph node mapping and staging in endometrial cancer: A Society of Gynecologic Oncology literature review with consensus recommendations. *Gynecol Oncol*. 2017;146(2):405-415.

[4] How J, Boldeanu I, Lau S, et al. Unexpected locations of sentinel lymph nodes in endometrial cancer. *Gynecol Oncol*. 2017;147(1):18-23.

[5] Jewell EL, Huang JJ, Abu-Rustum NR, et al. Detection of sentinel lymph nodes in minimally invasive surgery using indocyanine green and near-infrared fluorescence imaging for uterine and cervical malignancies. *Gynecol Oncol*. 2014;133(2):274-277.

[6] Plante M, Touhami O, Trinh XB, et al. Sentinel node mapping with indocyanine green and endoscopic near-infrared fluorescence imaging in endometrial cancer. a pilot study and review of the literature. *Gynecol Oncol*. 2015;137(3):443-447.

[7] Sinno AK, Fader AN, Roche KL, Giuntoli RL 2nd, Tanner EJ. A comparison of colorimetric versus fluorometric sentinel lymph node mapping during robotic surgery for endometrial cancer. *Gynecol Oncol*. 2014;134(2):281-286.

# 第14章

# 机器人盆腔、腹主动脉及肾下淋巴结清扫术

## Robotic Pelvic, Paraaortic, and Infrarenal Lymphadenectomies

Marie–Hélène Auclair　Robert Holloway　著

高　妍　译

郭红燕　王默琳　校

**妇科手术技巧**
妇科肿瘤学

**Operative Techniques in
Gynecologic Surgery**
Gynecologic Oncology

086

# 一、总体原则

## （一）定义

- 盆腔和腹部主动脉旁淋巴结清扫术是妇科恶性肿瘤分期手术的主要步骤。其最初被提出用于子宫内膜癌分期手术，指的是盆腔和腹主动脉旁淋巴结的"取样"。

- 目前，系统性盆腔淋巴结清扫术的手术范围包括：① 上至髂总动脉中段；② 下至旋髂深静脉；③ 外侧至腰大肌中段；④ 内侧至输尿管；⑤ 后方至闭孔神经和闭孔窝。

- 腹主动脉旁淋巴结清扫术的手术范围包括：① 右侧：a. 上至右卵巢静脉汇入下腔静脉的水平；b. 下至髂总动脉中段；c. 外侧至右输尿管；d. 内侧为腹主动脉；② 左侧：a. 上至左卵巢静脉汇入左肾静脉的水平；b. 下界为髂总动脉中段；c. 外侧至左输尿管；d. 内侧为腹主动脉。

- 目前认为，肾下区域的腹主动脉旁淋巴结，对于组织学高级别、盆腔淋巴结阳性或大子宫肿瘤深度浸润的患者行全面手术分期尤为重要。

- 本章将讨论盆腔和腹主动脉旁淋巴结清扫术（视频及文字说明由 Marie-Hélène Auclair 医师提供）及肾下区域淋巴结清扫术（视频及文字说明由 Robert Holloway 医师提供）。

## （二）肾下淋巴结清扫术解剖学因素

约 95% 的患者左肾静脉跨过主动脉的前表面，而 5% 的患者左肾静脉位于主动脉下方，并汇入距肠系膜下动脉（inferior mesenteric artery，IMA）头侧 4～5cm 的腔静脉中。IMA 通常位于主动脉分叉上方 3～6cm 处。左卵巢静脉平行于输尿管内侧走行，汇入左肾静脉。右卵巢静脉亦与输尿管紧密平行，并在 IMA 上方、左肾静脉下方汇入腔静脉。在清扫过程中，通常不显露右肾静脉，它一般位于同一或稍高于左侧肾静脉水平，自下腔静脉外侧及下方汇入。为了显露肾静脉，需向头侧牵拉十二指肠的水平部（图 14-1）。

# 二、影像学检查与其他诊断方法

建议术前对于组织学高级别（$G_3$ 子宫内膜样癌、乳头浆液性癌、混合性苗勒管肉瘤、透明细胞癌等）的患者行盆腹腔增强 CT。肾下淋巴结肿大提示外科医师需行淋巴结清扫，有助于指导后续辅助治疗。此外，肿瘤Ⅳ期可能影响有关手术入路、手术目标及新辅助化疗的决策。

# 三、术前准备

- 完整的手术分期可能并不适合所有患者（如患有 $G_1$ 子宫内膜癌或ⅡB 期或其他宫颈癌的患者），新方法（如前哨淋巴结清扫术）可能对某些患者有帮助。

- 签署知情同意，考虑到手术并发症，外科医师应预见哪些患者会从全面淋巴结清扫术中受益。并非所有患者都适合行彻底的肾下主动脉淋巴结清扫术。身材矮小（< 155cm），伴有严重肥胖（BMI > 40kg/m²）和大量肠系膜脂肪组织者（常见于糖尿病患者），由于难以推移小肠以充分暴露术野，手术相当困难。

- 在考虑进行肾下主动脉淋巴结清扫术时，应与患者及手术团队充分讨论包括手术指征、预设的替代方案及打开肾下间隙过程中的并发症风险等内容。对于肾下静脉存在淋巴结肿大但无其他上腹部转移征象的患者，手术目标是清除大块病灶以改善控制病情。如果由于肥胖而导致解剖保留困难，则可能需要中转开腹手术。然而，对于淋巴结外观正常的患者，考虑到开腹手术的相关并发症，许多外科医师并不认为中转开腹手术能为后续辅助治疗提供更多信息，并会对具有高危因素的肿瘤应用辅助化疗产生影响。提倡根据术前盆腔淋巴结及肾静脉下方区域腹主动脉旁淋巴结影像学特征及术中盆腔和肾下淋巴结所见决定放疗区域。当盆腔淋巴结阳性而肠系膜下腹主动脉淋巴结阴性时，肾下淋巴结转移风险约 17%。

- 为保证充分暴露，进行肠道准备有助于使肠管

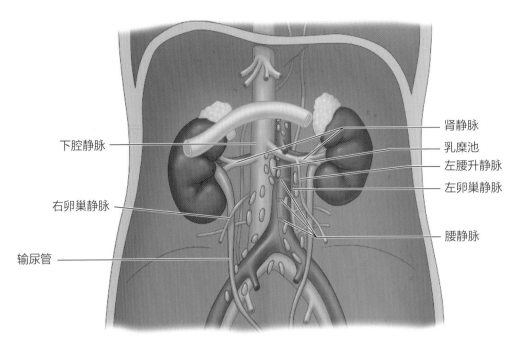

▲ 图 14-1　盆腔和腹主动脉腹膜旁后间隙的血管、淋巴结和神经的解剖结构

下腔静脉

右卵巢静脉

输尿管

肾静脉
乳糜池
左腰升静脉
左卵巢静脉

腰静脉

塌瘪。肠道准备包括术前 1d 无渣流食，同时口服灌肠剂。

### 非手术治疗

■ 参见"第 9 章　开腹手术治疗早期子宫内膜癌"。

## 四、手术治疗

■ 缘于两项已发表的随机研究结果，盆腔及腹主动脉旁淋巴结清扫术未能显著改善预后，因而评估筛选受益患者具有必要性。

■ 将前哨淋巴结清扫术替代盆腔及腹主动脉旁淋巴结清扫术应用于子宫内膜癌和宫颈癌，以获取肿瘤分期信息，同时避免全面淋巴结清扫术相关并发症的发生，是目前正在进行的研究（参见"第 13 章　机器人前哨淋巴结清扫术"）。

■ 机器人辅助腹腔镜肾下腹主动脉旁淋巴结清扫术，与传统腹腔镜手术有几个共通的关键点。但摄像机下的视角是相反的，大多数腹腔镜是从上腹部看向下方足侧，而机器人则是从盆腔看向头侧。

### （一）体位

■ 患者呈仰卧位，双腿置于 Allen 腿架上，摆放呈改良的膀胱截石位。将患者固定在凝胶垫或有类似装置的手术台上，以防止患者在头低足高位时滑动。严重肥胖的患者，建议使用带衬垫的肩部挡板。将头颈部保持中立，并且避免将手臂外展束缚在手术台上，因为躯干下滑可能牵拉臂丛神经导致损伤。放置 Trocar 后，患者以倾斜 30° ～ 34° 头低足高位与达芬奇装置对接。

■ 将双腿固定在可调节腿架上，以便于手术过程中重新调整下肢位置，建议应用下肢气压循环泵以预防 DVT。

■ 手臂和面部周围放置充足的泡沫或凝胶垫，以保护患者。

### （二）方法

■ 机器人平台中心通常使用 Si 模型对接（图 14-2），侧面使用 Xi 模型对接，臂架朝向骨盆，患者处于头低足高位（图 14-3）。

■ Xi 模型端口位置如图 14-4 所示。摄像头端口位于脐部上方，距离耻骨联合上方 23 ～ 27cm。两个腹腔镜辅助穿刺孔位于两侧适宜助手操作位置，建议将第 3 个操作臂放置于左侧摄像头水平，而第 1、第 2 操作臂在摄像头端口下方成 10°（图 14–3）。

- 达芬奇 Xi 模型的可操作范围更广，相对随意，而 Si 模型的放置须充分考虑，确保摄像头端口足够高以显露肾下间隙。

- 在对接机器人之前，将患者置于倾斜的头低足高位（35°），有助于肠管移动至上腹部。对于盆腔及腹主动脉旁淋巴结清扫术，应将 Si 型机器人置于两腿之间，朝向会阴，可以到达主动脉旁高位区域，而手臂之间没有冲突。Xi 模型机器人亦可置于侧面位置，与下躯干约成 45°，使其与腿架的左侧或右侧边界齐平（取决于外科医师的偏好），利于妇科阴道手术。侧面对接更利于进入盆腔和肠系膜下动脉区域，但通常难以到达肾下淋巴结区域。但如果腹主动脉旁淋巴结清扫术中无法充分显露术野，则可将

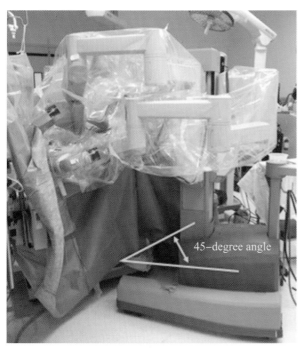

▲ 图 14–2 达芬奇 **Si** 模型机器人手术过程中在患者床旁的侧方对接位置，呈 **35°** 头低足高位

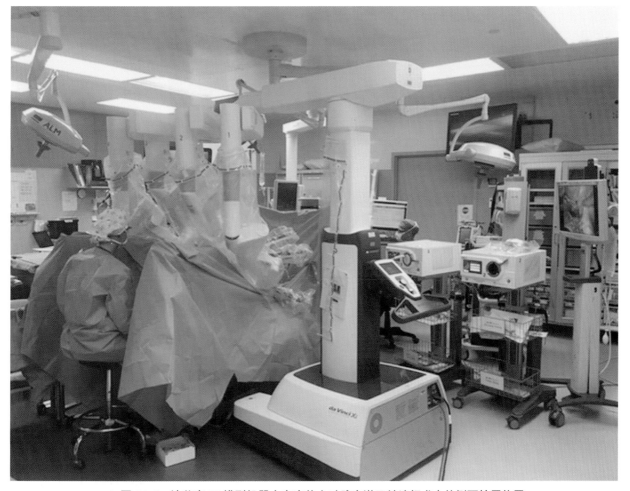

▲ 图 14–3 达芬奇 **Xi** 模型机器人在高位主动脉旁淋巴结清扫术中的侧面放置位置

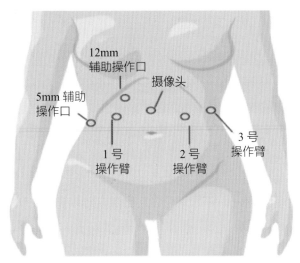

▲ 图 14-4　达芬奇 Xi 模型机器人肾下淋巴结清扫术中各穿刺端口放置位点

机器人脱开并倒转，使柱台靠近患者的肩膀或头部。

■ 建议采用达芬奇 Si 模型，放置套管针、机器人和机械臂的位置（图 14-5）。

■ 通过腹腔镜将大网膜移至左上象限（最好在左胸腔下方），以完成对接之前的手术区域准备。这样可以将横结肠移入上腹部，从而有更多空间置放小肠。在 Treitz 韧带处放置 Ray-Tec 纱布，防止小肠移动进入术野，必要时亦可用于止血。

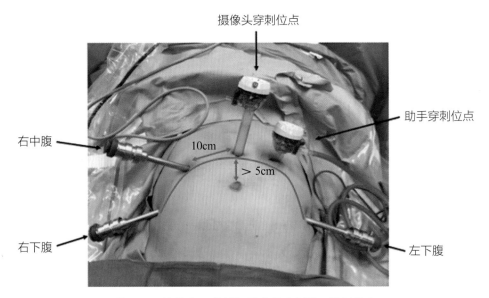

▲ 图 14-5　达芬奇 Si 模型机器人的穿刺端口放置位点

# 五、手术步骤与技巧

## （一）盆腔及腹主动脉淋巴结清扫术

### 1. 盆腔淋巴结清扫术的手术范围（技术图 14-1）

■ 内侧：近端，输尿管、髂内血管前支；远端，膀胱上动脉。

■ 外侧：始自腰大肌、生殖股神经近端，终于侧盆壁远端。

■ 骶侧：旋髂深静脉。

■ 头侧：髂总动脉中段。

■ 下 / 深方：闭孔神经。

### 2. 腹主动脉旁淋巴结清扫术的手术范围（技术图 14-1）

■ 外侧：左侧为输尿管及腹主动脉表面的脂肪组织，右侧为下腔静脉。

■ 骶侧：髂总血管分支及骶前区域。

■ 头侧：肾静脉汇入下腔静脉水平。

■ 深方：主动脉和下腔静脉外侧的腰血管。

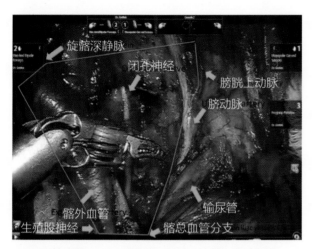

▲ 技术图 14-1　盆腔淋巴结清扫术的手术范围

## 3. 手术技巧

- 止血夹通常用于开腹手术中，而机器人淋巴结清扫术几乎仅使用单、双极电凝设备即可完成。止血夹可用于后续放射治疗部位标记，但通常不需要用来止血。

## 4. 打开膀胱及直肠侧间隙

- 自髂外动脉上方，平行于骨盆漏斗韧带及卵巢固有韧带打开腹膜后间隙。识别阔韧带内侧走行的输尿管后，打开直肠及髂内血管间的直肠侧间隙。

- 识别髂内血管分支出的脐动脉，并向远侧延伸至膀胱上动脉。于膀胱上动脉侧方打开膀胱侧间隙。

## 5. 髂总淋巴结切除

- 识别输尿管跨过髂总血管分支处走行。向内侧牵拉输尿管，完整保留其与腹膜的连接，以保证其血液供应。

- 游离髂总干，显露其后方沿腰大肌走行的淋巴链。然后向内侧牵拉髂血管，进而切除髂总外侧淋巴结。

## 6. 髂外淋巴结切除

- 向内侧游离髂血管，显露其后方沿腰大肌走行的淋巴链。

- 应当注意保留生殖股神经，其沿髂血管外侧、腰大肌上方走行，该神经损伤可能导致术后腹

股沟区域及大腿前侧的不适。

- 应向下切除至旋髂深静脉跨过髂外血管处。术者应注意腹壁下血管和闭孔血管的解剖异常。

## 7. 闭孔浅、深淋巴结切除

- 向内侧牵拉髂外血管，切除侧盆壁的结缔组织。

- 然后向外侧牵拉髂外血管，打开闭孔窝，向下显露闭孔神经。闭孔神经损伤可影响大腿内收，因此切除闭孔淋巴结前需识别闭孔神经的位置，避免损伤。

## 8. 右侧腹主动脉旁淋巴结切除

- 打开腹主动脉表面腹膜，将切口延伸至右侧髂总血管。

- 识别右输尿管，并向外侧牵拉。找到十二指肠并向上牵拉。

- 然后自近端向远端，依次切除右侧髂总、主动脉、下腔静脉表面的淋巴结组织。右侧边界为下腔静脉右侧的脂肪组织。当遇到下腔静脉分出的"同伴静脉"时应尤为小心，如果不在分离前先行电灼或钳夹，难以充分止血。

## （二）肾下淋巴结清扫术

### 1. 打开后腹膜

- 首先沿右髂总动脉打开腹膜，沿主动脉向头侧延伸至十二指肠附近。助手向外侧牵拉右输尿管和骨盆漏斗韧带，术者切除下腔静脉前方至升结肠系膜底部淋巴结。

### 2. 右侧髂总淋巴结切除

- 分离并切除髂总淋巴结，范围从髂外动脉直至下腔静脉与髂总静脉连接处。切除过程中应用单极和双极浅浅地行电灼止血，并注意避免损伤其下方的髂总静脉和生殖股神经。

### 3. 界定手术切除范围的上界

- 小心分离十二指肠与下腔静脉及主动脉前方的淋巴结组织。第 3 操作臂用于牵拉左侧的十二指肠和降结肠肠系膜。助手用带衬垫的抓钳置入右旁正中 12cm 的穿刺口，撑起腹膜，同时吸引器向头侧牵提十二指肠。

### 4. 切除主动脉前方的肾下区域主动脉旁淋巴结

- 首先识别左肾静脉，然后轻轻剥离肾静脉前表面的淋巴结组织，并显露主动脉平面。剥离主动脉和下腔静脉之间的中线处组织，并将淋巴结置于结肠旁沟便于取出。

### 5. 切除主动脉外侧的左肾下区域淋巴结

- 分离左卵巢静脉内侧的淋巴结至主动脉，并用双极和单极凝切淋巴结组织与主动脉外侧分离，直至 IMA。将切下的淋巴结与主动脉前上淋巴结一同放置于右侧结肠旁沟中。

### 6. 切除右肾下淋巴结

- 自左肾静脉水平切除淋巴结组织，向下直至 IMA 水平，切除腔静脉前方和外侧的淋巴组织。右性腺静脉自腔静脉前外侧汇入，这一汇入点水平上下区域的淋巴结引流为子宫底淋巴。

- 除非探查见明显的肿瘤转移病灶，否则尽可能避免切除主动脉和腔静脉之间淋巴主干。在该区域操作可能损伤乳糜池。可使用腹腔镜夹子保护淋巴主干。

### 7. 切除肠系膜下动脉下方的腹主动脉右旁淋巴结

- 根据需要，使用单极和双极电凝从肠系膜下动脉下方至右侧髂总动脉，切除主动脉和腔静脉周围的淋巴结组织。小心电凝下腔静脉末端前方的穿支静脉，注意电凝器械朝向淋巴结而非

腔静脉。

### 8. 切除左侧肠系膜下动脉下方腹主动脉左旁淋巴结及左侧髂总淋巴结

- 松开第 3 操作臂，撑起 IMA 下方的肠系膜。使用双极抓钳和电凝剪刀将淋巴组织与自主神经纤维分开，保留下腹上神经。

- 然后将第 3 操作臂的抓钳置于后腹膜，从侧面挡住输尿管避免损伤，切除至输尿管跨过髂总动脉处的淋巴结。

- 利用第 3 操作臂的抓钳进行暴露，从髂外动脉到主动脉分叉处切除髂总淋巴结，手术台旁的助手亦可利用吸引器进行牵拉。

- 切除主动脉外侧淋巴结至 IMA 下方，避免损伤所有的位于主动脉下方走行汇入脊旁肌的腰动脉。

### 9. 探查后腹膜并充分止血

- 冲洗并吸净后腹膜的液体，探查未闭合的血管断端予以电凝止血，但要避免过度电凝，否则可能会损坏周围的神经和腰血管。

- 淋巴液积聚提示外科医师应探寻淋巴管渗漏，并利用止血夹或至少使用双极电灼将其闭合。

- 可适量应用 Arista 止血粉辅助止血，对于轻微渗血或血小板功能异常的患者，可酌情应用含纤维蛋白的喷雾剂。

## 六、经验与教训

### （一）盆腔及腹主动脉旁淋巴结清扫术

#### 1. 确保充分显露

- ○ 合理的术前安排，保证可进行全方位的手术操作，包括使穿刺位点之间保持在 8 ～ 10cm 距离。
- ○ 机器人在会阴处对接放置（两腿之间），可增加手术操作范围。
- ○ 使用机械臂使显露最大化。
- ○ 如果无法完全显露腹主动脉旁区域，可考虑于肩侧对接机器人。

#### 2. 打开膀胱和直肠侧间隙

- ○ 这样可以安全地显露盆腔的主要血管、输尿管和淋巴结。

### 3. 识别输尿管

◯ 在整个切除过程中，应始终关注输尿管走行。

◯ 应在髂总血管分叉区域，向内侧游离输尿管行盆腔淋巴结清扫，向外侧游离输尿管行腹主动脉旁淋巴结清扫。

### 4. 保护神经

◯ 避免电凝时过于靠近神经。可选择钝性分离。罕见情况下，一旦出现神经损伤应立即修复。

### 5. 预估存在大出血风险的患者及手术出血区域

◯ 确保患者术前准备充分。如果发生大血管的损伤，则立即压迫止血直至可以充分显露损伤区域，以决定止血的最佳方式（参见有关血管损伤的内容）。

◯ 闭孔窝避免切除至闭孔神经下方过深，以防止发生难以控制的出血。

◯ 切除主动脉左侧淋巴结时，腰血管可能是大量出血的来源，因此需仔细识别和保护每一个血管。

### 6. 使用手术海绵纱布

◯ 可事先于腹腔内放置手术海绵纱布，以备出血时使用。

### 7. 与助手配合手术

◯ 在整个手术过程中，助手帮助牵拉、止血和排除故障等。

## （二）肾下淋巴结清扫术

### 1. 腔静脉前方出血

◯ 在 IMA 下方寻找由腔静脉前方发出的穿支血管，在用抓钳提起脂肪组织时避免将其切断。显露穿支血管，并用双极电凝凝闭，然后将其与脂肪组织分离。用 5mm 腹腔镜操作钳或机器人施夹钳，放置止血夹闭合剥离的血管断端。

### 2. 输尿管

◯ 切除淋巴结时，显露 IMA 下方的输尿管，并将其向外侧牵拉以避免热损伤。在 IMA 上方，仅切除左卵巢静脉内侧的淋巴结，因而无须识别输尿管。

### 3. 乳糜性腹水

◯ 避免损伤主动脉和腔静脉之间椎骨附近的乳糜池。如果发现淋巴渗漏，需用止血夹夹毕。

### 4. IMA

◯ 淋巴切除前先识别肠系膜下动脉，以避免因电灼或牵拉而损伤。

## 七、术后护理

■ 患者于病房观察过夜，并静脉应用对乙酰氨基酚镇痛，麻醉药备用，常规饮食。术日当晚取出导尿管。术后第一天早晨即可出院。持续使用布洛芬和对乙酰氨基酚可以很好地控制疼痛，从而减少对麻醉药的需求。

■ 如果患者仅行简单的淋巴结切除，而无其他手术操作，则可予当日出院。

## 八、预后

■ 关于临床结局的数据，请参见"第 9 章 开腹手术治疗早期子宫内膜癌"和"第 11 章 腹腔镜子宫切除术和盆腔及腹主动脉旁淋巴结清扫术"。

■ 根据临床经验（James 等，2015），BMI $\leqslant$ 35kg/m$^2$ 的患者完成肾下主动脉旁淋巴结清扫术的成功率为 95%，而 BMI $>$ 35kg/m$^2$ 的患者成功率为 81%。

- 对于成功行肾下区域淋巴结切除的患者，若盆腔淋巴结阳性，其中 16/36 例（占 44.4%）发现腹主动脉旁转移（均伴有肾下区域淋巴结阳性）。

- 高危因素接受肾下区域淋巴结清扫术的患者中，有 16.7% 仅在 IMA 上方探及阳性淋巴结。对于这部分患者仅行 IMA 以下的腹主动脉清扫术将遗漏主动脉旁转移的淋巴结，并将期别误分为 FIGO Ⅲ C 期。

# 九、并发症

- 盆腔淋巴结清扫术的潜在并发症包括但不限于出血和血肿形成、感染、周围脏器损伤（例如血管、输尿管等）、输尿管囊肿、神经损伤（如生殖股神经、闭孔神经）、淋巴囊肿形成和淋巴水肿。如果进行了全面淋巴结清扫术并且术后需要放疗，上述并发症则会存在较高的发生率。

- 切除大血管表面的淋巴结可能会造成出血。如果不能确保在开始手术前所要用的机器人器械均在视野中，会导致意外出血。手术海绵纱布可用于止血困难的区域，尽管止血夹并不常用于机器人淋巴结清扫术，但在明确了某一特定血管的损伤时，它们可能有所帮助。如果预期可能进行广泛性手术，则应事先做好准备以应对可能的大血管损伤。

- 如果存在隐匿出血，则可能形成血肿。在移除套管针之前降低腹腔内压力将有助于确保止血充分。血肿可导致各种并发症，例如血流动力学不稳定，需要进行手术探查，脓肿形成或压迫性损伤（如神经损伤）。

- 输尿管损伤可能源于直接或间接的损伤。理想情况下，应保留输尿管表面包裹的腹膜，以保持其血液供应。如果需要骨化游离输尿管，则可能出现输尿管壁损伤。输尿管狭窄、尿漏或输尿管囊肿形成，主要见于放射治疗后的患者中。有时诊断不够及时，输尿管囊肿可能会导致晚期并发症，包括肾积水、麻痹性肠梗阻、

电解质失衡和脓肿形成等问题。可能会被误诊为血肿、脓肿、囊性肿块或腹水。静脉肾盂造影或 CT 可用于明确诊断。可以考虑多种治疗选择，如经皮输尿管囊肿引流 + 肾造口术 ± 输尿管支架置入术。

- 尽管不常见，但机器人手术可能会造成神经损伤。它们可能被横断（例如，套管针插入，电外科设备应用），或受挤压或被牵拉（如牵拉、固定患者体位、血肿形成）。尽管部分患者会感觉疼痛，但大多数患者出现运动丧失或感觉障碍。患者主诉下肢内收障碍时，则需考虑闭孔神经损伤可能。这是盆腔淋巴结清扫术最常见的神经损伤，因为淋巴结切除涉及闭孔窝。如果神经完全离断，则立即行手术修复。否则，主要的治疗则为支持治疗。

- 在术后的几周内出现明显的淋巴囊肿。如果囊肿过大，可能会引起同侧腹部不适和输尿管阻塞，应及时行穿刺抽吸。如果囊肿持续存在，可能会发生硬化。

- 盆腔淋巴结清扫后可能会发生淋巴水肿。随着时间的推移，它可能会有所改善，也可能不会改善。可通过运动、皮肤护理、加压绷带和手法治疗相结合的方式进行保守治疗。如果不及时治疗，它可导致患者衰弱，并会很大程度影响患者的日常生活。

  - James 等（2015）报道了 97 例病理学高危子宫癌患者的并发症，这些患者接受了肾下区域腹主动脉淋巴清扫术。88 名（90.7%）患者成功进行了肾下区域的解剖分离。

  - 并发症包括早发性淋巴水肿（5.2%）、4 周内缓解的短时腹水（3.1%）和需要引流和药物治疗的乳糜性腹水（3.1%）。

- 一般不需要输血，没有需要开腹手术的术中受伤。除 1 例小肠梗阻外，没有需重返手术室再次手术的情况。

# 参 考 文 献

[1] Antonsen SL, Jensen LN, Loft A, et al. MRI, PET/CT and ultrasound in the preoperative staging of endometrial cancer—a multicenter prospective comparative study. *Gynecol Oncol.* 2012;128(2):300–308.

[2] Berek JS, Hacker NF. *Berek & Hacker's Gynecologic Oncology.* 6th ed. Wolters Kluwer; 2015:855–858.

[3] Bernardini MQ, Glen LT, Tipping H, Murphy J, Rosen BP. Surgical outcome of robotic surgery in morbidly obese patient with endometrial cancer compared to laparotomy. *Int J Gynecol Cancer.* 2012;22(1):76– 81.

[4] Franke O, Narducci F, Chereau-Ewald E, et al. Role of a double docking to improve lymph node dissection: when robotically assisted laparoscopy for para-aortic lymphadenectomy is associated to a pelvic procedure. *Int J Gynecol Cancer.* 2015;25(2):331–336.

[5] Gaia G, Holloway RW, Santoro L, Ahmad S, Di Silverio E, Spinillo A. Robotic-assisted hysterectomy for endometrial cancer compared with traditional laparoscopic and laparotomy approaches: a systematic review. *Obstet Gynecol.* 2010;116(6):1422–1431.

[6] Hudry H, Ahmed S, Zanagnolo V, et al. Robotically assisted para-aortic lymphadenectomy: surgical results: a cohort study of 487 patients. *Int J Gynecol Cancer.* 2015;25(3):504–511.

[7] James JA, Rakowski JA, Jeppson CN, Stavitzski NM, Ahmad S, Holloway RW. Robotic transperitoneal infra-renal aortic lymphadenectomy in early-stage endometrial cancer. *Gynecol Oncol.* 2015;136(2):285–292.

[8] Kumar S, Podratz KC, Bakkum-Gamez JN, et al. Prospective assessment of the prevalence of pelvic, para-aortic and high para-aortic lymph node metastasis in endometrial cancer. *Gynecol Oncol.* 2014;132(1): 38–43.

[9] Lau S, Buzaglo K, Vaknin Z, et al. Relationship between body mass index and robotic surgery outcomes of women diagnosed with endometrial cancer. *Int J Gynecol Cancer.* 2011;21(4):722–729.

[10] Mariani A, Dowdy SC, Cliby WA, et al. Prospective assessment of lymphatic dissemination in endometrial cancer: a paradigm shift in surgical staging. *Gynecol Oncol.* 2008;109(1):11–18.

[11] Paley PJ, Veljovich DS, Shah CA, et al. Surgical outcomes in gynecologic oncology in the era of robotics: analysis of first 1000 cases. *Am J Obstet Gynecol.* 2011;204(6):551.e1–551.e9.

[12] Wright JD, Burke WM, Wilde ET, et al. Comparative effectiveness of robotic versus laparoscopic hysterectomy for endometrial cancer. *J Clin Oncol.* 2012;30(8):783–791.

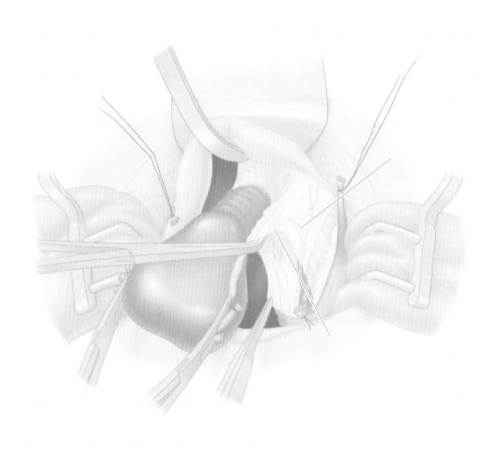

# 第四篇

# 宫颈癌
## Cervical Cancer

# 宫颈癌根治术发展史

宫颈癌的外科治疗是促使妇科肿瘤学专业诞生的主要手术。因此，回顾根治性子宫切除术和盆腔淋巴结清扫术的发展史具有重要意义。在本篇评论中，笔者大量引用了 Joe V. Meigs 于 1954 年出版的《宫颈癌的外科治疗》一书中的相关内容。

在 19 世纪，子宫颈癌的诊断"足以使医师心情沉重，因其预示着死亡"。

费城的 John G. Clark 和芝加哥的 E. Reis 报道了美国首例子宫颈癌腹部根治性手术的经验。1898 年，维也纳的 Ernst Wertheim 展开了首例手术，并在 1900 年公布了其对前 27 名患者的治疗结果。1912 年，其发表了他在 1898—1911 年对 500 名妇女进行 Wertheim 手术的治疗结果。宫颈癌的分期在患者中包括可手术、临界性和不可手术三大类：① 可手术定义为病变局限于宫颈，不累及子宫旁组织；② 临界者包括子宫旁组织呈界限不够清晰或水肿感的患者；③ 不可手术定义为累及阔韧带、膀胱壁或肠道的疾病。宫颈癌的手术治疗效果受到下列因素影响：① 可手术性低（15%～40%）；② 术中出血和感染导致的死亡率高（5%～26%）；③ 只有最高 39% 的 5 年治愈率( Clark )。上述数据基于 1917 年的统计结果。

Ra 发现于 1898 年，1903 年开始应用于临床。Howard Kelly 是约翰·霍普金斯大学应用 Ra 治疗宫颈癌的先导者，并在 1909—1915 年报道了 213 例治疗病例。Howard Kelly 报道，直至 1912 年他们才获得足够的 Ra 系统性应用。在首批 14 名"可手术"患者中，10 名患者接受手术治疗，随后接受预防性 Ra 放射性治疗，4 名患者仅接受 Ra 放射性治疗。14 例患者在 2 年内均为无疾病状态，说明单纯 Ra 放射性治疗可治愈可手术患者。

截至 1920 年，大多数医院甚至在可手术患者中使用 Ra 放射性治疗，并报道可手术组治愈率为 50%，死亡率为 0%。与 5%～26% 的手术死亡率和 20%～40% 的低治愈率相比，人们很容易理解临床对 Ra 放射性治疗的青睐。虽然 John G. Clark 是广泛子宫切除术的开发人员之一，其也将该术式纳入自己对患者的治疗方案之中（1923）。

Clark 还指出，两种治疗方法的不同结果可能是由于将患者分为可手术或不可手术的方法不一致所致。有些报道包括"临界性"类别。

1928 年，国际联盟卫生组织放射小组委员会在放射医学博士 J. Heyman 的指导下拟定了宫颈癌的临床分期，与 1958 年 FIGO 使用的分期非常相似，即 I 期癌局限于宫颈；II 期癌为子宫旁扩散；III 期癌发展至盆壁；IV 期癌出现转移。

Joe V. Meigs 是北美子宫切除术重生的功臣。1917 年，当人们对 Ra 的热情高涨时，Meigs 开始了自己的实习生涯。基于 Ra 和后续伦琴射线治疗的多年的满意效果治疗后，Meigs 指出，当患者本应通过手术治愈时，Ra 治疗效果则不尽如人意。这一观察结果以及一战后输血技术成熟和 1935 年磺胺类药物的发现均降低了手术死亡率，促进了根治性子宫切除术的复苏。

Meigs 拜访了继续行手术治疗的著名外科医师——伦敦的 Bonney、维也纳的韦特海姆诊所的 Adler、德累斯顿的 Wanekros 和圣路易斯的 Taussig，以查看其技术和治疗效果。

Wertheim 子宫根治术切除了输尿管内侧的子宫韧带和增大淋巴结，并非广泛剥离术。Taussig 报道了淋巴结切除术作为根治性子宫切除术或放疗的辅助手段，其生存率提高了 10%。基于上述信息，Meigs 改进了根治性子宫切除术，包括切除子宫外侧支撑韧带和彻底的淋巴结剥离。其常用的手术并未对髂内动脉或静脉进行切除。若动脉切除是肿瘤切除所必需的，可进行手术，但须注意勿切除髂内静脉，因离断的髂内静脉可能会出现收缩，增加了控制出血的难度。

1944 年，Meigs 报道了第一批 49 名接受根治性子宫切除术和淋巴结清扫的患者，术中无死亡病例。该报道是在磺胺和输血操作引入后的第一则系列研究。1952 年，其报道了 100 名接受 5 年随访的患者，无病生存率为 75%，41% 的 I 期阳性淋巴结患者皆无复发，而仅有 9% 的 II 期阳性淋巴结肿瘤患者无复发。这项观察研究开启了北美宫颈癌治疗新政策，建议对 2B 期患者行放疗而非手术治疗。

当全国大部分地区都在使用放疗这一治疗方法时，Meigs 对公布其手术结果感到担忧。他在 1952 年写道："放疗的应用是如此根深蒂固，以至于我曾经怀疑研究是否会受到美国妇科医师的欢迎。现在，我不再担心手术是否被接受，而是担心手术是否被滥用，因为众多外科医师在做手术时从未正确地认识到手术的危险性和实际手术技术操作的重要性。"

为满足术式操作培训和标准化的需要，Meigs 于 1952 年协助成立了国际盆腔外科医师协会，并担任了前四任的协会主席。国际盆腔外科医师协会延续至今；该协会的成员致力于多学科方法来改进和教授根治性手术的应用。

在日本，京都帝国大学的 Okabayashi 研发了根治性子宫切除术，其被视为亚洲国家的标准。在韧带外侧剥离方面，该术式与 Meigs 相似，但纳入了分离膀胱宫颈后叶韧带。膀胱功能障碍是 Meigs 和 Okabayashi 术式术后最常见的并发症。尽管 Meigs 和其他北美外科医师皆知道膀胱的神经支配和下腹神经丛的损伤，但他们并未改进该项技术。日本外科医师 Kobayashi（1961）和 Sakamoto（1970）首次通过将侧韧带分为血管和神经两部分来改进手术。该部分将在"第 18 章保留神经的根治性子宫切除术"中进一步讨论。

多数主要的癌症中心均建立了妇科肿瘤学培训计划。美国毕业后医学教育认证委员会（ACGME）的附属专业认证于 1974 年获得，并进行了第一次学会考试。

因为 Ra 为一种不可再生同位素，且极其稀有，故成本极高，因此其促进了根治性子宫切除术的重新应用。X 线辐射尚不足以用于治疗，因其 250kV 的低能量不能穿透足够深的盆腔肿瘤，

因此。$^{60}$Co 自 20 世纪 50 年代引进用于体外放疗，其生产自第二次世界大战期间曼哈顿项目的核反应堆辐照 Co，后者是一种具有 1.25MV γ 射线能量的可再生同位素。尽管如此，小肠和膀胱的并发症发病率仍然较高，尤其根治性子宫切除术后。线性加速器在 20 世纪 70 年代被引进用于体外照射治疗。通过加速电子并轰击发射光子的靶点，可产生能量高达 30MeV 的光子。其大大降低了膀胱和肠道体外照射的并发症发病率。因此，研究学者对根治性子宫切除术后辅助放疗产生了浓厚兴趣。

根治性子宫切除术为治疗 1B 期和 2A 期宫颈癌的标准方法。然而，目前尚存在两处问题有待解决：① 15% ～ 20% 的患者仍然死于复发性宫颈癌；②膀胱功能障碍和淋巴水肿的长期副作用。

许多涉及手术分期的回顾性研究（这些分期涉及病理和临床结局），对复发性疾病的问题进行了分析。

既往文献已确认"典型"危险因素。高危因素包括阳性盆腔淋巴结、子宫旁疾病或阳性边缘。中危因素包括浸润深度大于 1/3，肿瘤大小大于 2cm，淋巴血管间隙（LVSI）的存在。上述因素中任何两个存在通常被认为需术后放疗。

美国 GOG 实施最大型前瞻性手术分期方案，入组无阳性淋巴结、切缘阳性或宫旁浸润的高危因素的患者，评估其宫颈浸润深度、肿瘤大小和存在 LVSI，是否为患者复发的危险因素。既往研究已提出一种风险评分法，预测这些中度风险患者的复发风险是低危、中危还是高危。基于上述发现，妇科肿瘤学组已进行首项随机前瞻性对照试验，比较存在中等危险因素（间质浸润、LVSI 和肿瘤尺寸大）患者术后放疗和单纯观察组间的差异。该项研究已被北美大多数妇科肿瘤项目采用，是 NCCN 推荐的术后放疗建议的基础。

在接受根治性子宫切除术的 1B 期患者中，约 20% 的患者会有淋巴结转移、宫旁浸润或切缘阳性，并接受放射治疗或化疗。剩余 80% 的患者

中，25%～30% 的患者可能存在美国国家综合癌症网络推荐的中等危险因素。其已改变妇科医师在评估患者进行手术时的决策。如果原发性肿瘤 > 4cm，则患者出现阳性淋巴结或存在需放疗的危险因素的比率将超过 40%。为避免手术后放疗并发症风险的增加，一些机构建议对这部分患者进行同步放化疗而非根治性手术。

为避免手术和放疗的联合并发症，北美外科医师通常减少根治性子宫切除术和淋巴剥离术的范围，从而导致诊断性根治性子宫切除术而非治疗性根治性子宫切除术的应用。

在世界其他地区，关于术后放射治疗的使用仍然存在争议。一些机构支持更完整的盆腔淋巴结切除术，认为即使有一些中危因素，也无须放射治疗。

鉴于上述争议，本书将介绍宫颈癌治疗的不同手术方法。

# 第15章

# 宫颈癌前病变和浸润癌的阴道镜检查

## Colposcopy of Preinvasive and Invasive Cervical Cancers

Kenneth D. Hatch 著

王彦洁　高欣然　译

郭红燕　校

妇科手术技巧
妇科肿瘤学
Operative Techniques in
Gynecologic Surgery
Gynecologic Oncology

## 一、总体原则

### （一）定义

当宫颈筛查中发现异常宫颈涂片或人乳头状瘤病毒（HPV）阳性时，需进行阴道镜检查。联合应用明亮光源和可变放大显微镜——阴道镜进行检查。

### （二）解剖学因素

子宫颈伸入阴道的部分称为宫颈阴道部。阴道和大部分子宫颈被覆一层光滑、粉红色、富含糖原的鳞状上皮。红色部分为柱状上皮。化生是指，在成年女性阴道 pH 降低的影响下，柱状上皮被鳞状上皮所取代的过程。化生的外缘为原始鳞状上皮层，内缘为鳞柱交界带，中间区域就是转化区（transformation zone，T 区）。未成熟 T 区为活跃化生区，鳞状细胞在柱状细胞上方新生扩展。其在初潮和产后最为活跃。未成熟化生细胞的 HPV 感染风险最高。成熟 T 区由化生细胞组成，这些细胞已成熟为含糖原的鳞状细胞，对人乳头瘤病毒（HPV）有抵抗力。图 15-1 为新生鳞柱上皮。

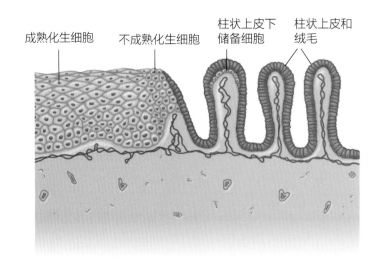

成熟化生细胞　不成熟化生细胞　柱状上皮下储备细胞　柱状上皮和绒毛

▲ 图 15-1　活跃转化区

## 二、手术治疗

### 体位

截石位。

## 三、手术步骤与技巧

### （一）基础阴道镜检查

- 鉴于 HPV 可感染肛门和生殖道，检查外阴和肛门。缓慢推进窥器，边插入边观察阴道。随后，显露宫颈，棉球清洗，以不同放大倍数进行检查。彻底检查无病灶后，应用 3% ～ 5% 醋酸。鉴于部分病变组织反应缓慢，建议应用醋酸与宫颈组织作用 2min。

- 初检时，阴道镜应在低倍镜下（4× ～ 6×）检查确认是否有明显癌变，然后应用高倍镜（10×、16×，甚至 25×）检查。

- 识别正常转化区至关重要。技术图 15-1 显示不成熟 T 区。化生细胞呈轻微灰色外观。柱状细胞呈红色。化生鳞状细胞可延伸到柱状细胞上部，并最终取代柱状细胞。技术图 15-2 为上述过程的高倍视野结果。

■ 技术图 15-3 显示出更成熟的 T 区特征。在鳞状柱状交界区域有一成熟化生鳞状细胞区和一活跃化生区。在成熟上皮中，可观察到一些正常腺体开口。

**异常转化区——鳞状上皮内病变**

■ 阴道镜检查目的在于明确宫颈上皮内瘤变（cervical intraepithelial neoplasia，CIN）和浸润癌。CIN 一词用于描述鳞状细胞癌前病变，而非腺癌前病变。CIN 细胞比正常成熟的鳞状细胞的胞核大而暗。5% 醋酸可有助于促进胞质收缩，使胞核更加突出。当阴道镜光线照射至病变上皮时，光线会像照射至镜子般被反射回来，呈现白色外观。正常细胞为半透明状，光线穿过下部血管，宫颈呈粉红色。鉴于柱状细胞为血管网上部单层上皮，因此其呈红色。技术图 15-4 图示 CIN 与正常上皮的对比结果。应用醋酸作用 1.5 ～ 2min，便于阴道镜聚焦，检查者

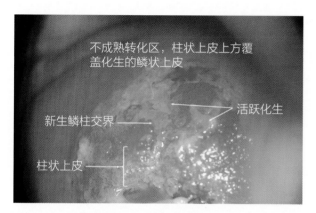

▲ 技术图 15-1　不成熟转化区

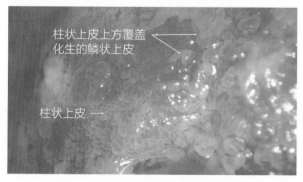

▲ 技术图 15-2　转化区的 25 倍视图

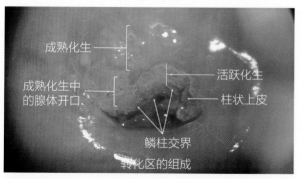

▲ 技术图 15-3　具有成熟化生细胞和活跃未成熟化生细胞的转化区

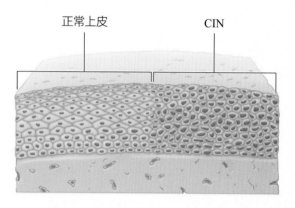

▲ 技术图 15-4　显示 CIN 细胞核大、反射光，而正常细胞核小，可有光穿透

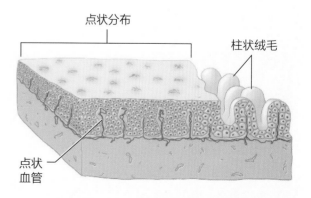

▲ 技术图 15-5　点状血管由绒毛毛细血管形成

**103**

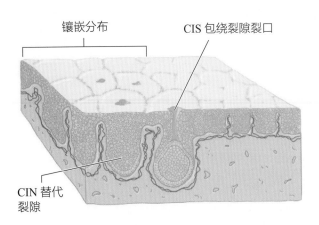

▲ 技术图 15-6　镶嵌血管形态由 CIN 填充腺体所致

观察 T 区醋白现象变化。除醋白现象外，还可能出现点状及镶嵌血管。点状血管是由留在新生上皮中的柱状血管形成（技术图 15-5）。而镶嵌是由 CIN 取代腺体周围的血管网形成（技术图 15-6）。

■ 阴道镜观察时长达 5min，如需要，可再次应用醋酸白试验。若未发现病变，T 区可描述为正常；若发现病变，T 区为异常。若成功观察到完整 T 区，则检查满意；若未观察完全，则为检查不满意。

■ 最常见的不满意原因为病变深入宫颈管。若发现病变，如果为 CIN 1，则为低级别病变；如果为 CIN 2 或 CIN 3，则为高级别病变。如果有溃疡、异常血管或坏死表面，则疑似浸润性癌。可协助判断病变级别的征象包括醋白上皮的厚度、边界的清晰性，以及点状血管和镶嵌血管

的出现。2012 年，国际宫颈病理与阴道镜联盟（IFCPC）新增三个 CIN 3 征象，分别为袖口白环、内界征和脊征。

■ 低级别病变有薄的醋酸白现象，边界模糊，无点状或镶嵌血管特征（技术图 15-7）。高级别病变包括 CIN 2 和 CIN 3。CIN 2 病变在年轻女性中可能无须治疗，因此，根据上述 2012 年 IFCPC 标准将 CIN 2 与 CIN 3 相鉴别有一定临床意义。其他标准包括点状血管与镶嵌血管的粗细。CIN 2 示例如技术图 15-8 所示。其存在清晰边界与致密醋酸白现象，但无血管和其他 IFCPC 所提出的 CIN 3 征象。使用 Lugol 溶液染色，有助于采用阴道镜对边界进行清晰查看，并将其与 CIN 1 区分开（技术图 15-9）。点状血管与镶嵌血管如技术图（技术图 15-10）所示。在此处，采用棉签提起子宫颈前唇，确认检查效果是否满意。这是 CIN 3。技术图 15-11 显示致癌性 HPV 的内缘征。周围区域为非癌性 HPV 的不规则边界。该边界模糊，未增厚，朝向鳞状柱状交界呈现马赛克血管特征。技术图 15-12 显示该患者镶嵌血管改变。技术图 15-13 显示袖口白环和脊征。两者均提示 CIN 3。技术图 15-14 显示袖口白环，不规则镶嵌，以及另一称之为破布征的外观（上皮细胞已从基质上脱落）。技术图 15-15 至技术图 15-17 为同一患者醋酸白前、醋酸白后及醋酸白渐消的结果。该结果显示厚重醋酸白现象可覆盖镶嵌血管，并强调检查者须观察长达 5min 的原因。

▲ 技术图 15-7　检查结果满意的 CIN 1 患者

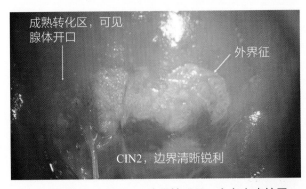

▲ 技术图 15-8　CIN 2 边界较明显，白色上皮较厚

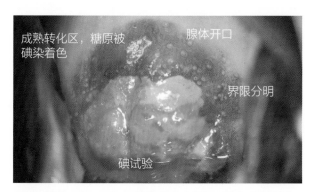

▲ 技术图 15-9 Lugol 溶液染色显示正常上皮呈黑色，CIN 不染色

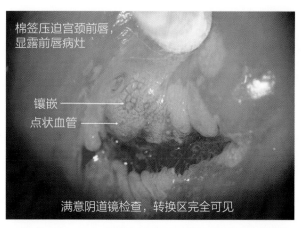

▲ 技术图 15-10 点状和马赛克血管检查结果满意，显示 CIN 3

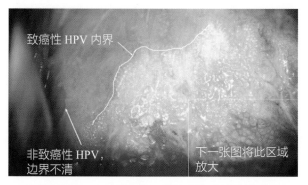

▲ 技术图 15-11 内缘征，外边界为非致癌的 HPV

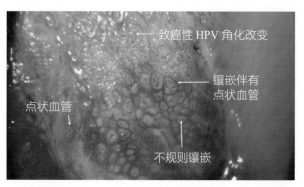

▲ 技术图 15-12 同一患者（技术图 15-11）显示不规则镶嵌血管 CIN 3

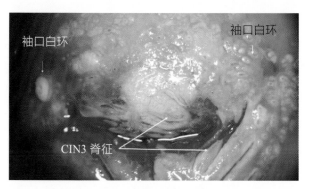

▲ 技术图 15-13 脊征和袖口白环提示 CIN 3

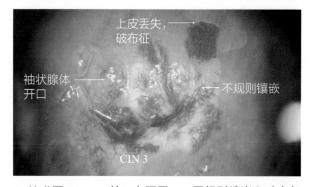

▲ 技术图 15-14 袖口白环开口、不规则镶嵌和破布征提示 CIN

技术图 15-18 显示大面积 CIN 3，无明显醋酸白现象，但有袖口白环、镶嵌，并延伸至子颈管内。这些广泛分布的病变很难用环形电切术（LEEP）切净，应考虑使用锥切以除外浸润。技术图 15-19 和技术图 15-20 为同一患者的检测结果。同样的，醋酸白现象不明显，但检测显示袖口白环。其为大面积病灶，但检查满意。技术图 15-21 和技术图 15-22 为同一患者的检测结果。低倍视野检测显示滴虫阴道炎和宫颈炎。高倍视野检测显示 CIN 3 的袖口白环。为

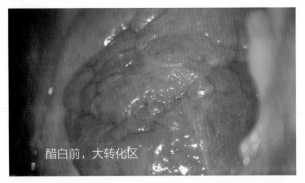

▲ 技术图 15–15　产科创伤引起的大面积宫颈外翻

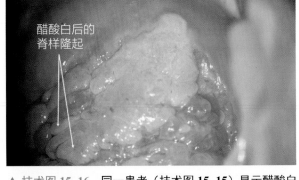

▲ 技术图 15–16　同一患者（技术图 15–15）显示醋酸白试验后的脊状征

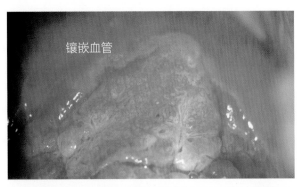

▲ 技术图 15–17　同一患者（技术图 15–15 和技术图 15–16）显示醋酸白试验后的镶嵌

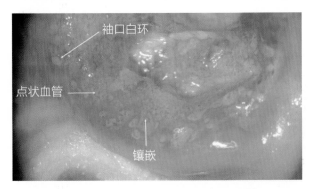

▲ 技术图 15–18　袖口白环，点状血管与镶嵌提示 CIN 3

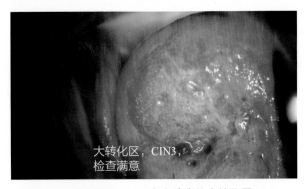

▲ 技术图 15–19　存在镶嵌的大转化区

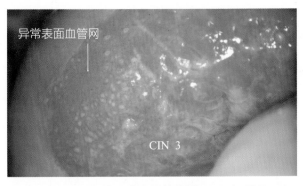

▲ 技术图 15–20　同一患者（技术图 15–19）显示 CIN3 的镶嵌血管和早期癌时可能出现的小血管

更好地评价某些患者 CIN 的严重程度，有必要对阴道炎进行治疗。另外，建议在治疗阴道炎之后行 LEEP、锥切活检或子宫切除术。技术图 15–23 显示患者存在宫颈炎和脊征。当检测到宫颈炎时，脊征等表现就至关重要。因为宫颈炎存在，其他病变的严重程度有可能被低估和漏诊，可能导致 CIN 进展为癌症。

## （二）浸润性病变的阴道镜检查

### 1. 早期浸润癌的阴道镜表现

- 宫颈早期浸润性癌有 3 种变化，阴道镜下可呈现：① 表面血管异常；② 颜色改变；③ 表面不规则。
- 异常血管分为 3 种类型：① 直角分支的异常血管；② 锐角；③ 血管在表面扩张而后变窄。

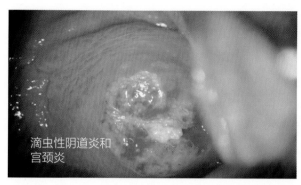

▲ 技术图 15–21 **CIN 3 与滴虫阴道炎的低倍视野检测结果**

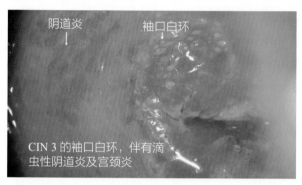

▲ 技术图 15–22 **同一患者（技术图 15–21）宫颈部位显示袖口白环，为 CIN 3。阴道炎会因感染而出现明显的毛细血管，其可能呈点状外观特征**

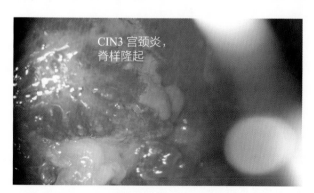

▲ 技术图 15–23 **宫颈炎的红斑和水肿可掩盖 CIN 的常见症状，其唯一标志为脊样隆起的醋白表现**

- J 形、螺旋形或螺旋形的异常环状血管。
- 网状血管，细小如毛细血管，短小，无分支，形似鸡爪。这些血管很小，较低放大倍数时无法看出。需适当放大倍数观察。
- 血管颜色可呈红色的表面侵蚀或黄橙色的表面

坏死。
- 表面可有溃疡或乳头状突起。

**2. 异常分支血管**
- 这些血管由宫颈间质血管发展而来。
- 技术图 15–24（4× 放大）未能显示血管结构，可见浅表溃疡。
- 技术图 15–25（10× 放大）可见血管和溃疡边缘。
- 技术图 15–26（16× 放大）显示醋酸白试验后呈异常分支血管和不规则镶嵌。

**3. 异常环状血管**
- 这些血管由 CIN 病变中的马赛克血管和点状血管发展而来。
- 技术图 15–27（4× 放大）显示隆起病变，颜色有橙色变化。
- 技术图 15–28（10× 放大）显示异常环状血管。
- 技术图 15–29（16× 放大）显示 J 形和螺旋形血管状。

**4. 异常网状血管**
- 该部分血管由 T 区的毛细血管发展而来。所述毛细血管在宫颈炎中亦可见，尤其在绝经后妇女中；因此其并不总是浸润性癌症的征兆。
- 技术图 15–30（4× 放大）显示表面呈红色，但血管无法探见。
- 技术图 15–31（10× 放大）显示血管清晰可见，边缘凸起。
- 技术图 15–32（16× 放大）显示血管清晰可见，短小、无分支并有扩张。

**（三）原位及浸润性腺癌的阴道镜检查**

- 原位腺癌（ACIS）的血管是具有分支的短血管，形似姜根，其特征为扩张状、短小分支，末端无进一步更小的分支。
- 可见 $IB_1$ 期腺癌的血管与鳞状细胞癌相同，均为粗大血管，脆性高，出血明显。因此，最常见症状为性交后出血。

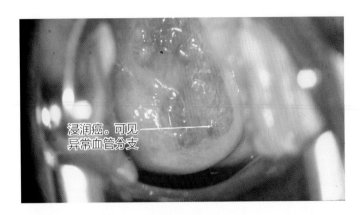

◀ 技术图 15-24　浸润癌，未能显示血管结构，可见浅表溃疡

浸润癌。可见异常血管分支

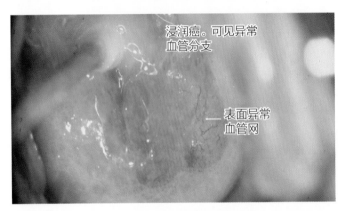

◀ 技术图 15-25　浸润癌，可见血管和溃疡边缘

浸润癌。可见异常血管分支

表面异常血管网

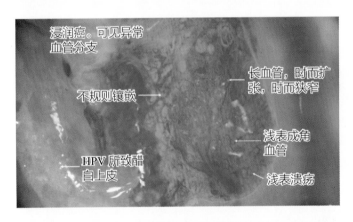

◀ 技术图 15-26　浸润癌，显示醋酸白试验后呈异常分支血管和不规则镶嵌

浸润癌。可见异常血管分支

长血管，时而扩张，时而狭窄

不规则镶嵌

浅表成角血管

HPV 所致醋白上皮

浅表溃疡

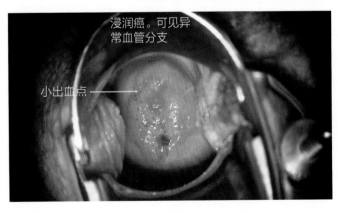

◀ 技术图 15-27　浸润癌，显示隆起病变，颜色有橙色变化

浸润癌。可见异常血管分支

小出血点

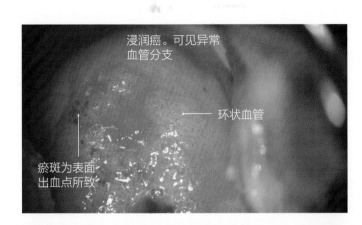

◀技术图 15–28 浸润癌，显示异常环状血管

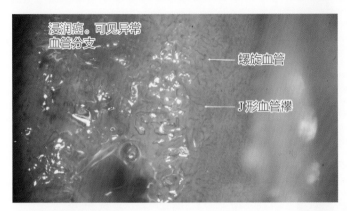

◀技术图 15–29 浸润癌，显示 J 形和螺旋形血管状

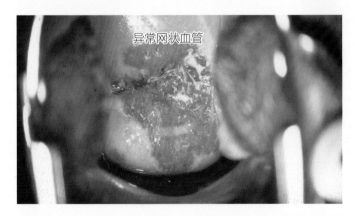

◀技术图 15–30 显示表面呈红色，但血管无法探见

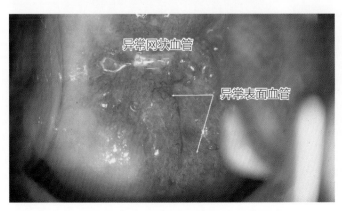

◀技术图 15–31 显示血管清晰可见，边缘凸起

- 技术图 15-33（6× 放大）显示 ACIS 和腺癌。

- 技术图 15-34（10× 放大）显示 ACIS 根状血管。

- 技术图 15-35（16× 放大）显示 ACIS 根状血管。

- 技术图 15-36 显示醋酸白试验前浸润性腺癌伴

ACIS。

- 技术图 15-37 显示醋酸白试验后浸润性腺癌呈绒毛状。

- 技术图 15-38 显示 IB1 期腺癌。

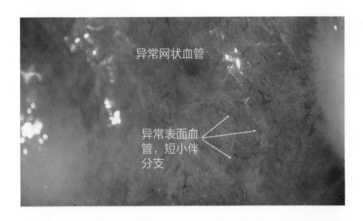

◀技术图 15-32　显示血管清晰可见，短小、无分支并有扩张

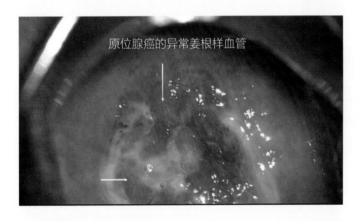

◀技术图 15-33　原位腺癌，显示 ACIS 和腺癌

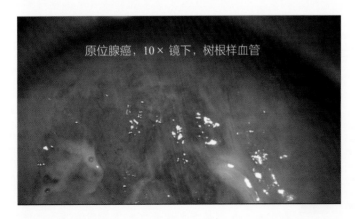

◀技术图 15-34　原位腺癌，显示 ACIS 根状血管

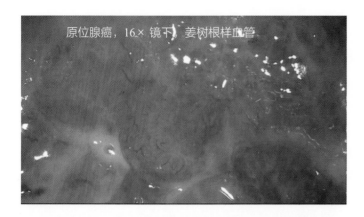

◀ 技术图 15–35 原位腺癌，显示 ACIS 根状血管

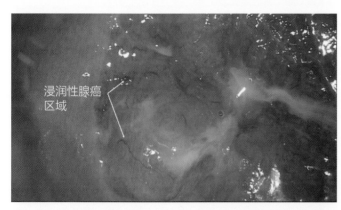

◀ 技术图 15–36 醋酸白试验前浸润性腺癌伴 ACIS

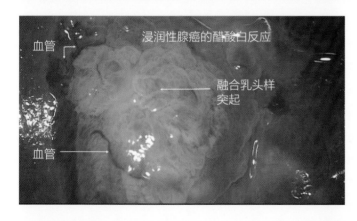

◀ 技术图 15–37 醋酸白试验后浸润性腺癌呈绒毛状

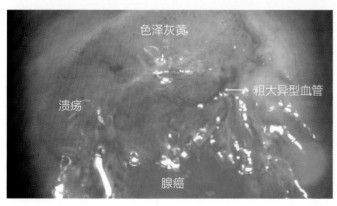

◀ 技术图 15–38 IB₁ 期腺癌

## 四、经验与教训

✖ 一个常见错误为放置窥器直接观察宫颈而不查看外阴或阴道。这一操作可能会遗漏 VIN、VAIN 或侵袭性病变。

◯ 细胞学异常的老年妇女存在宫颈萎缩，伴随转化区内移至颈管。若细胞学检查结果为 HSIL 或 ECC 阳性，则须进行诊断性切除。

◯ 如果未发现病变，继续行醋酸白试验，并以更高放大倍数检测微小病变。

## 五、术后护理

若行活检，患者需禁性生活 1 周。

### 参考文献

[1] Bornstein J, Bentley J, Bösze P, et al. 2011 colposcopic terminology of the International Federation for Cervical Pathology and Colposcopy. *Obstet Gynecol*. 2012;120(1): 166–172.

# 根治性宫颈切除术
## Radical Trachelectomy

Shannon Salvador　Susie Lau　Walter Gotlieb　Ria Malik　著

高欣然　高　妍　译

郭红燕　校

妇科手术技巧
妇科肿瘤学

Operative Techniques in
Gynecologic Surgery
Gynecologic Oncology

113

## 一、总体原则

### （一）定义

根治性宫颈切除术（radical trachelectomy，RT）是一种早期宫颈癌［IA$_1$期伴淋巴脉管间隙浸润（lymphovascular space invasion，LVSI），IB$_2$～ⅡA］保留生育功能的手术，这些患者淋巴结转移可能性极低。在盆腔淋巴结清扫和冰冻切片排除淋巴结受累后，可保留子宫体，其盆腔中央性复发或淋巴结复发风险都很低。手术目的和范围是沿着阴道旁切除病变宫颈，保证适宜的无瘤切缘（包括宫颈和阴道周围的宫旁组织）。其远端边缘包括足够的阴道穹隆组织，近端边缘须保留至少1cm的宫颈残端。手术步骤还包括子宫峡部环扎术（使用不可吸收缝合材料），以防止未来怀孕出现宫颈功能不全。

### （二）鉴别诊断

对于无LVSI的IA$_1$期宫颈癌，冷刀锥切术是首选的保留生育功能的手术。对LVSI阳性的IA$_1$期患者行锥切术时，需要同时行盆腔淋巴结清扫术（如适用可采用前哨淋巴结技术），并要求锥切标本达到至少3mm的无瘤边缘。尽管一些研究亦报道早期宫颈癌可采取非根治性手术（简单宫颈切除术），但目前RT仍是IA$_1$、IB$_1$和ⅡA期病灶≤2cm的宫颈癌保留生育功能的标准术式。部分研究者对经过仔细选择的病灶超过4cm的患者（巨块型IB$_2$和ⅡA期）成功实施了保育生育功能的手术。这些病例采用了新辅助化疗，以提高手术的可行性。对于围绝经期妇女，或不要求保留生育功能的患者，标准术式仍为根治性Ⅲ型子宫切除术。

### （三）解剖学因素

- 宫颈根治性切除术可通过经阴道入路（如Dargent所述）、机器人辅助途径、开腹或经腹腔镜途径完成。
- 解剖的关键点在于分离输尿管（输尿管松解术）。

- 为确保近端无瘤边缘足够，应将标本送冰冻检查近端切缘。
- 同时需留存5～10mm的宫颈残端以继续维持子宫颈的功能。
- 与根治性子宫切除术（radical hysterectomy，RH）不同，保留生育的手术保留了子宫主动脉的主干，通过结扎子宫动脉宫颈支阻断宫颈血流。有时候难以做到保留血管，需要切断子宫动脉；但这也并无大碍，因为盆腔和卵巢血管的侧支循环会迅速建立[12]。术中血管钳临时夹闭骨盆漏斗韧带，有助于减少从卵巢血管过来的血液。

### （四）非手术治疗

- 对有宫颈外肿瘤播散而不适合手术的患者，或患有严重并发症的患者，宜行同步放化疗。
- 计划行根治性宫颈切除术的患者，超过15%会因为术中检查结果改为根治性子宫切除术（RH），约25%的患者可能会因为最终病理结果而接受术后放疗或子宫切除手术。

## 二、影像学检查与其他诊断方法

- 对于有大块病灶的患者，术前影像学检查有助于排除淋巴结转移、子宫旁组织深部浸润或癌细胞向子宫下段扩散的情况存在。MRI用于判断肿瘤垂直浸润范围十分有价值。同时，PET/CT可用于淋巴结转移的检测。
- 同时，应确定肿瘤的病理亚型和起源，以确认肿瘤是否为原发性宫颈癌。大部分的研究数据显示，宫颈鳞状细胞癌、腺癌和腺鳞癌可行根治性宫颈切除术；而其他类型的肿瘤，如神经内分泌肿瘤，因其更具侵袭性，不适宜此手术。

## 三、术前计划

### 知情同意

拟行RT手术的患者需被告知和同意，可能会因出现下列术中情况改变原有保留子宫的手术计划，包括冰冻切片淋巴结阳性、标本上缘阳性

致使不能保留足够的宫颈残端、出血或肿瘤病灶
＞ 2cm。还应考虑这种虽然很低但确实存在的可
能，即最终病理报告不符，需术后放化疗或单纯
放疗。

■ 术前咨询还应包括与患者讨论，基于其年龄、
先前不孕问题及其他医疗和（或）社会因素
的其潜在的生育能力问题。应告知患者既往
研究中妊娠并发症的发生率，如早期妊娠流产
率（20%）、中期妊娠流产率（3%）及早产率
（25%）。

## 四、手术治疗

### （一）体位

■ 患者取膀胱截石位，调整臀部于距床缘 4 ～ 8cm
位置，放置凝胶垫，起到缓冲作用，并预防手
术台上患者滑落。

■ 患者腿部置于可调节的马镫形气动助力腿架内，
以便在手术过程中调整腿部位置。

■ 采用肩带和胸带将患者安全固定于床上，调整
手臂位置，置于患者身体两侧保持自然中位，
以防受伤。须使用足够泡沫或凝胶填充物环绕

## 五、手术步骤与技巧

### （一）根治性宫颈切除术

#### 1. 进入双侧腹膜后间隙

■ 平行于卵巢血管，于外侧打开子宫阔韧带前叶。

■ 识别位于侧盆壁的髂外动静脉。

■ 识别位于阔韧带后叶髂总动脉分叉处的输尿管。

■ 锐性分离疏松组织间隙（保持输尿管始终位于
腹膜内侧叶）。打开直肠旁间隙，该间隙位于
髂内血管内侧、子宫动脉深方、输尿管和直肠
侧方。

■ 从腹前壁将脐内侧韧带（闭塞脐动脉）牵拉至
侧盆壁，其汇入膀胱顶部，是髂内动脉的终末
分支。

■ 向内侧牵拉闭塞的脐动脉远离髂外动静脉，以

保护患者的手臂和面部。

■ 在对接机器人器械之前，将患者置于倾斜的头
低足高位（35°～ 40°），以协助将肠管移动到上
腹部。然后根据术者要求，将机器人置于患者
左侧方或右侧方，与下半身成约 45°，与腿镫
边缘对齐，有助于进行阴道操作。

### （二）方法

■ 机器人辅助 RT 通常采用经腹腔途径进行。

■ 腹腔镜辅助下经腹入路手术方式，是最佳的直
视状态。我们通常选择 Palmer 点对所有患者进
行第一针穿刺操作，以确保安全进入并避开粘
连。对粘连进行必要的分离，以便置入机器人
辅助套管针。套管针位置须仔细规划，保证最
佳的穿刺孔距离。确保所有套管针垂直于腹壁，
从而使机械臂可以自由活动，避免在实际手术
操作中出现异常的人体工程学问题。

■ 置入 Trocar 后，调整患者为头低足高位，有助
于将小肠移到上腹部，离开手术野。可用 3 ～ 4
块纱布海绵排垫肠管，同时便于切除过程中
止血。

便打开膀胱侧间隙。

■ 打开膀胱侧间隙，可见闭孔神经位于侧方髂血
管后，平行于髂血管走行。

#### 2. 淋巴结切除术

■ 打开腹膜后间隙，识别相关解剖结构后进行盆
腔淋巴结清扫。

■ 有关淋巴结清扫术的详细手术描述，请参阅本
书中相应的章节。

#### 3. 识别子宫动静脉

■ 从髂内动脉追溯脐动脉的起源，定位子宫动脉。

■ 后方的子宫动静脉，位于膀胱侧间隙和直肠侧
间隙之间的宫旁组织内。

#### 4. 输尿管游离

■ 将输尿管从子宫阔韧带游离。上提子宫动脉，
打开输尿管隧道前壁，输尿管由此进入膀胱宫

颈韧带。

### 5. 打开膀胱子宫间隙

- 将膀胱子宫间隙上方疏松附着的腹膜，从子宫和宫颈交界处分开约2cm。
- 而后将膀胱从阴道前壁游离3～4cm，下推至宫颈下方水平（通常超过阴道举宫器）。
- 将输尿管游离至其进入膀胱水平。

### 6. 游离子宫后壁

- 向前侧牵拉子宫，打开子宫直肠陷凹处腹膜，并下推直肠。

### 7. 切除宫旁组织

- 在输尿管内侧将剩余的与宫颈、阴道相连的组织完全分离，从周围组织中彻底游离输尿管。并将宫旁组织与其侧方附着物分离。

### 8. 血管断流

- 将子宫动脉和静脉分开并游离，识别其发出的宫颈分支向下延伸至宫颈内口。采用血管闭合器暂时阻断子宫动脉以减少血流。在宫颈切除术中，应尽量切断子宫动脉的宫颈分支，同时保留子宫动脉的上行支。
- 于骨盆漏斗韧带与输尿管之间开窗打开腹膜。血管夹可用于暂时性阻断骨盆漏斗韧带，以减少流入子宫的血流量。

### 9. 切除标本

- 先确定宫颈切除的预期切缘，继而冷刀切下标本（避免电凝标本切缘，人为影响无瘤边缘的评估）。使用举宫杯或阴道探针标记，切断宫颈切缘下方约4cm处的阴道。组织标本送冰冻切片评估无瘤边缘，必要时需补充切除子宫侧组织以获得足够的无瘤切缘。
- 将子宫动脉从子宫下段游离，采用不可吸收缝线或缝合带于子宫峡部水平环扎宫颈。
- 阴道切缘采用可吸收缝合线环形缝合于子宫下段，并适当注意前后壁方向。

## 六、经验与教训

### （一）体位和穿刺口位置

○ 正确的穿刺口位置随不同机器人类型的功能不同而变化。对于 S 和 Si 机型，Trocar 间 10～12cm 合适距离非常重要，以利于机械臂的无障碍运动和术中的顺畅移动。

### （二）使用血管夹环减少出血

○ 子宫动脉和骨盆漏斗韧带均可在标本切除前暂时阻断。

### （三）子宫动静脉结构异常

○ 子宫动静脉从髂内动静脉有多个分支或分叉并不罕见，需进行识别和结扎。

### （四）举宫和阴道识别

○ 操作过程中，可在宫颈周围放置举宫杯，以便识别需切除的阴道范围。

### （五）淋巴结及宫颈标本近端（子宫端）冰冻切片分析

○ 冰冻切片分析可提示淋巴结受累的可能性。在这种情况下，如果标本子宫侧切缘邻近肿瘤或被累及，需行子宫侧宫颈进一步切除；如若不能，患者应接受根治性子宫切除术，而非根治性宫颈切除术。

## （六）应用手术刀切除标本

○ 手术刀边切宫颈边缝合，以避免意外失血。虽然该操作有利有弊，但却有助于尽可能减少电凝导致手术切缘的错误判读。

## 七、术后护理

■ 膀胱功能障碍患者通常需要在术后保留尿管4～7d。患者可出院，并按要求返院以评估术后残余尿。

■ 需向患者提供常规术后护理。

## 八、预后

■ 比较 RH 和 RT 手术临床结果显示两组在中位手术时间、失血量、输血量、止痛需求和住院时间方面并无显著差异。在 RH 组中，膀胱张力减退所致长时间留置导尿的发生率更高。两组在性心理问题方面无明显差异。

■ 不同的研究显示，基于术中发现而转为 RH 手术的比例为 10%～15%。

■ 基于最终病理报告，多达 1/4 的患者可能需要术后同步放化疗。

■ 尽管比较的患者数量有限（29 例行 RT VS 50 例行 RH），Alexander-Sefre 等发现在 RT 组，深部性交不适、阴道分泌物过多和大腿上部感觉异常等并发症明显增多。RT 组具体问题包括痛经（24%）、月经不调（17%）、复发性念珠菌病（14%）、宫颈缝合问题（14%）、峡部狭窄

（10%）和长时间闭经（7%）。

■ Plante 等对 125 例经阴道根治性宫颈切除术（RVT）患者的研究中，仅 15% 的妇女有生育问题，其中 40% 因宫颈因素引起。

■ 大多数妇女能够怀孕，约 25% 的孕妇进入孕晚期，其中约 75% 的患者实现足月分娩。

■ 各项研究报道显示复发率为 1%～3.8%，5 年无复发率和总生存率分别为 94.4% 和 97.4%。

■ 有关机器人辅助 RT 与经阴道 RT 的研究比较：Persson 等比较机器人辅助 RT 与阴道 RT 两种术式，结果显示剩余宫颈长度相等。同时，在机器人辅助 RT 组中，从环扎带到宫颈内口的距离显著较短，且组内差异较小。仅阴道 RT 组出现环扎线裂开和（或）宫颈狭窄。

■ 机器人辅助 RT（RRT）与开腹宫颈切除术相比，RRT 组术后出血少、住院时间短。手术时间和组织病理结果在两组无差异。

■ 机器人辅助 RT 与腹腔镜 RT 相比，RRT 组的平均估计失血量低于腹腔镜 RT 组。

■ 机器人手术成本高，需研究其经济效益。最近一项比较机器人辅助 RH 与腹腔镜和开腹 RH 的研究显示，机器人手术成本效益更佳。

### 参 考 文 献

[1] Dargent D, Martin X, Sacchetoni A, Mathevet P. Laparoscopic vaginal radical trachelectomy: a treatment to preserve the fertility of cervical carcinoma patients. *Cancer*. 2000;88:1877–1882.

[2] Smith JR, Boyle DC, Corless DJ, et al. Abdominal radical trachelectomy: a new surgical technique for the conservative management of cervical carcinoma. *Br J Obstet Gynaecol*. 1997;104(10):1196–1200.

[3] Koh WJ, Greer BE, Abu-Rustum NR, et al. Cervical cancer, Version 2.2015. *J Natl Compr Canc Netw*. 2015;13:395–404.

[4] Rob L, Charvat M, Robova H, et al. Less radical fertility-sparing surgery than radical trachelectomy in early cervical cancer. *Int J Gynecol Cancer*. 2007;17(1):304–310.

[5] Bouchard-Fortier G, Reade CJ, Covens A. Non-radical surgery for small early-stage cervical cancer. Is it time? *Gynecol Oncol*. 2014;132(3): 624–627.

[6] Plante M, Gregoire J, Renaud MC, et al. Simple vaginal trachelectomy in early-stage low-risk cervical cancer: a pilot study of 16 cases and review of the literature. *Int J Gynecol Cancer*. 2013;23(5):916–922.

[7] Wethington SL, Sonoda Y, Park KJ, et al. Expanding the indications for radical trachelectomy: a report on 29 patients with stage IB1 tumors measuring 2 to 4 centimeters. *Int J Gynecol*

*Cancer*. 2013;23(6):1092–1098.

[8] Lintner B, Saso S, Tarnai L, et al. Use of abdominal radical trachelectomy to treat cervical cancer greater than 2 cm in diameter. *Int J Gynecol Cancer*. 2013;23(6):1065–1070.

[9] Plante M. Bulky early-stage cervical cancer (2–4 cm lesions): upfront radical trachelectomy or neoadjuvant chemotherapy followed by fertilitypreserving surgery: which is the best option? *Int J Gynecol Cancer*. 2015;25(4):722–728.

[10] Tanguay C, Plante M, Renaud MC, Roy M, Têtu B. Vaginal radical trachelectomy in the treatment of cervical cancer: the role of frozen section. *Int J Gynecol Pathol*. 2004;23(2):170–175.

[11] Park KJ, Soslow RA, Sonoda Y, Barakat RR, Abu-Rustum NR. Frozensection evaluation of cervical adenocarcinoma at time of radical trachelectomy: pathologic pitfalls and the application of an objective scoring system. *Gynecol Oncol*. 2008;110(3):316–323.

[12] Klemm P, Tozzi R, Köhler C, Hertel H, Schneider A. Does radical trachelectomy influence uterine blood supply? *Gynecol Oncol*. 2005;96(2): 283–286.

[13] Abu-Rustum NR, Sonoda Y. Fertility-sparing surgery in early-stage cervical cancer: indications and applications. *J Natl Compr Canc Netw*. 2010;8(12):1435–1438.

[14] Downey K, Shepherd JH, Attygalle AD, et al. Preoperative imaging in patients undergoing trachelectomy for cervical cancer: validation of a combined T2- and diffusion-weighted endovaginal MRI technique at 3.0 T. *Gynecol Oncol*. 2014;133(2):326–332.

[15] Lakhman Y, Akin O, Park KJ, et al. Stage IB1 cervical cancer: role of preoperative MR imaging in selection of patients for fertility-sparing radical trachelectomy. *Radiology*. 2013;269(1):149–158.

[16] Sironi S, Buda A, Picchio M, et al. Lymph node metastasis in patients with clinical early-stage cervical cancer: detection with integrated FDG PET/CT. *Radiology*. 2006;238(1):272–279.

[17] Abu-Rustum NR, Neubauer N, Sonoda Y, et al. Surgical and pathologic outcomes of fertility-sparing radical abdominal trachelectomy for FIGO stage IB1 cervical cancer. *Gynecol Oncol*. 2008;111(2): 261–264.

[18] Plante M, Gregoire J, Renaud MC, Roy M. The vaginal radical trachelectomy: an update of a series of 125 cases and 106 pregnancies. *Gynecol Oncol*. 2011;121(2):290–297.

[19] Alexander-Sefre F, Chee N, Spencer C, Menon U, Shepherd JH. Surgical morbidity associated with radical trachelectomy and radical hysterectomy. *Gynecol Oncol*. 2006;101(3):450–454.

[20] Pareja R, Rendón GJ, Sanz-Lomana CM, Monzón O, Ramirez PT. Surgical, oncological, and obstetrical outcomes after abdominal radical trachelectomy—a systematic literature review. *Gynecol Oncol*. 2013; 131(1):77–82.

[21] Lanowska M, Mangler M, Spek A, et al. Radical vaginal trachelectomy (RVT) combined with laparoscopic lymphadenectomy: prospective study of 225 patients with early-stage cervical cancer. *Int J Gynecol Cancer*. 2011;21(8):1458–1464.

[22] Persson J, Imboden S, Reynisson P, Andersson B, Borgfeldt C, Bossmar T. Reproducibility and accuracy of robot-assisted laparoscopic fertility sparing radical trachelectomy. *Gynecol Oncol*. 2012;127(3):484–488.

[23] Nick AM, Frumovitz MM, Soliman PT, Schmeler KM, Ramirez PT. Fertility sparing surgery for treatment of early-stage cervical cancer: open vs. robotic radical trachelectomy. *Gynecol Oncol*. 2012;124(2):276–280.

[24] Hong DG, Lee YS, Park NY, Chong GO, Park IS, Cho YL. Robotic uterine artery preservation and nerve-sparing radical trachelectomy with bilateral pelvic lymphadenectomy in early-stage cervical cancer. *Int J Gynecol Cancer*. 2011;21(2):391–396.

[25] Wright JD, Herzog TJ, Neugut AI, et al. Comparative effectiveness of minimally invasive and abdominal radical hysterectomy for cervical cancer. *Gynecol Oncol*. 2012;127(1):11–17.

# 根治性子宫切除术：B₂型与C₂型
# Radical Hysterectomy Techniques: Type B₂ and Type C₂

Kenneth D. Hatch 著

刘 露 译

郭红燕 高 妍 校

妇科手术技巧
妇科肿瘤学
Operative Techniques in
Gynecologic Surgery
Gynecologic Oncology

119

# 一、总体原则

■ 任何针对肿瘤的外科手术都需要去除原发肿瘤病灶和可能扩散区域。宫颈癌的转移首先通过直接蔓延扩散，其次通过淋巴结转移扩散。直接扩散至宫颈，然后至宫旁组织，再到骨盆壁等结构。Meigs 采取的根治性子宫切除和淋巴结清扫术满足了上述要求。膀胱功能障碍和输尿管损伤的高发生率使外科医生不断改良手术方法以减少对自主神经的影响。Piver 和 Rutledge 于 1974 年发表了 5 种类型扩大性子宫切除术，提出了改良的 Meigs 根治性子宫切除术。在保留神经的术式广泛应用后，这种分类法逐渐显示出不充分性。2007 年，在 Shingo Fujii 和 Paul Morrow 于京都组织的一次国际会议上，提出了目前广泛使用的 Kyoto 分类法。两种分类系统见下列表中（表 17–1 和表 17–2）。Piver 2 手术和 Kyoto B 手术范围类似，但 Kyoto 分类法包括 $B_1$ 型和 $B_2$ 型，以区分何时需将宫旁脂肪结缔组织从输尿管切除至闭孔窝。最明显的差别在于 Piver 3 类和 Kyoto C 型手术。Piver 3 类去除了包括自主神经在内的所有主韧带；Kyoto C 型被分为两型，$C_1$ 型仅去除了宫颈至自主神经间的宫旁组织，而 $C_2$ 型去除了包括自主神经的整个宫旁组织。本书将使用 Kyoto 分类法，而保留神经的根治性子宫切除术（NSRH）将被归为为 $C_1$ 型。

## （一）定义

■ 宫颈癌手术治疗方案可以根据宫颈癌分期情况进行具体调整。

■ I $A_1$ 期，浸润范围小于 3mm，可以采取宫颈锥形切除术、宫颈切除术或单纯子宫切除术进行治疗。除非存在淋巴血管间隙浸润（LVSI），否则不需清扫淋巴结。

■ I $A_2$ 期，浸润范围 3 ～ 5mm（LVSI 阴性），可以采用根治性宫颈切除术和盆腔淋巴结清扫术（pelvic lymph node dissection，PLND）或 B 型根治性子宫切除术和 PLND 进行治疗（图 17–1）。

■ I $B_1$ 期采用 $C_1$ 型根治性子宫切除术和 PLND 进行治疗。

■ I $B_2$ 期病变采用同步放化疗而不是手术治疗。

■ 病灶位于宫颈外且呈外生型的 I $B_2$ 期亚型宫颈癌，是 $C_1$ 型根治性子宫切除术的适应证。

■ I $B_2$ 期宫颈癌，病灶呈内生型，宫颈管扩张成

表 17–1　1974 年扩大性子宫切除术的 Piver–Rutledge 分类

| 分类 | 输尿管 | 子宫血管切除范围 | 主韧带（宫旁组织） | 宫骶韧带 | 阴道 |
|---|---|---|---|---|---|
| 1 类 | 未暴露 | 子宫 | 子宫 | 未说明 | 未说明 |
| 2 类 | 打开输尿管隧道顶端（屋顶）未从耻骨膀胱韧带外切开 | 子宫 | 内 1/2 | 子宫与骶骨之间 | 上 1/3 |
| 3 类 | 从耻骨膀胱韧带游离至膀胱，保留隧道后部一小部分组织 | 至髂内血管 | 至盆壁 | 切除至骶骨附着处 | 上 1/2 |
| 4 类 | 从耻骨膀胱韧带完全游离至膀胱 | 必要时切除髂内血管 | 必要时切除髂内血管 | 切除至骶骨附着处 | 3/4 阴道 |
| 5 类 | 切除部分膀胱或输尿管 | 必要时切除髂内血管 | 必要时切除髂内血管 | 自韧带骶骨附着处切除 | 3/4 阴道 |

引自 Piver MS, Rutledge F, Smith JP. Five classes of extended hysterectomy for women with cervical cancer. Obstet Gynecol. 1974;44(2):265–272.

表 17-2　2007 年，Kyoto，日本 Querleu-Morrow 分类

| 分类 | 输尿管 | 子宫血管切除范围 | 宫旁组织（主韧带） | 宫骶韧带 | 膀胱宫颈韧带 | 阴道 |
|------|--------|------------------|---------------------|----------|--------------|------|
| A 型 | 未暴露 | 从子宫切断 | 从子宫切断 | 从子宫切断 | 不分离 | 在宫颈处切除 |
| B₁ 型 | 打开输尿管表面隧道 | 从输尿管隧道处切断 | 从输尿管隧道处切断 | 宫颈与直肠之间 | 宫颈和膀胱之间 | 1cm |
| B₂ 型 | 打开输尿管表面隧道 | 在输尿管隧道处或靠外侧切断 | 从输尿管隧道处切断。去除淋巴结缔组织至子宫动脉起始处 | 宫颈与直肠之间 | 宫颈和膀胱之间 | 1cm |
| C₁ 型 | 游离至膀胱 | 从髂内血管起源处离断 | 分离至髂内血管，保留子宫深静脉背侧的自主神经 | 自直肠处切除 | 自膀胱处切除 | 1.5～2cm |
| C₂ 型 | 游离至膀胱 | 从髂内血管起源处离断 | 整个宫旁，包括子宫深静脉背侧及自主神经 | 自直肠处切除 | 自膀胱处切除 | 1.5～2cm |

引 自 Morrow PC. Morrow's Gynecologic Cancer Surgery. 2nd ed. Encinitas, CA: South Coast Medical Publishing; 2013:583, Table 10-16

桶形，则淋巴结阳性、宫旁受累和（或）切缘阳性的发生率很高，需行放射治疗。因此，大多数外科医生会建议使用放化疗而不是根治性子宫切除术，以避免根治性手术合并放疗的并发症。

■ C₂ 型根治性子宫切除术适用于肿瘤侵犯阴道旁时，即使手术可能导致膀胱功能障碍，患者仍要求选择根治性手术的情况。

■ 本章将讨论 B₁ 型和 C₂ 型的手术。

■ C₁ 型将在"第 18 章　保留神经的根治性子宫切除术"中讨论。

## （二）解剖学因素

■ B 型手术通常用于需要淋巴结清扫的 IA 期肿瘤。

■ B₁ 型：输尿管隧道顶需要打开，将其从宫旁组织向侧方游离。

■ 子宫动脉可直接在输尿管上方或在侧方任何位置切断。如果使用电热器械离断子宫动脉，最好不要直接在输尿管上应用。

■ 将输尿管侧向游离，以使主韧带内 1/3～1/2 区域可被切断（图 17-1）。

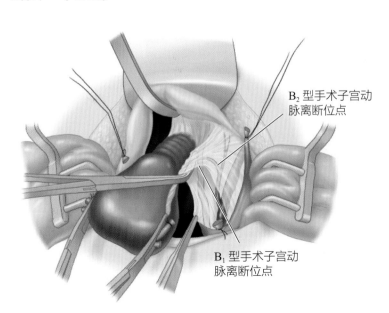

◀ 图 17-1　B 型根治性子宫切除术
子宫动脉在输尿管隧道（B₁ 型）处或其自髂内分出处（B₂ 型）被切断

B₂ 型手术子宫动脉离断位点

B₁ 型手术子宫动脉离断位点

■ B₂ 型包括沿子宫动脉切除宫颈旁淋巴结组织。将在视频中显示。

■ C₁ 型（NSRH）：将输尿管完全游离。在侧盆壁处横切主韧带的血管部，淋巴和结缔组织随血管一并切除。背侧切缘是子宫深静脉。宫骶韧带在直肠水平上分开。将膀胱宫颈韧带前部切开，后部向侧方推开分离，以保留自主神经的膀胱分支（图 17-2）。

■ C₂ 型包括上面 C₁ 型中的步骤，但需在侧方髂内血管内侧切除整个主韧带；去除自主神经

（图 17-3）；切除膀胱宫颈韧带后叶。此范围手术仅适用于宫颈大块病灶，存在已知或可疑宫旁浸润。

## 二、影像学检查与其他诊断方法

■ PET/CT 在检测淋巴结和肺转移方面优于 CT 或 MRI。对于考虑手术的 I B₂ 期患者，应完善该检查。

■ MRI 对确定肿瘤大小、肿瘤的宫旁浸润范围或者间质浸润最有帮助。

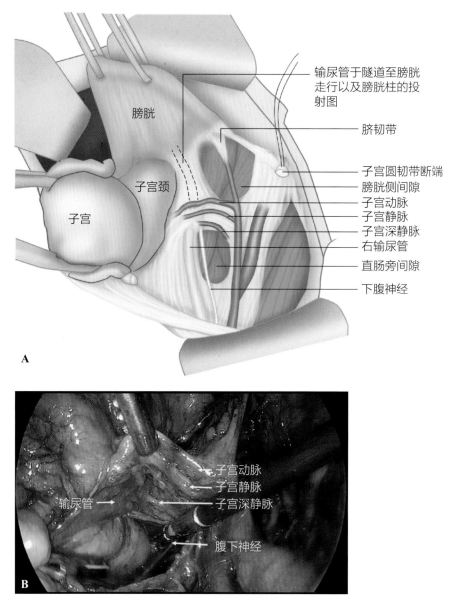

▲ 图 17-2  C₁ 型根治性子宫切除术

A. 子宫动静脉在其起始处被离断，淋巴结缔组织切除至子宫深静脉水平；B. 主韧带区域的血管和淋巴术中照片

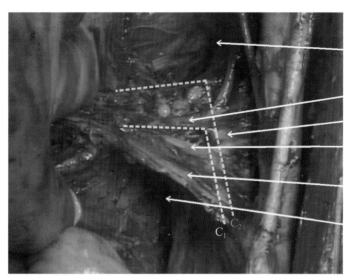

膀胱侧间隙

子宫深静脉（阴道静脉）

髂内静脉

子宫静脉

子宫动脉

直肠旁间隙

▲ 图 17–3　C₂型根治性子宫切除术。画线比较 C₂型与 C₁型手术范围。与 C₁型相比，C₂型除去了包括自主神经在内的盆底结缔组织

引自 Cibula D, Abu–Rustum NR, Benedetti–Panici P, et al. New classification system of radical hysterectomy: emphasis on a three–dimensional anatomic template for parametrial resection.Gynecol Oncol. 2011;122:264–268, Figure 2

- 对于盆腔淋巴结诊断，MRI 和 CT 有 5% ～ 25% 的假阳性率。如果在影像学上发现淋巴结变大，需行细针穿刺或手术分期来证明存在肿瘤转移。

## 三、术前准备

- 评估患者的整体身体状况，以确定是否能够耐受 200 ～ 1000ml 的失血及耗时 3h 的手术。讨论切口选择及如何处理卵巢。讨论即使实施神经保留手术，也需要持续5～14d 的膀胱引流。
- ▷ 当子宫大小正常时，首选通过腹腔镜或机器人手术进行内镜微创手术。当子宫太大无法经阴道取出，或存在诊断不明确的盆腔或附件包块时，优选剖腹手术。首选下腹正中切口。

- 当要求美观且患者不肥胖时，可采用腹壁横切口。
- 50 岁以下的女性可以保留卵巢。但是，任何年龄的妇女都应建议卵巢切除术，以防卵巢出现病变，包括子宫内膜异位症、既往盆腔炎症性疾病或卵巢肿瘤等情况。

## 四、手术治疗

### 体位

- 腿架支撑摆放膀胱截石位（如 Allen 或 Yellofin 腿架）。
- 小腿放置气压循环装置和术前使用抗生素。

## 五、手术步骤与技巧

### （一）B₂型根治性子宫切除术

- 打开盆腔腹膜后间隙。
- 识别脐韧带。
- 打开膀胱侧方间隙。
- 打开直肠旁间隙。

- 识别子宫血管。
- 将子宫血管从其起始处游离切断，在输尿管上方将脂肪和淋巴组织一并切除。
- 在膀胱子宫返折处切开腹膜。
- 下推膀胱。
- 打开输尿管隧道。
- 如果患者曾接受过放疗，应保留子宫动脉的输

尿管支。如果血管正常，可将其切断以便更好游离。

- 在输尿管上方牵拉子宫血管。
- 游离切断膀胱宫颈韧带。
- 向侧方分离输尿管。
- 离断主韧带至宫颈旁 1 ～ 2cm。
- 切断宫骶韧带。
- 打开阴道。
- 经阴道取出子宫。
- 经阴或腹腔镜缝合断端。

### 1. 术后检查

- 输尿管仍附着在腹膜上。膀胱子宫韧带已离断，但并未从膀胱和阴道之间的结缔组织中完全游离输尿管。

### （二）C₂ 型根治性子宫切除术

- 大多数外科医生会探查盆腔以确定是否可以切除肿瘤，并且无须术后放疗即可治愈。通常终止手术原因是存在多个阳性淋巴结，可见宫旁转移以及膀胱底部受累。
- 第一步是打开盆腔腹膜后间隙。
- 如果手术计划是，存在阳性淋巴结或宫旁转移，需终止根治性子宫切除术，则先将圆韧带完整保留。
- 识别脐韧带并打开膀胱侧间隙。
- 分离输尿管和髂内动脉之间区域，打开直肠旁间隙。
- 切除淋巴结。如果发现肿大淋巴结，则可以先将其切除送冰冻病理检查。如果检测了前哨淋巴结，则将它们送冰冻检查。可以在根治性子宫切除术之前或之后行全面的淋巴结清扫术。
- 检查宫旁组织是否有转移。
- 接下来，切开膀胱子宫返折腹膜，向足侧分离膀胱。腹侧牵拉膀胱，锐性分离进入膀胱和宫颈之间的疏松间隙。如果该间隙被肿瘤浸润，则解剖将很困难且易出血。应考虑行冰冻检查。

- 在这三个区域排除肿瘤转移后，可以进行根治性子宫切除术。
- 切断圆韧带。
- 将输尿管从腹膜游离，并在其上放一个 Penrose 引流管以便轻柔牵引。
- 可以根据解剖结构调整后续步骤的顺序。
- 当由于以下原因使盆腔显露困难时：① 肥胖；② 骨盆深而狭窄；③ 子宫体积大；④ 子宫内膜异位症，盆腔炎或憩室炎引起的瘢痕形成，则可先将子宫血管、主韧带和宫骶韧带离断。这可推举子宫向腹侧，使输尿管和阴道旁的解剖结构更易暴露。
- 当盆腔暴露尚可时，手术可以从越过输尿管横断子宫动脉和子宫浅静脉开始。
- 剩余的主韧带由子宫深静脉、结缔组织和淋巴组织以及自主神经（副交感神经丛）组成。在 C₂ 型手术中，这些也被一并切除于标本中。
- 它们的尾部和背侧是阴道动静脉，它们发出分支——膀胱下动脉。阴道静脉的位置可发生变异，需要仔细分离。
- 切开宫骶韧带之间的腹膜打开直肠阴道间隙，然后钝性向背侧推开直肠，使其远离阴道。
- 然后向内侧推直肠，远离双侧子宫骶韧带。
- 将宫骶韧带于近骶骨处切断。
- 在 C₂ 型手术中，一并切除腹下神经和输尿管系膜。
- 现在除了阴道和膀胱宫颈阴道韧带后叶外，标本已完全离断。
- 切开膀胱宫颈阴道韧带，向足侧牵拉膀胱，钳夹并切开阴道。
- 阴道切除范围取决于宫颈肿瘤范围。

### （三）C₂ 型根治性子宫切除术

- 该视频演示了不同类型的根治性子宫切除术的手术范围，并演示了 C₂ 型根治性子宫切除术。

## 六、经验与教训

○ 在开始细节分离解剖前，充分打开整个手术区域。这样如果术中有出血，则更容易控制。

○ 处理出血。如果确实出血较多，先压迫局部，向足侧找到出血部位分支血管，进而向头侧找到相关血管主干。

○ 用止血夹或血管环钳夹大的髂血管，直至发现并缝合了特定的出血部位再放开。止血夹不会损伤动脉或静脉。

## 七、术后护理

### （一）B₂型根治性子宫切除术

大多数 B₁ 型或 B₂ 型手术采用微创手术。失血量将少于 250ml。术后第 1 天可拔除导尿管。通过下肢压力泵和早期下床活动来预防深静脉血栓形成。

### （二）C₂型根治性子宫切除术

- 小腿加压设备。
- 早期下床活动。
- 适当补充液体。
- 如果超过 60 岁且有肥胖症或深静脉血栓史，可以预防性抗凝。
- 对于 C₂ 型手术，导尿管放置 6 周。推荐耻骨上引流管。患者于 6 周开始进行导尿管间断夹闭开放训练。当她能够开始排尿并且残留尿液在 100ml 范围内时，可以拔除导管。必须教患者如何使用 Credé 动作来增加膀胱压力，使其足以开始排尿。如果一些患者无法排尿，需要教会其自行导尿。

## 八、预后

- 无瘤生存率取决于临床分期、手术结果和病理特征。
- 高危因素：淋巴结阳性、切缘阳性和宫旁组织癌浸润。
- 不存在高危因素时的中危因素：肿瘤大小、浸润深度、LVSI 和肿瘤分级。

- I A₁ 期患者生存率超过 99%。
- I A₂ 期患者的生存率为 98%。
- 根据上述因素，I B₁ 期患者的生存率为 80% ～ 95%，取决于是否存在上述中危因素。
- I B₂ 期患者的生存率为 70% ～ 85%。

## 九、并发症

### （一）B₂型根治性子宫切除术

- 尿潴留的发生并不高于筋膜外子宫切除术。除了先前接受过放射治疗的患者外，膀胱瘘较少发生。
- 膀胱感染很少发生，并且与尿潴留后重新插入尿管有关。

### （二）C₂型根治性子宫切除术

#### 1. 术中并发症

- 失血 500 ～ 1500 ml。
- 1% 膀胱和输尿管损伤，1.5% 大血管伤害，0.3% 闭孔神经损伤。

#### 2. 术后并发症

- 3% 深静脉血栓形成，1% 肺栓塞。
- 在输尿管解剖部位上方输尿管狭窄伴轻度扩张很常见。
- 有症状的输尿管狭窄很少见，少于 1%。
- 输尿管瘘可能在手术后 10 ～ 14d 发生，其原因是隐匿的机械或热损伤。通过限制从腹膜剥离的输尿管长度，可以降低该风险。髂内的输尿管分支应予保留。
- 最常见的并发症是膀胱功能障碍。在广泛使用保留神经术式之前，30%的患者会出现严重的膀胱功能迟缓，需要行自我导尿或耻骨上膀胱引流。使用神经保护术式（$C_1$型根治性子宫切除术），2周后的膀胱功能障碍发生率低于10%。

- $C_1$型保留神经的根治性子宫切除术（NSRH）详见第18章。

## 参考文献

[1] Berek JS, Hacker NF. Cervical Cancer, in *Berek and Hacker's Gynecologic Oncology*. Wolters Kluwer; 2015:342–351.

[2] Cibula D, Abu-Rustum NR, Benedetti-Panici P, et al. New classification system of radical hysterectomy: emphasis on a three-dimensional anatomic template for parametrial resection. *Gynecol Oncol.* 2011;122: 264–268.

[3] Meigs JV. Carcinoma of the cervix: the Wertheim operation. *Surg Gynecol Obstetr.* 1944;78:195–199.

[4] Morrow PC. *Morrow's Gynecologic Cancer Surgery*. 2nd ed. Encinitas, CA: South Coast Medical Publishing; 2013:582–608.

[5] Piver RS, Rutledge F, Smith JP. Five classes of extended hysterectomy for women with cervical cancer. *Obstet Gynecol.* 1974;44:265–272.

[6] Querleu D, Morrow CP. Classification of radical hysterectomy. *Lancet Oncol.* 2008;9:297–303.

# 保留神经的根治性子宫切除术

## Nerve-Sparing Radical Hysterectomy

Kenneth D. Hatch　著

于　博　译

郭红燕　高　妍　校

**妇科手术技巧**

妇科肿瘤学

**Operative Techniques in Gynecologic Surgery**

Gynecologic Oncology

# 一、总体原则

Meigs 和 Okabayashi 根治性子宫切除术均指靠盆壁侧完整切除主韧带，其中包含自主神经，由此可导致膀胱功能失调。

## （一）定义

- 保留神经的根治性子宫切除术（nerve-sparing radical hysterectomy，NSRH）是指避免切断支配膀胱的副交感及交感神经的手术技术。目前保留神经的手术操作包括以下两种技术。

- 第一种是直接识别并游离自主神经。这一方法由 Kobayashi（1961）和 Sakamoto（1970）在日本首次提出（参考文献中未引用）。其详细介绍了主韧带内走行的血管成分以及背侧的神经走行，并提出了保留神经的手术。1984年，Fujiwara 在日本发表了在分离膀胱基底部时发现的内脏神经的膀胱分支走行。1991年，Yabuki 首次发表了英文版文章。Shingo Fujii 发表了神经解剖的最完整详尽的描述和图示（图 18-1 至图 18-5）。

- 来自荷兰的 Trimbos 在日本学习了保留神经的手术技术，并于 2001 年将此推广到欧洲。他指出相比较于日本女性，西方女性的盆腔位置更深，且有更多的脂肪覆盖。比如，手术切除日本患者宫旁组织（主韧带）的血管部分后，很容易看到其下方走行的神经纤维；而在西方女性中，神经被脂肪层覆盖，须将脂肪去除才能显露神经。

- Höckel 在现有手术的基础上提出了全肌层系膜切除术（total mesometrial resection，TMMR）。该技术可以保留盆腔内的下腹下神经丛，以及腹主动脉上方的上腹下神经，然后自子宫骶韧带和直肠阴道韧带将输尿管环绕肌层系膜 Mesoureter 游离。下腹下神经在输尿管系膜中走行。术者不单独游离神经，在分离阴道旁组织时向外侧牵拉输尿管和输尿管系膜，避开了膀胱的神经。

- 以上两种保留神经的根治性子宫切除术（NSRH）将在视频中详细介绍。

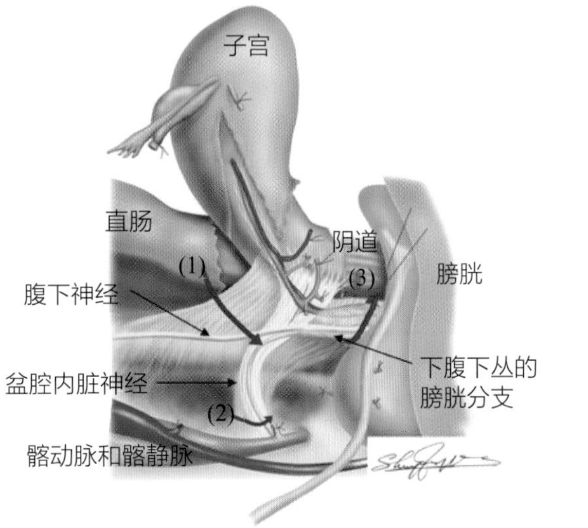

## （二）解剖学因素

- 膀胱功能有赖于完整的交感神经和副交感神经传导。交感神经源自于 $T_{11}$ ～ $L_2$ 神经，在主动脉分叉处形成上下腹上下神经丛。成对的腹下神经下降到盆腔，位于输尿管背侧约 2cm 处（技术图 18-1）。其与源于 $S_2$ ～ $S_4$ 的副交感内

▲ 图 18-1 支配子宫、膀胱的自主神经与主要血管的关系

［引自 Fujii S, Takakura K, Matsumura N, et al. Anatomic identification and functional outcomes of the nerve sparing Okabayashi radical hysterectomy. Gynecol Oncol. 2007;107(1):4–13］

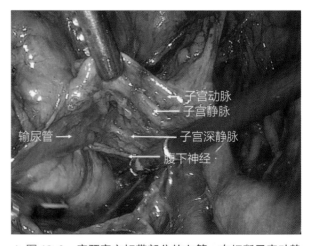

▲ 图 18-2 宫颈旁主韧带部分的血管，在切断子宫动静脉血管之前

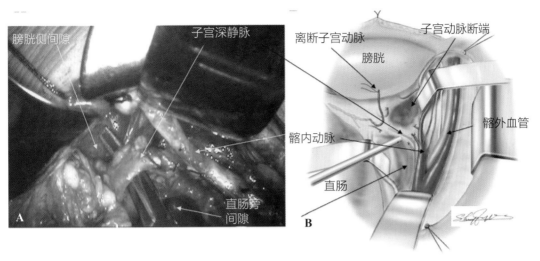

▲ 图 18-3　子宫深静脉的术中图片（A）和示意图（B）

［引自 Fujii S, Takakura K, Matsumura N,et al. Anatomic identification and functional outcomes of the nerve sparing Okabayashi radical hysterectomy.Gynecol Oncol. 2007;107(1):4–13］

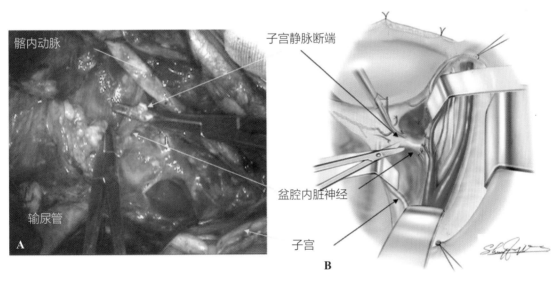

▲ 图 18-4　离断子宫深静脉的术中图片（A）和示意图（B）

［引自 Fujii S, Takakura K,Matsumura N, et al. Anatomic identification and functional outcomes of the nerve sparing Okabayashi radical hysterectomy. Gynecol Oncol. 2007;107(1):4–13］

脏神经共同形成下腹下神经丛。来自下腹下神经丛的内脏神经穿行于子宫深静脉背侧，达子宫处形成子宫分支和膀胱分支（图 18-1）。

■ 如果未将下腹下神经与子宫骶韧带游离，该神经将会在切断子宫骶韧带和直肠阴道韧带时被切断。

■ 在游离阴道旁组织时，如果内脏神经的膀胱支未同输尿管一并向外侧牵拉，则可能受损。

■ 行 $C_2$ 型根治性子宫切除术时，外科医师在横断盆腔侧壁神经时，会将交感神经和副交感神经分离开。

■ 腹下神经的交感神经能够支配尿液的存储，副交感神经支配尿液的排出（交感神经——储存尿液；副交感神经——排尿）。破坏交感神经将导致副交感神经占主导，进而使膀胱产生高压、低容量。如果在 $C_2$ 型根治性子宫切除术同时损

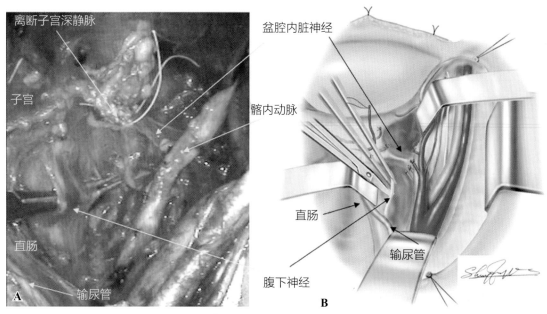

▲ 图 18-5　腹下神经和内脏神经的术中图像和示意图

［引自 Fujii S, Takakura K,Matsumura N, et al. Anatomic identification and functional outcomes of the nerve sparing Okabayashi radical hysterectomy. Gynecol Oncol. 2007;107(1):4–13 ］

伤了交感神经和副交感神经，几天内会出现膀胱高压、低容量，随后膀胱失去张力，并完全丧失感觉功能。

■ 保留神经手术的起始步骤是在进行腹主动脉旁淋巴结清扫术时保留主动脉分叉处的下上腹上下神经丛。自直 – 乙状结肠肠系膜根部游离腹下神经至主韧带。切断子宫深静脉并与标本一并向内侧牵拉。从而横断腹下神经的子宫分支。保留的内脏神经可同输尿管一并向外牵拉（技术图 18-1 至技术图 18-7）。这些手术照片演示了自下上腹上下神经丛至下腹下神经丛的腹下神经的完整走行。

■ 盆腔淋巴结清扫完毕后，就会打开直肠旁间隙和膀胱旁间隙。当主韧带血管及淋巴结缔组织切除后，解剖游离的闭孔窝、膀胱侧窝和直肠窝将融为一体（图 18-6）。

■ 需切除的主韧带的背侧缘是子宫深静脉。

■ 需切除子宫深静脉，才能确保切除得更彻底。

## 二、影像学检查与其他诊断方法

■ 保留神经的根治性子宫切除术（NSRH）最适用于ⅠB₁期和ⅠB₂期宫颈癌，术后不需要放疗（见下文）。术前 MRI 成像以确定肿瘤是否存在宫旁的受累浸润，是否有增大或可疑的淋巴结，将有助于选择最适合进行 NSRH 的患者。

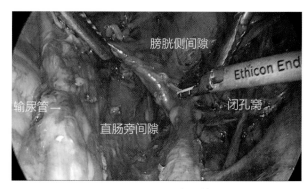

▲ 图 18-6　离断主韧带后会融合的三个解剖间隙

## 三、手术步骤与技巧

目前有两种广泛应用和普遍接受的保留神经的根治性子宫切除术方法。

### （一）保留神经的根治性子宫切除术

- 这种方法由日本妇科医师提出，通过识别腹下神经并将其游离至子宫深静脉。然后将子宫深静脉离断并显露汇入腹下神经丛的腹下神经。然后将其与输尿管一并向外侧牵拉予以保留。腹下神经丛的子宫分支将与子宫一起被切除，输尿管和膀胱分支将被保留。下图显示手术过程的步骤（技术图 18-1 至技术图 18-7）。
- 从圆韧带打开腹膜后间隙，并提拉组织保持张力。
- 自卵巢血管外侧打开腹膜直至盲肠。
- 打开阔韧带的前叶，向下至膀胱腹膜返折，侧方至宫旁。
- 打开膀胱侧窝，向侧方至脐韧带。
- 在髂内动脉和输尿管之间打开直肠侧窝。
- 检查宫旁是否有病灶浸润。
- 认清子宫动脉，分离膀胱侧窝内侧壁，向外侧牵拉脐韧带。
- 将膀胱上方腹膜向腹侧牵拉，将膀胱自宫颈及阴道上段游离，切开膀胱子宫腹膜返折。膀胱自宫颈及阴道上段向下游离 2 ~ 4cm。
- 于起始处离断子宫动静脉。

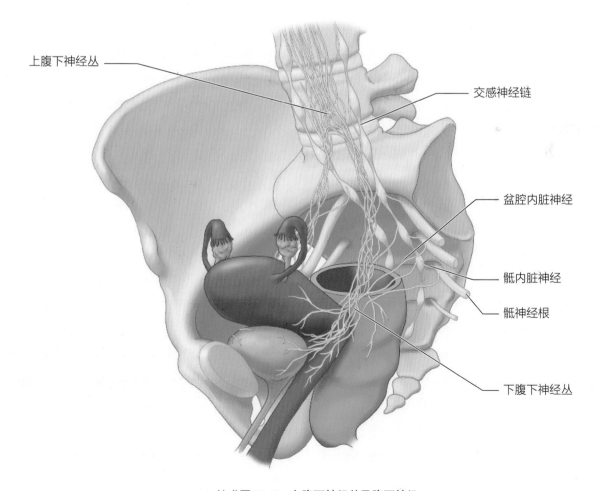

上腹下神经丛

交感神经链

盆腔内脏神经

骶内脏神经

骶神经根

下腹下神经丛

▲ 技术图 18-1　上腹下神经丛及腹下神经

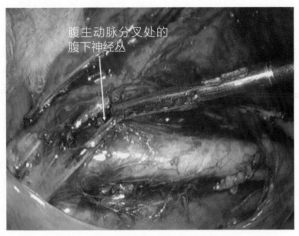

▲ 技术图 18-2　辨清腹主动脉分叉处的上腹下神经丛

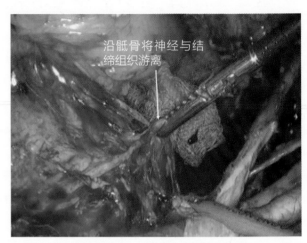

▲ 技术图 18-3　腹下神经降至盆腔

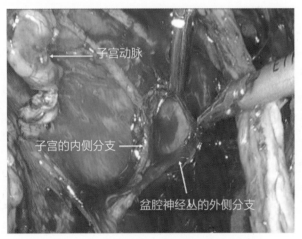

▲ 技术图 18-4　腹下神经的子宫支及腹下神经丛分支

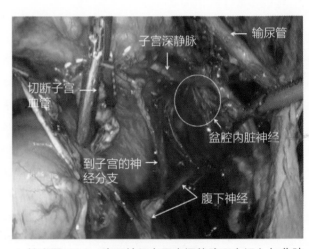

▲ 技术图 18-5　腹下神经在子宫深静脉下方汇入与盆腔内脏神经

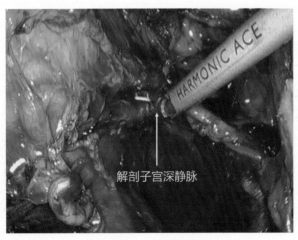

▲ 技术图 18-6　游离子宫深静脉

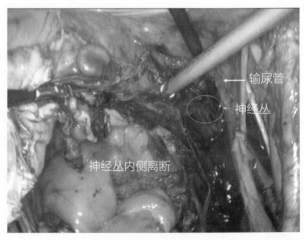

▲ 技术图 18-7　切断盆腔神经内侧

- 自子宫动脉起始部向头侧 2 ～ 3cm 开始，将输尿管从其附着的腹膜处分离。保持侧向牵拉输尿管，分离至其进入输尿管隧道—内侧紧邻宫颈。
- 提拉输尿管上方的子宫动静脉，找寻子宫动脉的输尿管分支并离断。
- 识别距输尿管背侧 2cm 处的腹下神经，其走行于直 - 乙状结肠系膜根部的脂肪组织中。
- 主韧带外侧包含淋巴及脂肪结缔组织，将其与下腹血管游离。
- 找到子宫深静脉并且切断。
- 于双侧子宫骶韧带之间，沿子宫直肠陷凹切开腹膜，游离直肠。在直肠水平离断子宫骶韧带。无须在骶骨处离断子宫骶韧带。
- 朝向阴道旁切断子宫主韧带。

- 牵拉膀胱宫颈韧带前叶，分离切断至输尿管。
- 然后向侧方分离输尿管。
- 当向内侧分离至阴道壁时，自主神经的子宫支将被切断。
- 膀胱的自主神经沿输尿管走行。
- 切开阴道，取除子宫。
- 采用可吸收缝线连续缝合阴道。

### （二）全子宫系膜切除术

- 全子宫系膜切除术（TMMR）强调子宫和宫颈的胚胎学起源。
- 该技术通过将子宫骶韧带劈开，分成输尿管系膜和宫骶韧带两部分，从而保留下腹下神经。
- 输尿管系膜中走行着腹下神经，当输尿管系膜和输尿管向外侧游离时，腹下神经与其一同移向外侧。

## 四、经验与教训

✖ 放射治疗对膀胱、游离的输尿管及神经具有长期的不良影响，可能会抵消 NSRH 带来的益处。

◯ NSRH 的最大获益人群是那些宫旁浸润或淋巴结阳性可能性低的患者（阳性需要放疗）。

◯ 如果 MRI 未提示存在肿瘤扩散，$IB_2$ 期宫颈癌患者仍然可行 NSRH。

## 五、术后护理

- 该手术通常采用微创手术完成。
- 卧床期间可使用下肢静脉泵。
- 尽早下地活动。
- 手术当日可酌情饮水，次日可逐步恢复饮食，预计在术后第 1 天出院。
- 导尿管将保留 1 周，并且拔除导尿管之后行排尿功能检测。
- 术后 1 周，大多数患者残余尿量少于 100ml。
- 如果患者无法排尿，则再次留置尿管一周后重新测试直至能够自行排尿。

- 大多数患者术后排尿感觉几乎如常，无须使用 Valsalva 法或 Credé 法增加腹压的方法来排尿。没有患者不得不进行自我导尿。

## 六、预后

- 大部分研究报道显示，与传统的 $C_2$ 型的子宫切除术相比，NSRH 手术的失血量更少，术后并发症少，术后膀胱功能恢复更好。
- 所有这些研究都采用回顾性对照分析。尚无前瞻性手术研究比较肿瘤结局。
- 一篇由 Basaran 发表的关于肿瘤结局研究的系统性回顾分析。由于效果评定的差异性以及患者例数少，无法进行 Meta 分析，因此未能得出明确的结论。

- 术后复发率为 0% ～ 19.6%。
- Ditto 的研究报道显示，NSRH 手术的总生存率为 90.8%，CRH 手术的总生存率为 84.1%。NSRH 手术的无病生存率为 78.9%，而 CRH 手术的无病生存率为 79.8%。由于其中混杂变量如肿瘤的大小、新辅助化疗及辅助化疗等因素，未能得出明确的结论。

## 七、并发症

- 大多数 NSRH 通过微创手术完成；然而即使通

过开腹完成手术，相较于 CRH，NSRH 的并发症发生率仍显著降低。

- 行微创 NSRH 手术的患者，失血量为 135 ～ 230ml，住院天数为 2d，膀胱功能在术后 2 ～ 14d 恢复。
- 输尿管损伤、感染、淋巴囊肿形成、肠损伤、膀胱损伤的发生仍会出现，但更常见于如下情况，如患者肥胖或盆腔解剖的异常改变：例如子宫内膜异位症、盆腔炎（PID）或接受过放射治疗。

## 参 考 文 献

[1] Basaran D, Dusek L, Mejek O, Cibula D. Oncological outcomes of nerve-sparing radical hysterectomy for cervical cancer: a systematic review. *Ann Surg Oncol*. 2015;22:3033–3040.

[2] Cibula D, Abu-Rustum NR, Benedetti-Panici P, et al. New classification system of radical hysterectomy: emphasis on a three-dimensional anatomic template for parametrial resection. *Gynecol Oncol*. 2011;122:264–268.

[3] Ditto A, Martinelli F, Mattana F, et al. Class III nerve-sparing radical hysterectomy versus standard class III radical hysterectomy: an observational study. *Ann Surg Oncol*. 2011;18:3469–3478.

[4] Fujii S, Takakura K, Matsumura N, et al. Anatomic identification and functional outcomes of the nerve sparing Okabayashi radical hysterectomy. *Gynecol Oncol*. 2007;107(1):4–13.

[5] Höckel M, Horn LC, Hentschel B, Höckel S, Naumann G. Total mesometrial resection: high resolution nerve-sparing radical hysterectomy based on developmentally defined surgical anatomy. *Int J Gynecol Cancer*. 2003;13:791–803.

[6] Magrina JF, Pawlina W, Kho RM, Magtibay PM. Robotic nerve-sparing radical hysterectomy: feasibility and technique. *Gynecol Oncol*. 2011;121: 605–609.

[7] Sakuragi N, Todo Y, Kudo M, Yamamoto R, Sato T. A systematic nerve-sparing radical hysterectomy technique in invasive cervical cancer for preserving postsurgical bladder function. *Int J Gynecol Cancer*. 2005;15:389–397.

[8] Trimbos JB, Maas CP, Deruiter MC, Peters AA, Kenter GG. A nerve-sparing radical hysterectomy: guidelines and feasibility in Western patients. *Int J Gynecol Cancer*. 2001;11:180–186.

[9] Yabuki Y, Asamoto A, Hoshiba T, Nishimoto H, Kitamura S. Dissection of the cardinal ligament in radical hysterectomy for cervical cancer with emphasis on the lateral ligament. *Am J Obstet Gynecol*. 1991; 164:7–14.

# 宫颈癌前哨淋巴结切除术

## Sentinel Lymphadenectomy in Patients Diagnosed With Cervical Cancer

Achim Schneider  Christhardt Köhler  著

于 博 高 妍 译

郭红燕 校

妇科手术技巧

妇科肿瘤学

Operative Techniques in Gynecologic Surgery

Gynecologic Oncology

## 一、总体原则

### （一）定义

对确诊宫颈癌的患者，前哨淋巴结切除术（sentinel lymphadenectomy，SLNE）是指切除有肿瘤转移较高风险的特定淋巴结（lymph nodes，LN）。通过将特定的标记物，如放射性标记物[锝，technetium，Tc 标记的白蛋白或染料，如专利蓝 V 或吲哚菁绿（ICG）]，注射到肿瘤的原发部位，该标记物通过淋巴管转运到引流的第一站淋巴结，称之为前哨淋巴结（SLN）。在宫颈癌中，这种 SLN 通常位于盆腔区域沿双侧盆腔血管走行。2/3 的患者 SLN 位于髂血管分叉处。SLN 技术最适合病灶直径小于 2cm 的鳞癌或腺癌患者。优选腹腔镜下进行采集，易于识别并降低患者术中和术后并发症的发生率。与传统的系统性淋巴结切除相比，患者仅切除少数淋巴结（LN），病理学家面对的是最有可能存在肿瘤细胞的数量有限的组织，可以使用连续切片和采用针对宫颈癌的特异性标志物进行仔细分析。这增加了肿瘤学安全性并降低了患者的术中和术后并发症。

### （二）鉴别诊断

如果每侧盆腔都不仅标记到了一个而是多个 LN，则很难检测出哪个是 SLN。SLN 旁的淋巴结称为第二站淋巴结，由于放射性信号或染色的强度与 SLN 相似，因此很难区分。

### （三）解剖学因素

髂内外动脉交界处的 SLN 通常很容易识别。腹腔镜手术非常适于满足下列要求：7 倍放大和切除时不出血是该项技术的关键，也是易于识别的先决条件。在 1/3 的患者中，前哨淋巴结位于难以切除的区域，如靠近宫颈、髂血管子宫动脉分支处或腹主动脉下方区域。但对于熟悉盆腔解剖结构的外科医师来说，前哨淋巴结切除手术很容易操作。

## 二、影像学检查与其他诊断方法

当应用放射性标记物 Tc 检测 SLN 时，应进行术前核医学扫描显像。应用后 60min 再进行扫描，通常会在盆腔的每一侧显示两个热点。此外，单光子发射计算机断层扫描（SPECT）可用于目标的更精确定位。术前扫描对术者可能有所帮助，并且可更容易、更快捷地进行术中检测，特别是对前哨淋巴结不位于髂总血管分叉内侧的患者。但是，由于宫颈内注射部位的信号太强，并混淆了 SLN 信号，故靠近宫颈的 SLN 不会在扫描时显影。如果使用染料作为标记物，则术中可通过检测颜料摄取最多来识别 SLN。伽马探针用于检测 Tc 标记的 LN。探头可适用于开腹和腹腔镜手术。将 SLN 送检冷冻切片，并使用苏木精染色进行分析。石蜡包埋的组织块连续取切片，并用苏木精 – 伊红和 p16、Ki–67、stathmin 1 和广谱细胞角蛋白等标记物染色，以检测 0.1 和 1mm 的微小病灶转移。如果在 SLN 中发现原发肿瘤的特异 HPV 类型的 RNA 时，可以鉴定存在扩散转移的肿瘤细胞。SLN 分析的假阴性率为 10%，这意味着在 100 例肿瘤大小不超过 20 mm 的宫颈癌患者中，有 10 例患者为 N1，其中 1 例患者的结果为假阴性，而 84 例患者会因此避免行系统性淋巴结清扫术（表 19–1）。因此，需告知患者并征得知情同意，来权衡 1 位患者的安全性和 84 位患者的并发症风险的问题。

术前行 MRI 或 PET 扫描可以排除 LN 中的主要转移病灶。然而，对于有淋巴结转移而需要接受同步放化疗作为初始治疗的患者来说，当代治疗理念里淋巴结减灭仍是这些患者治疗的一部分。因此，影像学上肿大的淋巴结不能使患者免除腹腔镜分期手术。因此，对于计划行前哨淋巴结切除术的患者，术前行影像学检查价值有限。

## 三、术前准备

- 告知患者有关手术范围的信息，这相当于常规的腹腔镜手术，有 4 个切口或 1 个单孔切口。

表19-1 根据使用的标记物类型、肿瘤大小、小病灶是否先行锥切及单侧或双侧检测等
不同情况下盆腔前哨淋巴结检测的敏感性

| 分组 | 患者例数 | 患者例数<br>真阳性 / 真阳性 + 假阳性 | 灵敏度（%）<br>（95% CI） | P 值 |
| --- | --- | --- | --- | --- |
| 总数 | 504 | 82/106 | 77.4（68.2～85.0） | — |
| 示踪剂 | | | | |
| 锝 | 45 | 5/7 | 71.4（29.0～96.4） | 0.647 |
| 专利蓝 | 157 | 24/33 | 72.7（54.4～86.7） | |
| 两者结合 | 302 | 53/66 | 80.3（68.6～89.1） | |
| 肿瘤大小 | | | | |
| ≤ 20mm | 232 | 20/22 | 90.9（70.8～98.9） | 0.091 |
| ＞ 20mm | 239 | 56/77 | 72.7（61.3～82.3） | |
| SLN 检测 | | | | |
| 单侧 | 188 | 32/46 | 69.6（54.2～82.3） | 0.046 |
| 双侧 | 213 | 41/47 | 87.2（74.2～95.2） | |
| **肿瘤大小 ≤20mm 的患者** | | | | |
| 先行锥切 | | | | |
| 是 | 177 | 10/11 | 90.9（58.7～99.8） | 1.000 |
| 否 | 53 | 10/11 | 90.9（58.7～99.8） | |
| SLN 检测 | | | | |
| 单侧 | 69 | 8/9 | 88.9（51.7～99.7） | 1.000 |
| 双侧 | 113 | 11/12 | 91.7（61.5～99.8） | |

引自 Altgassen C, Hertel H, Brandstädt A, Köhler C, Dürst M, Schneider A; AGO Study Group. Multicenter validation study of the sentinel lymph node concept in cervical cancer: AGO Study Group. J Clin Oncol. 2008;26(18):2943–2951.

- 如果使用放射性标记物，则告知患者 Tc 的副作用。如果使用蓝色染料，则必须告知患者和探视者，患者的皮肤和尿液的颜色将在术后 24h 内呈蓝绿色。还需告知某些人可能对专利蓝 V 产生过敏反应。
- 没有使用 $CO_2$ 气腹的禁忌证，如一般状况差或膈疝。
- 确认肿瘤直径不超过 2cm。
- 如果未检测到 SLN，应告知患者并同意行系统性全面（单侧 / 双侧）盆腔淋巴结清扫术。
- 如果发现肿瘤转移的淋巴结，应告知患者并同意行系统性全面（单侧 / 双侧）盆腔淋巴结清扫术。
- 腹腔镜 SLN 切除术不需要特殊的术前准备，如肠道准备、中心静脉置管或抗生素。
- 留置导尿管。

- 放置鼻胃管。
- 预约冰冻切片病理检查。
- SLN 标记和检测如下。
  - 手术前 1d，宫颈内注射 50MBq $^{99m}$Tc 胶体（1ml）。
  - 手术当日，宫颈内注射专利蓝 V（4ml）或 5mg 吲哚菁绿（ICG）。
  - 配备近红外成像的摄像系统。

## 操作前准备

- 如果无须行盆腔外淋巴结切除，肥胖不会影响此类手术。如果将 SLN 切除术与根治性阴道宫颈切除术（RVT）或保留神经的腹腔镜阴道根治性子宫切除术联合使用，则可根据这些手术的要求修改术前治疗方案。
- 对于有既往手术腹部切口或合并腹腔和（或）盆腔感染且有粘连风险的患者，建议考虑其他切口（如肋下），并重视腹腔脏器损伤的问题

［如肠管、膀胱、输尿管和（或）血管］。另外，需告知极低的中转开腹的可能性。

## 四、手术治疗

### （一）体位

将患者置于 15°～ 30° 头低足高位，将双腿和手臂塞入身体两侧固定。开放一条外周通路

## 五、手术步骤与技巧

### 前哨淋巴结清扫术

#### 1. 探查

■ 将气腹针从脐部刺入，并使用 $CO_2$ 建立气腹。将 1 个 10mm 的套管针穿过肚脐，将 3 个 5mm 的套管针穿刺入下腹部：一个位于耻骨发际线上方的中线上，而另 2 个位于腹壁下血管外侧（技术图 19-1）。

■ 将 10mm 的 0° 镜置入脐部的套管针内，并于侧方的套管针置入 2 个 5mm 淋巴结抓取钳，并于中线套管针置入 5mm 的 Overholt 双极切割装置。

■ 如果仅进行 SLN 活检，则可以使用较小的器械：5mm 镜子通过脐部 5mm 套管针，3mm 器械固定在下腹部的 3 个 3mm 套管针上。

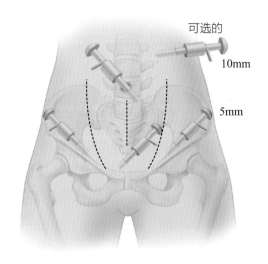

可选的

10mm

5mm

▲ 技术图 19-1 盆腔和腹主动脉旁淋巴结清扫术的穿刺套管针的放置位置

已足够。全腹壁予消毒铺巾，并显露耻骨联合至剑突的区域。放置鼻胃管并保证外周静脉通路畅通。

### （二）手术室准备

■ 仰卧位。

■ 延长腿架。

■ 使用皮带和（或）肩膀支撑。

■ 如果存在包括脐部在内的腹中线处瘢痕，则选择左肋下区域的 Palmer 点，作为气腹针和装有可视镜头的套管针的置入点。

■ 探查腹腔是否有异常，重点关注盆腔器官以排除转移。

■ 主导术者站在患者的左侧，用左手引导 LN 抓持钳穿过左侧的套管针，并用右手握住双极 Overholt 钳，该钳通过 5mm 中线位置套管针置入。一助站在患者的右侧，用右手引导 LN 抓握钳穿过右侧的套管针，并用左手握住置入 10mm 脐部套管针内的镜子（技术图 19-2）。

■ 于右侧圆韧带的近心端打开腹膜，显露髂血管。蓝染的 LN 和（或）放射性标记的 LN 可以通过肉眼或内镜 γ 探针进行识别（技术图 19-3）。

■ 在 70% 的患者中，SLN 位于髂内外血管分叉处。然而，髂血管的子宫动脉分支起点及其他区域均需探查。

■ 使用双极电凝切除 SLN，并将其置于标本袋中或其他替代设备中，以防可能含肿瘤细胞的 SLN 导致腹腔或套管针部位潜在的肿瘤污染。

■ 对侧的手术，以相同的方法进行。可由术者通过改变位置、交换器械来完成；或术者仍在同一侧交由一助完成对侧手术。

#### 2. 右侧淋巴结清扫术

■ 将 SLN 送至冰冻切片检查，并根据结果，如果 SLN 阴性选择行根治性阴道宫颈切除术（RVT）或阴道辅助腹腔镜根治性子宫切除术（VALRH）；如果 SLN 为阳性，行盆腔及腹主动脉旁淋巴结清扫术。

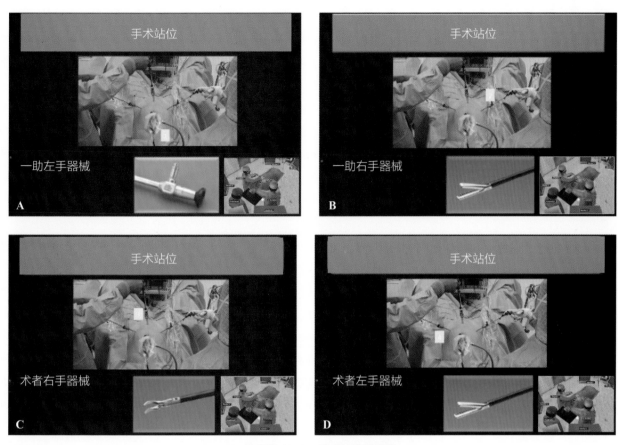

▲ 技术图 19-2　手术站位及操作

A. 手术站位，一助左手器械；B. 手术站位，一助右手器械；C. 手术站位，术者右手器械；D. 手术站位，术者左手器械

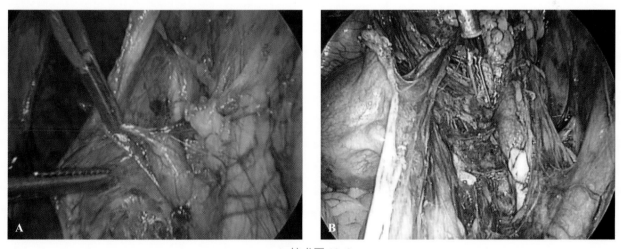

▲ 技术图 19-3

A. 打开右盆腔淋巴结间隙找到前哨淋巴结；B. 蓝染的前哨淋巴结

## 六、经验与教训

✖ 淋巴结不摄取染料或放射性标记物。

⦵ 探查少见的位置，如骶前和右下腹主动脉旁。如果无法识别 SLN，则必须行系统性淋巴结清扫术。还用另一种可能，只能检测到单侧 SLN，则必须行对侧系统性淋巴结清扫术。

✖ 损伤血管、小肠、直肠、膀胱或输尿管。

⦵ 如果可行，应在术中识别损伤并进行腹腔镜下修补术。但是，安全修补比手术方式更为重要。因此，必要时可中转行开腹手术。

✖ 肿瘤细胞扩散至腹腔或套管针部位复发。

⦵ 必须始终完整切除淋巴结并全部收集至标本袋中。从腹腔取出之前，将淋巴结置于标本袋中。如果淋巴结物质溢出，则必须行腹腔冲洗和（或）套管针穿刺部位切除。

✖ 术后大出血。

⦵ 识别出血来源并优先选择腹腔镜修补。

✖ 术后肠内容物或尿液渗漏。

⦵ 优先采用腹腔镜探查泄漏部位并行修补术。

## 七、术后护理

■ 术后在康复室对患者进行 1 ~ 2h 的监测。完全性 SLN 切除术的患者可采用日间手术一样的治疗方案，于手术当日回家。

■ 若 SLN 切除术只是外科手术的一小部分，将根据手术的范围予相应的术后护理。

## 八、预后

■ 对于肿瘤直径小于 2 cm 的患者，SLN 检测的敏感性为 90%，阴性预测值为 99%（表 19-1）。

■ 因此，每 100 例患者中就有 1 例的结果为假阴性，并且在 SLN 切除术后，肿瘤转移的淋巴结可能留存。降低这一情况发生，可以使用 HPV-mRNA 分析法检测 SLN 中的单个肿瘤细胞。为了尽早发现持续性或复发性肿瘤，建议每 6 个月对盆腔和主动脉旁区域进行影像学检查，至少 2 年时间。仅 1 例患者具有肿瘤复发风险，可与 80 例仅需行 SLN 切除术的患者相权衡，可以降低术后长期和短期并发症（如淋巴水肿，神经病变和盆腔淤血）的风险。

■ 图中显示了检测到的前哨淋巴结的分布（图 19-1）。超过 2/3 的淋巴结可在区域 3 和区域 5 中检测到，它们位于髂总血管分叉的内侧，走行于髂外血管和闭孔窝。

## 九、并发症

### （一）术中

肿瘤细胞溢出；腹壁或盆腔血管损伤，输尿管、膀胱、直肠或小肠损伤；套管穿刺部位切口疝。

### （二）术后

输尿管、膀胱、直肠或小肠延迟出现的热损伤。

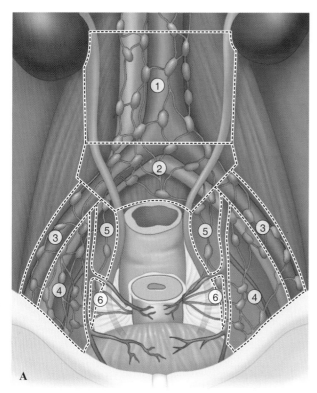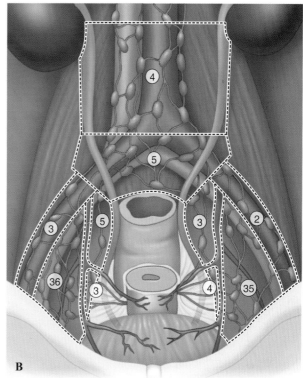

▲ 图 19-1 检测到的前哨淋巴结的分布

A. 淋巴结的探查区域：①从 IMA 到主动脉分叉的腹主动脉旁淋巴结；②沿髂总的淋巴结；③髂外淋巴结，包括腰骶窝；④髂内血管内侧向下至子宫动脉的淋巴结；⑤髂外内侧至髂总分支及闭孔窝淋巴结；⑥沿子宫血管走行的宫旁淋巴结。B. 淋巴结阳性分布的占比；区域 1=4%，区域 2=5%，区域 3=5%（3+2），区域 4=71%（36+35），区域 5=8%（5＋3），区域 6=7%（4+3）［引自 Marnitz S, Köhler C, Bongardt S, et al. Topographic distribution of sentinel lymph nodes in patients with cervical cancer. Gynecol Oncol. 2006;103(1):35–44］

# 参 考 文 献

[1] Altgassen C, Hertel H, Brandstädt A, Köhler C, Dürst M, Schneider A; AGO Study Group. Multicenter validation study of the sentinel lymph node concept in cervical cancer: AGO Study Group. *J Clin Oncol*. 2008; 26(18):2943–2951.

[2] Dürst M, Hoyer H, Altgassen C, et al. Prognostic value of HPV-mRNA in sentinel lymph nodes of cervical cancer patients with pN0-status. *Oncotarget*. 2015;6(26):23015–23025.

[3] Häfner N, Gajda M, Altgassen C, et al. HPV16-E6 mRNA is superior to cytokeratin 19 mRNA as a molecular marker for the detection of disseminated tumour cells in sentinel lymph nodes of patients with cervical cancer by quantitative reverse-transcription PCR. *Int J Cancer*. 2007;120(9):1842–1846.

[4] Kamprath S, Possover M, Schneider A. Laparoscopic sentinel lymph node detection in patients with cervical cancer. *Am J Obstet Gynecol*. 2000;182(6):1648.

[5] Malur S, Krause N, Köhler C, Schneider A. Sentinel lymph node detection in patients with cervical cancer. *Gynecol Oncol*. 2001;80(2):254–257.

[6] Marnitz S, Köhler C, Bongardt S, Braig U, Hertel H, Schneider A; German Association of Gynecologic Oncologists (AGO). Topographic distribution of sentinel lymph nodes in patients with cervical cancer. *Gynecol Oncol*. 2006;103(1):35–44.

[7] Soergel P, Kirschke J, Klapdor R, et al. Sentinel lymphadenectomy in cervical cancer using near infrared fluorescence from indocyanine green combined with technetium-99m-nanocolloid. *Lasers Surg Med*. 2018, Jul 3. [Epub ahead of print].

# 第20章

# 盆腔淋巴结清扫术

## Complete Pelvic Node Dissection

Kenneth D. Hatch  Achim Schneider  著

韩 钦 译

郭红燕 李 圆 校

妇科手术技巧
妇科肿瘤学

**Operative Techniques in
Gynecologic Surgery
Gynecologic Oncology**

**142**

# 一、总体原则

## （一）定义

- 全面盆腔淋巴结清扫术用于，早期宫颈癌患者的治疗，和识别哪些患者需要术后添加辅助放疗和（或）化疗。

- 在引入线性加速器和图像模拟放射治疗之前，$^{60}$Co 盆腔外照射治疗引起了明显的放射性肠损伤和泌尿系统损伤。这使得外科医生更倾向先行盆腔淋巴结清扫术，仅对多发淋巴结转移的患者添加放射治疗。

- 随着现代放射治疗技术的引入，术后放疗并发症的减少，对于淋巴结阳性的患者采用体外放射治疗（EBRT）已成为常规。

- 1999 年，妇科肿瘤协作组（GOG）发布了一项随机对照研究，纳入具有下列高危因素的病例，即淋巴结阴性但肿瘤大于 4cm、淋巴脉管内癌栓浸润或间质浸润超过 1/3，随机分为观察组及 EBRT 治疗组。结果提示行 EBRT 的患者更具有生存优势，导致行根治性子宫切除术后给予患者 EBRT 的比例高达 40%。

## （二）解剖学因素

- 行宫颈癌盆腔淋巴结清扫术的解剖学标志包括髂血管分叉处、旋髂深静脉末端、腰大肌外侧、输尿管内侧及闭孔神经下方背侧。

- 腰骶区域位于腰大肌和髂外、髂总血管之间。

- 闭孔区域位于髂外静脉下方、闭孔神经背侧。

- 髂外区域位于髂外血管内侧。

- 髂内区域沿髂内动静脉和骶骨分布。

# 二、影像学检查与其他诊断方法

- CT 检测转移病灶的总体准确性是 84.4%，假阳性率 21%，假阴性率 13%。

- MRI 与 CT 相比在评估病灶大小、浸润深度及有无宫旁浸润方面更准确，但对于检测转移病灶无明显优势（总体准确性 86%）

- PET/CT 可用来诊断正常大小的淋巴结中是否存在转移。然而，在早期病例中，其敏感性从 32% 到 83% 不等，阳性预测值从 69% 到 91% 不等。因此，不能依靠它来检测其中的微小转移。

# 三、术前准备

- 盆腔淋巴结清扫术多用于一些预期根治手术可治愈的早期宫颈癌患者。IB$_2$ 期患者淋巴结转移率为 15%，如果术者准备在术中一旦发现淋巴结阳性就停止手术，则患者应在术前被充分告知，以减少患者术后醒来发现子宫未被切除的失望。

- 行盆腔淋巴结清扫术的患者无年龄限制。

- 肥胖并不是手术禁忌，是否行盆腔淋巴结和腹主动脉旁淋巴结清扫，不会因肥胖而发生改变。

- 肠道准备随手术医生的经验而异。患者至少在手术前 1d 应进无渣流食，一些外科医生会让患者手术前 1d 下午口服泻药，有些外科医生会让患者在手术当天早上灌肠。

# 四、手术治疗

## （一）体位

- 患者取低腿膀胱截石位，双腿置于可调节的腿架（Yellofins 或 Allen）上。用凝胶垫或替代物固定以防止患者头低足高位时滑落。对于肥胖的患者，建议使用垫肩。

- 小腿使用有预防下肢深静脉血栓的压力泵装置。

- 切皮前应用抗生素（见"第 11 章 腹腔镜子宫切除术和盆腔及腹主动脉旁淋巴结清扫术"）。

## （二）方法

- 穿刺器的位置选择已在"第 11 章 腹腔镜子宫切除术和盆腔及腹主动脉旁淋巴结清扫术"中讨论过。

## 五、手术步骤与技巧

### （一）盆腔淋巴结清扫术

#### 1. 打开盆腔腹膜后间隙

- 如果因为发现淋巴结阳性而不行根治性子宫切除术，应于圆韧带头侧和卵巢血管侧方打开腹膜后间隙。保留圆韧带以利于闭合腹膜缺损，保持子宫的正确位置以利于后期进行放射治疗。关闭腹膜可以减少肠粘连的形成，而肠粘连可能会导致放射性损伤。

- 向头侧切开腹膜至髂总动脉上方。

- 看清输尿管走行并将其和腹膜一起向内侧游离。

- 看清脐韧带走行并向头侧游离至其髂内动脉起始端（技术图 20-1 和技术图 20-2）。

#### 2. 打开髂外血管和腰大肌之间的间隙

- 看清生殖股神经，它位于间隙的外侧缘。

- 向内侧牵拉血管，打开闭孔和腰骶间隙（技术图 20-3）。

- 烧灼夹闭从淋巴结束到闭孔肌的小血管。

- 看清闭孔神经和位于骨盆边缘的 $L_4 \sim L_5$ 腰骶干。

- 辨识腰骶部血管和臀上静脉。

- 在腰骶间隙切除淋巴结。

- 暴露游离闭孔淋巴结。

#### 3. 切除髂外淋巴结

- 在打开闭孔间隙的过程中，自血管上分离髂外淋巴结至旋髂血管。

- 若看到大淋巴结，通常不需要切除，除非该侧盆腔淋巴结阳性，保留它可以减少淋巴水肿的发生率。

- 封闭、夹住或烧灼淋巴结远端，向头侧分离至髂总血管下部。

#### 4. 切除闭孔淋巴结

- 自远心端切除闭孔淋巴结，比近心端更容易找到神经，而且可以避免损伤髂内静脉的分支（技术图 20-4）。

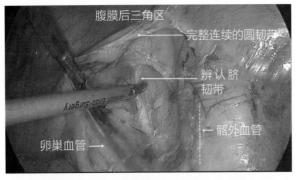

▲ 技术图 20-1　打开盆腔三角区，找到脐韧带

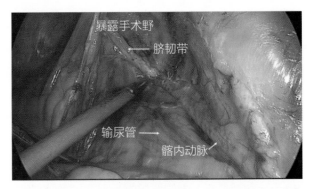

▲ 技术图 20-2　向头侧游离脐韧带，直到显露髂内动脉

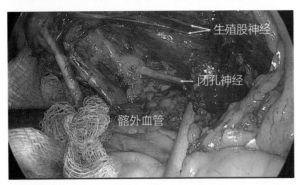

▲ 技术图 20-3　打开腰大肌和髂外血管之间的闭孔和腰骶部间隙

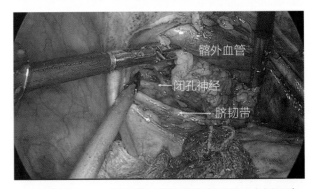

▲ 技术图 20-4　闭孔淋巴结已经游离可以从内侧切除

- 自远端切断闭孔淋巴结，外推闭孔神经。
- 闭孔动脉和静脉始终位于神经的背侧（偶有闭孔静脉来自髂外静脉）。
- 向头侧分离时，向内侧牵拉闭孔神经及淋巴结。
- 当接近髂内静脉时，助手向反向牵拉，淋巴结会不需切割自动分离。
- 闭孔神经将随着牵拉向内侧弯曲，因此需将神经向外侧推以避免意外切断（技术图 20-5）。

**5. 探查闭孔神经背侧的间隙**

- 如果盆腔淋巴结阳性，则需要切除闭孔神经背侧间隙的淋巴结。
- 需要游离髂内静脉的分支。
- 闭孔动脉和静脉已经可见。
- 静脉沿着盆底向下延续，向外侧发出臀下静脉，向内侧发出子宫、阴道、直肠中部和阴部静脉。

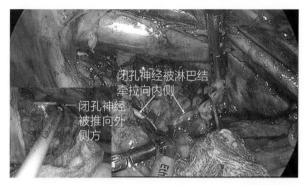

▲ 技术图 20-5 闭孔神经将与淋巴结一起被牵拉向内侧，应将其向外侧推

- 臀下段血管是闭孔区域需要注意避免损伤的主要血管。
- 其他血管可能在做根治性子宫切除术时被发现（或盆腔廓清术时在直肠和阴部之间遇到）。

## 六、经验与教训

○ 在开始切除淋巴结前，应打开腹膜并暴露整个手术区域，以避免意外损伤神经和大血管。
○ 对解剖学的全面了解将从头到尾减少手术中的出血。

## 七、术后护理

- 如果患者行淋巴结清扫，未行根治性子宫切除术，需留置盆腔引流管过夜。
- 患者在麻醉恢复清醒、恶心等症状都消失后可恢复饮食。
- 使用酮咯酸（Toradol）控制疼痛，其次是布洛芬或对乙酰氨基酚。
- 使用下肢静脉压力泵等设备。
- 抗凝药依诺肝素（Lovenox）只适用于肥胖患者或有 DVT 病史的患者。

## 八、并发症

- 单纯淋巴结切除术后的急性并发症（如失血、尿潴留或感染）较为罕见。
- 闭孔神经损伤的发生率不到 1%。如果术中发现，使用 5-0 号尼龙线缝合，神经的再生需要一年的时间。有些患者有副神经，恢复得更快。
- 在接受根治性子宫切除术的患者中，淋巴囊肿的发生率高达 30%，有症状的淋巴囊肿少于 5%。治疗方法为穿刺引流或手术剥去囊肿壁，并将大网膜或肠管覆于其上。
- 淋巴水肿约占 15%，在手术时放置引流管并不能降低其发生率，开放盆腔腹膜可降低淋巴水肿发病率。

# 参 考 文 献

[1] Berek JS, Hacker NF. *Berek & Hacker's Gynecologic Oncology.* 6th ed. Philadelphia, PA: Wolters Kluwer; 2015.

[2] Fleisch MC, Pantke P, Beckmann MW, et al. Predictors for long-term survival after interdisciplinary salvage surgery for advanced or recurrent gynecologic cancers. *J Surg Oncol.* 2007;95:476–484.

[3] Franchi M, Trimbos JB, Zanaboni F, et al. Randomised trial of drains versus no drains following radical hysterectomy and pelvic lymph node dissection: a European Organisation for Research and Treatment of Cancer-Gynaecological Cancer Group (EORTC-GCG) study in 234 patients. *Eur J Cancer.* 2007;43:1265–1268.

[4] Fujiwara K, Kigawa J, Hasegawa K, et al. Effect of simple omentoplasty and omentopexy in prevention of complications after pelvic lymphadenectomy. *Int J Gynecol Cancer.* 2003;13:61–66.

[5] Füller J, Guderian D, Köhler C, Schneider A, Wendt TG. Lymph edema of the lower extremities after lymphadenectomy and radiotherapy for cervical cancer. *Strahlenther Onkol.* 2008;184(4):206–211.

[6] Hertel H, Köhler C, Elhawary T, Michels W, Possover M, Schneider A. Laparoscopic staging compared with imaging techniques in staging of advanced cervical cancer. *Gynecol Oncol.* 2002;87:46–51.

[7] Köhler C, Klemm P, Schau A, et al. Introduction of transperitoneal lymphadenectomy in a gynecologic oncology center: analysis of 650 laparoscopic pelvic and/or paraaortic transperitoneal lymphadenectomies. *Gynecol Oncol.* 2004;95(1):52–61.

[8] Querleu D, Leblanc E, Castelain B. Laparoscopic pelvic lymphadenectomy in the staging of early carcinoma of the cervix. *Am J Obstet Gynecol.* 1991;164:579–585.

[9] Signorelli M, Guerra L, Montanelli L, et al. Preoperative staging of cervical cancer: is 18-FDG-PET/CT really effective in patients with early stage disease? *Gynecol Oncol.* 2011;123:236–241.

[10] Tanaka T, Ohki N, Kojima A, et al. Radiotherapy negates the effect of retroperitoneal non-closure for prevention of lymphedema of the legs following pelvic lymphadenectomy for gynecological malignancies: an analysis from a questionnaire survey. *Int J Gynecol Cancer.* 2007;17: 460–464.

# 宫颈癌腹腔镜腹主动脉旁淋巴结清扫术

## Laparoscopic Paraaortic Node Dissection for Cervical Cancer

Kenneth D. Hatch　Achim Schneider　著

王彦洁　译

郭红燕　校

第21章

妇科手术技巧
妇科肿瘤学
**Operative Techniques in
Gynecologic Surgery**
Gynecologic Oncology

# 一、总体原则

## （一）定义

- 宫颈癌患者中的腹主动脉旁淋巴结清扫术，适应证为明确诊断分期或治疗切除。

- $IB_2$ 和 $IIA$ 期的患者，腹主动脉旁淋巴结转移率分别为 6% 和 12%。这些患者施行腹主动脉旁淋巴结清扫术，有益之处是可免除广泛子宫切除术，且便于放射治疗野覆盖所有阳性区域。

- 分期在 $IIB$ 期及以上的患者，若 PET/CT 未提示腹主动脉旁淋巴结肿大，也有 35% 的淋巴结转移率。

- 若患者施行腹主动脉旁淋巴结清扫术，术后发现有镜下的微小转移（<5mm），后续辅以延伸野放疗，其生存预后与无淋巴结转移的患者相当。

- 自 1970 年开始，经腹主动脉旁淋巴结清扫术就已开始施行。但放射性肠损伤等后续放疗所致的并发症限制了其推广应用。

- 腹腔镜技术的发展，显著降低了并发症的发生率，使得更多机构开始施行标准的分期手术。

## （二）解剖学因素

- 腹腔镜下主动脉旁淋巴结清扫可采用经腹或腹膜外技术进行。

- 解剖切除界限已在第 9 章和第 14 章作详细陈述。

# 二、影像学检查与其他诊断方法

- 宫颈癌的临床分期，在 $IB$ 期的准确度为 85%，但在 $IIA$ 期降至 35%，$IIB$ 期降至 21%。

- 盆腔核磁是判别肿瘤大小、浸润深度、宫旁浸润及子宫体累及的最准确手段。

- PET/CT 在检测淋巴结和其他转移性病灶时最准确。

- 因早期宫颈癌（$IA_2$ 期及 $IB_1$ 期）检测到转移灶的概率很低，故不推荐术前常规行 PET/CT。

- 局部晚期宫颈癌（$IB_2$ 至 $IV$ 期），PET/CT 可发现代谢活跃的淋巴结，从而获益。

- PET/CT 与手术分期相比，假阴性率为 12%。

- 临床分期 $IB$ 期者，手术病理确诊的腹主动脉旁淋巴结阳性率为 6%；$IIA$ 期者阳性率为 12%；$IIB$ 期者为 19%；$IIIA$ 期者为 33%；$IIIB$ 期者为 29%；$IV$ 期者为 30%。

# 三、术前准备

- 需要全面复习影像学检查结果，并向患者解释手术的目的和后续放疗带来的影响。

- 影像学评估，需注意有无淋巴结肿大及部位，使医师术中注意仔细探查这些部位。

- 若无可疑淋巴结转移，需行标准的淋巴结清扫术。

# 四、手术治疗

- 肥胖患者行经腹膜外淋巴结清扫术可能获益更多，会减少肠管对手术的影响。

## 体位

- 行经腹部腹腔镜淋巴结清扫的患者，取膀胱截石位。

- 行经腹膜外的淋巴结清扫术，患者取仰卧位，左手臂外展，这样穿刺器可从左侧肋下穿入。内收的手臂会影响操作。

# 五、手术步骤与技巧

## （一）经腹腹腔镜淋巴结清扫术

- 穿刺器如下图所示置入（技术图 21-1，技术图 21-2）。左侧肋缘下 3cm（Palmer 点）的辅助穿刺口，可便于提起腹膜，前拉开十二指肠，协助取出淋巴结。

- 自腹主动脉分叉处到十二指肠间纵向切开后腹膜。

- 右侧腹主动脉旁淋巴结切除完成，参阅"第 12 章 机器人辅助筋膜外子宫切除术"，可见详细

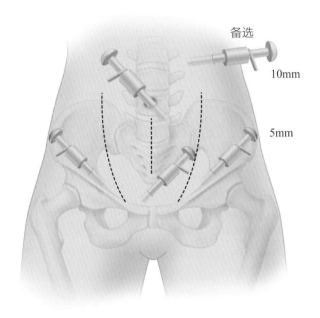

▲ 技术图 21-1 经腹腔的腹主动脉旁淋巴结清扫术，腹腔镜穿刺口位置

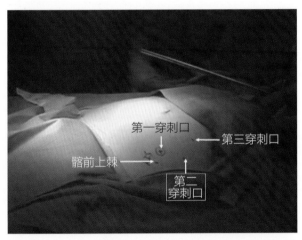

▲ 技术图 21-2 施行腹膜外淋巴结清扫术时的穿刺器放置

手术步骤描述。

- 在乙状结肠系膜根部做一切口，可暴露肠系膜下动脉的淋巴结。
- 解剖学要点是输尿管和腰大肌肌腱。自髂总血管至腹主动脉下段切除淋巴结。
- 继续进行肠系膜下动脉上方的主动脉旁淋巴结手术。

- 腹主动脉腹侧和下腔静脉表面的淋巴结切除后，可暴露左肾静脉。
- 为便于暴露，可利用备选穿刺口，提起腹膜，牵拉暴露十二指肠。
- 如果仍不能暴露满意，可以用 Keith 针缝合牵引腹壁形成一个"腹膜幕"，腹膜下抵达十二指肠。牵紧腹膜幕，将把十二指肠牵拉离开术野。
- 识别卵巢静脉，追溯其汇入左肾静脉的入口。
- 卵巢静脉和腹主动脉之间的淋巴结可完整游离，与肠系膜下动脉下部淋巴结一起完整切除。
- 此患者存在变异的奇静脉（腰静脉升支叫奇静脉）。奇静脉汇入肾静脉。正常情况下，此静脉通过肾静脉下方进入胸腔。

### （二）腹膜外腹腔镜淋巴结清扫术

- 腹腔镜放置于脐部穿刺口，全面观察腹腔情况，排除腹腔内病变。
- 第一个穿刺口选择髂前上棘上方 2cm、偏中线 2 ~ 4cm 位置。
- 外科医师的示指顺着剪刀的扩张动作指引下，穿过筋膜，但不要刺穿腹膜。
- 沿髂骨和腰肌在腹膜后用手指分离出一个间隙。
- 插入 12mm 球囊穿刺器，并将 $CO_2$ 注气管与脐部断开并连接到该腹膜后端口。
- 当腹膜后充气时，排出腹腔的 $CO_2$。
- 第二个穿刺口选择为距离第一个穿刺口头侧背侧方向 5 ~ 6cm 的位置。拔出第一个穿刺器，术者将示指放置在腹壁肌肉上分离，引导穿刺器放置在腹壁。以确保腹膜不会受损。
- 第三个穿刺口在第二个穿刺口的头侧腹侧 5 ~ 6cm 处。这将比肋骨边缘低 2 ~ 5cm，具体取决于患者的身高。3 个套管针将形成一个三角形。按照前述方法，经手指指引分离放置穿刺器。

- 在肥胖女性中，腹壁较厚，外科医师的手指可能无法够到第三个穿刺口。可以从第一个穿刺孔置入钝性抓持钳，腹腔镜镜子放置在脐部腹腔内端口，以观察打开的空间。或者，可以作更大的切口，手指穿过肌肉，引导第三穿刺Trocar放置。然后在第三个套管针就位后，将一个12mm的气囊Trocar放置入第二个穿刺器中。

- 腔镜放置在尾侧穿刺口，抓持分离钳置入其他Trocar孔。手术解剖需要时可变换器械与镜子位置。

- 明确腰大肌、髂总动脉、输尿管和卵巢血管位置，然后向头侧继续手术。

- 卵巢静脉和输尿管与腹膜一起提起，向肾静脉方向游离（技术图21-3）。

- 输尿管位于肾盂侧面，而卵巢静脉在输尿管内侧（技术图21-4）。

- 识别肾静脉（技术图21-5）。

- 牵拉腹膜被至主动脉水平，显露肠系膜下动脉。

- 首先切除髂总淋巴结，其次为主动脉左旁淋巴结。通常椎体血管无须离断（技术图21-6）。

- 然后将肾下区域淋巴结切除到肾静脉水平。

- 将淋巴结放入袋中并通过12mm穿刺口取出。

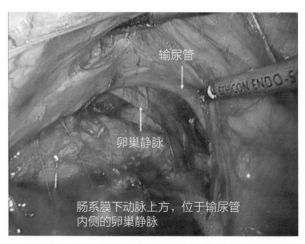

▲ 技术图 21-4　在肠系膜下动脉以上区域，输尿管向外侧走行，卵巢静脉向内侧走行

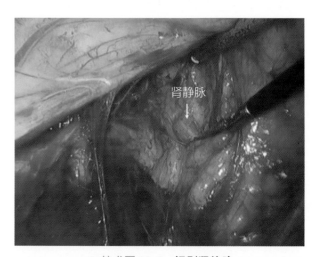

▲ 技术图 21-5　识别肾静脉

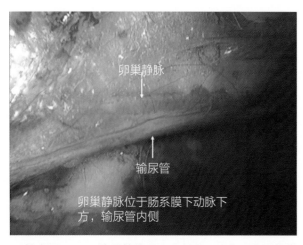

▲ 技术图 21-3　输尿管位置及肠系膜下动脉下方的卵巢静脉

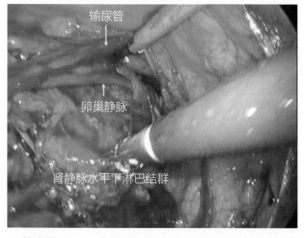

▲ 技术图 21-6　将肾下区域淋巴结自卵巢静脉及肾静脉切除

- 对于正常体重的女性，可以从左侧入路切除腹主动脉右旁淋巴结。但对于肥胖女性而言则更为困难，因为大量肠管限制了淋巴结切除的操作空间。
- 淋巴结从腔静脉上游离，与腹膜保持连接，并

借着气腹的压力提起。
- 然后将淋巴结从腹膜上切下。
- 如果为肥胖患者并且右侧无法解剖，则可以通过经腹腔的子宫切除手术完成。

## 六、经验与教训

- ✖ 奇静脉（azygos）可能存在变异。它通常沿着椎体上行至胸腔。也可能汇入肾静脉，容易误损伤。
- ✖ 交感干位于椎体上。应该避免损伤，因为损伤可能带来严重的后果。
- ✖ 如果排入乳糜池的大淋巴管没有被密封或夹闭，可能会产生乳糜腹水。
- ◯ 在开始手术前打开腹膜并暴露整个手术区域。这可以避免神经及大血管的意外损伤。
- ◯ 对解剖结构的全面了解对减少整个手术操作过程中的出血非常重要。

## 七、术后护理

- 患者仅为分期而行的淋巴结清扫术，可当日出院。
- 若同时并行其他手术，或有血栓形成的高危因素，可留院观察。
- 患者可排尿时，拔除尿管。
- 当患者可恢复自主吞咽时，可给予普食。

## 八、预后

- 早期宫颈癌（ I A$_1$ 至 II A 期）患者，在子宫切除术前的腹腔镜淋巴清扫分期手术，可使术后的放疗和化疗的比率降低至 10%。很重要的是，可以减少三联治疗（如手术联合同步放化疗）的并发症。
- 晚期患者，若淋巴结转移灶为微小转移、无多发淋巴结累及，则行淋巴结清扫术可获益。

- Guoy 等报道了一项前瞻性研究，纳入了 237 位期别为 II B$_2$ 到 IVA 期，PET/CT 阴性的患者。所有患者均行腹腔镜腹主动脉旁淋巴结清扫术，术后 29 例淋巴结病理阳性，16 例病灶＜ 5mm，13 例病灶＞ 5mm。对于淋巴结阴性的患者，3 年无进展生存率为 74%，病灶＜ 5mm 者为 69%，病灶＞ 5mm 者为 17%。

## 九、并发症

- Guoy、LeBlanc 和 Querleu 等报道的并发症有，5% 的患者会出现需穿刺引流的淋巴囊肿，2.5% 出现下肢水肿，2.5% 出现输尿管狭窄，1.6% 出现肠瘘。所有患者均接受了延伸野的放射治疗。
- 本术式的特殊并发症为乳糜瘘。治疗为使用奥曲肽及低脂饮食。若保守治疗无效，可能需开腹或腹腔镜缝合修补。

# 参 考 文 献

[1] Dargent D, Ansquer Y, Mathevet P. Technical development and results of left extraperitoneal laparoscopic paraaortic lymphadenectomy for cervical cancer. *Gynecol Oncol.* 2000;77:87–92.

[2] Dowdy S, Aletti G, Cliby W, Podratz KC, Mariani A. Extraperitoneal laparoscopic para-aortic lymphadenectomy—A prospective cohort study of 293 patients with endometrial cancer. *Gynecol Oncol.* 2008;111: 418–424.

[3] Favero G, Lanowska M, Schneider A, Marnitz S, Köhler C. Laparoscopic approach for correction of chylous fistula after pelvic and paraaortic lymphadenectomy. *J Minim Invasive Gynecol.* 2010;17(2):262–264.

[4] Guoy S, Querleu D, LeBlanc E, et al. Prospective multicenter study evaluating the survival of patients with locally advanced cervical cancer undergoing laparoscopic para-aortic lymphadenectomy before chemoradiotherapy in the era of positron emission tomography imaging. *J Clin Oncol.* 2013;31:3026–3033.

[5] Köhler C, Klemm P, Schau A. Introduction of transperitoneal lymphadenectomy in a gynecologic oncology center: analysis of 650 laparoscopic pelvic and/or paraaortic transperitoneal lymphadenectomies. *Gynecol Oncol.* 2004;95(1):51–61.

[6] Köhler C, Tozzi R, Klemm P, Schneider A. Laparoscopic paraaortic left-sided transperitoneal infrarenal lymphadenectomy in patients with gynecologic malignancies: Technique and results. *Gynecol Oncol.* 2003; 91(1):139–148.

[7] Kusmirek J, Robbins J, Allen H, Barroilhet L, Anderson B, Sadowski EA. PET/CT and MRI in the imaging assessment of cervical cancer. *Abdom Imaging.* 2015;40:2486–2511.

[8] Leblanc E, Katdare N, Narducci F, et al. Should systematic infrarenal para-aortic dissection be the rule in the pretherapeutic staging of primary or recurrent locally advanced cervix cancer patients with a negative preoperative para-aortic PET imaging? *Int J Gynecol Cancer.* 2016;26(1):169–175.

[9] Marnitz S, Köhler C, Affonso RJ, et al. Validity of laparoscopic staging to avoid adjuvant chemoradiation following radical surgery in patients with early cervical cancer. *Oncology.* 2012;83(6):346–353.

[10] Querleu D, Dargent D, Ansquer Y, Leblanc E, Narducci F. Extrapertoneal endosurgical aortic and common iliac dissection in the staging of bulky or advanced cervical carcinomas. *Cancer.* 2000;88(8):1883–1891.

# 机器人辅助保留神经的广泛子宫切除术

## Robotic Nerve-Sparing Radical Hysterectomy

Javier F. Magrina　　Paul M. Magtibay　著

王彦洁　译

郭红燕　校

**妇科手术技巧**
妇科肿瘤学

**Operative Techniques in
Gynecologic Surgery**
Gynecologic Oncology

**153**

## 一、总体原则

### （一）定义

越来越多的妇科肿瘤专家认为，机器人辅助的保留神经的广泛子宫切除术对于早期宫颈癌来说，优于传统的广泛子宫切除术。该术式得以保留下述部位：①子宫骶韧带；②膀胱宫颈韧带背侧；③阴道处的盆腔自主神经。宫旁的外侧、背侧保留盆腔内脏神经。主要的适应证是 $IB_1$ 期（肿瘤大小 2～4cm 且无淋巴脉管内癌栓，或病灶 < 2cm 伴 LVSI）或 IIA 期累及阴道，但病灶大小直径在上述范围之内。

宫颈病变需完善活检，与其他宫颈病变相鉴别，通过活检钳或环形切除可获取所需的组织学诊断标本。

### （二）鉴别诊断

一些良性疾病，如宫颈肌瘤、韦格纳肉芽肿等可能与宫颈癌难以鉴别。通过组织学诊断可以明确。

## 二、影像学检查与其他诊断方法

MRI 是目前评估肿物大小、侵袭范围最准确的手段。PET/CT 对于明确是否有区域或远处转移真有一定的价值，如淋巴结转移、腹膜转移等。

## 三、术前准备

术前必须有活检或环切病理结果。一些特殊病理类型的宫颈癌，同步放化疗效果更好。影像学有时候是必需的，用以明确肿物的大小和累及范围（局部、区域、远处）。门诊行临床查体尤为重要，如存有疑问，需在麻醉下再次查体。考虑手术治疗前，需排除累及阴道、宫旁浸润和（或）宫骶韧带等。若怀疑膀胱或直肠侵犯，尤其在触诊呈桶状宫颈时，需要使用膀胱镜和直肠镜明确是否有黏膜累及。

### 非手术治疗

下述患者适宜放疗：淋巴结或腹膜转移、宫旁浸润、主骶韧带累及、膀胱或直肠累及、病灶大于 4cm 者。术前的腹膜外腹主动脉旁淋巴结切除术，可以决定放射野的范围是否需要涵盖主动脉区域。

## 四、手术治疗

机器人辅助保留神经的广泛子宫切除术（$C_1$ 型）适应证为宫颈病灶 2～4cm，或 < 2cm 但伴有淋巴转移或阴道累及（病灶大小同上）。手术步骤与传统手术相同，但保留了支配膀胱的盆腔自主神经。因为该手术应用了机器人技术和图像放大技术，手术难度不大，并且它与传统技术有类似的围术期情况和生存结局，是受过训练的外科医师的首选手术方式。保留神经的手术也可用于广泛宫旁切除术。

### （一）体位

双臂固定在身体两侧（图 22-1），手臂和腿部采用泡沫垫或棉垫保护。摆好体位、铺巾之前，需调整体位为头低足高位，好确定此体位下患者不会滑动。然后将其恢复到正常位置，并对患者进行外科准备和铺巾。

### （二）方法

可通过开腹手术或微创手术（腹腔镜、机器人）来施行保留神经的广泛子宫切除术。使用内镜系统获得的放大作用，极大方便了识别和保留盆腔自主神经。开腹手术，同理必要时可考虑使用放大镜。

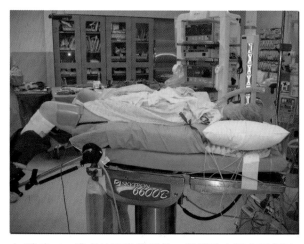

▲ 图 22-1　患者处于半截石位，双臂贴合固定于躯干，四肢需用软垫保护，防止压疮损伤

# 五、手术步骤与技巧

## （一）入路和穿刺 Trocar 放置

在直视下建立气腹（使用开放式进气腹技术或使用透明 Trocar 在腹腔镜引导下穿刺）后，于仰卧位探查上腹部。然后将患者置于头低足高位，头低至足以将乙状结肠和小肠移出盆腔，而且患者能够耐受此体位行盆腔手术的状态。

在脐部主穿刺器的左右两侧与脐水平位置，靠外 10cm，分别置入机器人穿刺器（每个8mm）。所有患者都需将辅助穿刺器（10mm）放置在脐与左侧穿刺口连线中点的头侧 3cm 处。另一个机器人穿刺器，用于放置机器人右手臂，置于脐穿刺口 5cm 外、头侧 3cm 处（技术图 22-1）。机器人侧面对接患者的右腿（技术图 22-2）。

## （二）打开盆腔侧间隙

做一长形的侧腹膜切口，该切口的范围从圆韧带（横断）的侧方到骨盆边缘上方，在卵巢血管的外侧，此为打开盆腔侧间隙的第一步。在直肠间隙最下方背侧暴露出下腹内脏神经，由 $S_2$、$S_3$ 和 $S_4$ 来源的副交感一直到下腹下神经丛组成。

## （三）盆腔淋巴结清扫术

然后进行盆腔淋巴结切除术。自髂总血管分叉处至腹股沟韧带切除髂外淋巴结，切除闭孔神经周围的闭孔淋巴结，沿髂内动脉腹侧和背侧切除髂内淋巴结，自髂总动脉分叉处的腹侧和背侧至腹主动脉分叉处，切除髂总淋巴结。切除宫旁前方的脂肪淋巴结组织有助于暴露子宫深静脉。

## （四）宫旁组织切除

子宫深静脉在宫旁前方更易于识别，偶尔从后部观察更优。膀胱侧窝和直肠侧窝打开后，宫旁的血管部分在髂内动静脉的起始水平离断，转至背侧至子宫深静脉，离断。此离断水平。这样

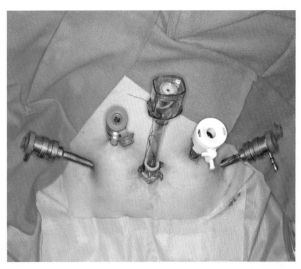

▲ 技术图 22-1　使用达芬奇 S 型或 Si 型保留神经的子宫切除术穿刺器放置图，注意穿刺器摆放呈 M 形

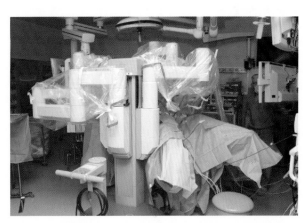

▲ 技术图 22-2　达芬奇机器人放置于患者右侧

水平的切除可以将主韧带腹侧与宫旁韧带背侧神经分离，这对于保留位于 $S_2$ 水平的盆腔副交感内脏神经很有必要，其由 $S_2$、$S_3$ 和 $S_4$ 至下腹下神经丛组成的构成。

## （五）暴露内脏神经和下腹下神经丛

向腹侧牵拉切除的宫旁背侧组织，以暴露盆腔内脏神经和下腹下神经丛。这是很重要的一步，因为在手术的后续切除步骤中，必须保护膀胱传出纤维。如果不暴露，在分离膀胱宫颈韧带后方、阴道旁组织和阴道时均存在离断膀胱神经的危险。

## （六）切除宫骶韧带

自直肠前壁到子宫动脉水平，自腹膜游离输尿管。在道格拉斯窝最深处水平切开腹膜，切口横向延伸至输尿管水平，自输尿管腹膜附着处至入膀胱处游离输尿管。将直肠阴道间隙安全地切开至阴道后壁的中部。宫骶韧带现可视为直肠阴道间隙的两侧壁。下腹下神经丛位于宫骶韧带外侧，允许一些外科医师将子宫骶韧带视为两个部分，即韧带区（或中间区）及神经区（或外侧区）。于神经和宫骶韧带间分离出间隙，自阴道后壁上部离断宫骶韧带，保留内脏神经。

## （七）分离膀胱

在膀胱和子宫颈的交界处的中点，切开子宫颈阴道腹膜。若既往有剖腹产史，则切口始于子宫侧方。然后，助手（刷手护士）将阴道探子推进到阴道前穹窿，这有助于膀胱与子宫颈和上阴道的分离。分离要到阴道上 1/3 或上 1/2，分离程度取决于计划切除的阴道程度。

## （八）输尿管游离

- 输尿管必须完全从膀胱宫颈韧带游离，以便完整切除宫旁和宫骶韧带。
- 辨认输尿管进入宫旁隧道的位置。暴露分离输尿管上方 12 点钟位置的无血管区，直到手术器械可以完全出现在膀胱阴道韧带间隙。扩大空间至可容纳血管闭合器的后叶。然后切除膀胱韧带的腹侧部。必要时重复这些步骤，直到完全横切腹侧韧带并且清楚地看到输尿管，称为输尿管的"去顶"。通过切断附着于阴道前壁和膀胱韧带的疏松组织，可横向分离（卷起）输尿管，从而暴露背侧（后部）膀胱宫颈韧带。

当助手向腹侧牵引输尿管时，可暴露位于输尿管入口正下方进入膀胱的无血管区，分离扩大，可清楚暴露背侧膀胱宫颈韧带。在宫骶韧带水平可暴露出下腹下神经丛的传出膀胱纤维，并且下行至阴道外侧壁，在背方和侧方穿过子宫动脉与输尿管的交叉点。必须向背侧分离这些神经，以利于在后续的手术步骤中保留这些神经。这是保留神经的广泛子宫切除术的关键部分，并且是神经最易被损伤的位置。这样输尿管就没有附着在膀胱宫颈前韧带上了，可以进一步向腹侧和侧方牵拉。

- 膀胱和阴道的下腹下神经丛位于背侧膀胱宫颈韧带的侧部和尾端部，膀胱下动脉附近。一些外科医师将背侧膀胱宫颈韧带分为内侧部（血管区）和外侧部（神经区）。
- 在邻近输尿管位置，横切腹侧韧带的内侧血管部，同时保留外侧神经区。未能分离和选择性从宫旁切断膀胱宫颈韧带的背侧部，将导致在切断分离阴道旁组织期间，损伤到膀胱和阴道的下腹下神经丛。在阴道附近切除背侧膀胱宫颈韧带，也有损伤这些神经的风险。

## （九）阴道旁组织分离与阴道切除术

阴道侧壁上识别出下腹下神经丛的传出神经，并且分离其至拟切除的阴道壁水平下方。如果未能成功识别和分离，将导致在分离阴道旁组织和阴道时损伤离断这些神经。然后在膀胱神经水平以上切断阴道旁组织，然后将阴道横切至所需水平。这样既可见盆腔内脏神经、上腹下神经和下腹神经丛于中盆腔至膀胱侧方至阴道顶端的走行。使用 2-0 号 V-Loc 线，连续缝合阴道残端。不需放置引流。膀胱留置 Foley 尿管。

## 六、经验与教训

### （一）对于辨别和保留盆腔自主神经非常重要的 3 个解剖区域

○ 侧方宫旁的背侧区。

○ 宫骶韧带的外侧部分。

○ 膀胱宫颈韧带的背侧部。

### （二）如不施行将离断神经的 3 个步骤

✘ 侧方宫旁组织切断后提起其下边缘。

✘ 从阴道壁外侧将神经向背侧分离。

✘ 不能有效分离背侧膀胱宫颈韧带，就一定会切断至膀胱的传出神经。

## 七、术后护理

观察所有患者至第二天早晨，术后可立刻进食。带着 Foley 尿管出院，根据其活动程度和疼痛情况，一般在术后 2 ～ 5d 取出。有时，由于导管不适，我们会在第二天早晨根据患者的要求取出导尿管。至少测量 2 次残余尿。初次测量，是在患者返回拔除导尿管时。膀胱充满 350ml 无菌水，拔除尿管，嘱其排空膀胱。数日后进行第二次测量，要求患者憋尿后返院。

## 八、预后

在一项研究中的 6 名宫颈癌患者，平均随访时间为 19 个月（11 ～ 23 个月），没有出现复发。

## 九、并发症

■ 在一项研究中，6 例宫颈癌患者，期别 $IB_1$ > 2cm 到 $IB_2$，均未出现术中并发症。平均手术时间为 238.6min（207 ～ 256min），平均失血量 135ml（100 ～ 150ml），平均淋巴结数 23.6（19 ～ 29），平均住院时间 2d（1 ～ 4d）。1 名患者因为出现了肠梗阻这一并发症需延长住院时间。

■ 比较保留神经的根治性子宫切除术与传统根治手术，围术期情况未出现明显差异。

### 参 考 文 献

[1] Magrina JF, Kho R, Magtibay PM. Robotic radical hysterectomy: Technical aspects. *Gynecol Oncol*. 2009;113(1):28–31.

[2] Magrina JF, Pawlina W, Kho RM, Magtibay PM. Robotic nerve-sparing radical hysterectomy: Feasibility and technique. *Gynecol Oncol*. 2011; 121(3):605–609.

[3] Magrina JF, Magtibay PM. Robotic nerve-sparing radical parametrectomy: Feasibility and technique. *Int J Med Robot*. 2012;8(2):206–209.

# 第23章

# 盆腔廓清术
## Pelvic Exenteration

Kenneth D. Hatch　著

王彦洁　译

郭红燕　校

**妇科手术技巧**
妇科肿瘤学

**Operative Techniques in
Gynecologic Surgery**
Gynecologic Oncology

# 一、总体原则

## （一）定义

盆腔廓清术包括根治性切除子宫、输卵管、卵巢、宫颈和阴道、膀胱和输尿管，以及部分直肠乙状结肠或肛门的手术，最常用于放化疗后出现中央型复发或持续性宫颈癌的患者。它也适用于子宫内膜的持续性癌症或外阴和阴道癌。病灶局限在盆腔内，且患者不适于行进一步的治疗性放疗。患者必须经过活检证实存在肿瘤，且病理经妇科肿瘤病理学家进行了核查和确认。

## （二）鉴别诊断

- 放疗造成的组织坏死可类似复发性宫颈癌。最初出现子宫颈肿瘤的区域可能会空化，然后在其周围形成炎性和纤维化区域。厌氧菌侵入并产生明显的气味并进一步破坏组织。可能会发生膀胱和直肠瘘。
  - 给予甲硝唑和环丙沙星2周，然后在麻醉下通过膀胱镜和直肠镜检查。应进行深度活检以穿过坏死组织到达癌组织的边缘。有时需要细针穿刺活检深达宫旁组织。
- 经过放射线坏死阶段后（3～12个月），检查可能会发现子宫增大。需警惕子宫肉瘤。如上所述的穿刺活检可以做出诊断。
- 充满液体的子宫腔可能会形似复发。当子宫颈完全狭窄并且部分子宫内膜仍然分泌液体时，就会发生这种情况。通常可以进行针吸，取得细胞学或组织学结果指导进一步治疗。
  - 在这种情况下会发生子宫内膜癌。仅行简单的子宫切除术就可能导致膀胱阴道瘘，应将这种可能性告知患者。

## （三）解剖学因素

全盆腔廓清术是指切除子宫、输卵管、卵巢、宫旁组织、膀胱、直肠、肛门、阴道、尿道和部分肛提肌（图23-1）。

- 如果保留肛门和下段直肠行低位直肠吻合，这个被称为肛提肌上全盆腔脏器切除。（图23-2）。

- 前盆腔廓清是指切除内生殖器和膀胱，切除或保留输尿管（图23-3）。
- 后盆腔廓清术是切除子宫、输卵管、卵巢、子宫颈和部分阴道后部及直肠。它可用于复发的局部晚期癌症，包括波及直肠和肛门的宫颈癌、阴道癌和外阴癌。

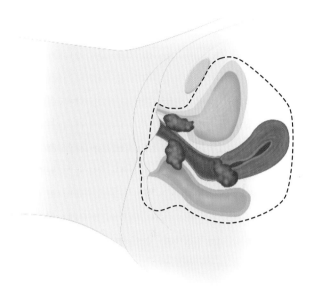

▲ 图 23-1 全盆腔廓清术，适用于阴道后壁下 1/3 存在病变，包括切除肛提肌和肛门

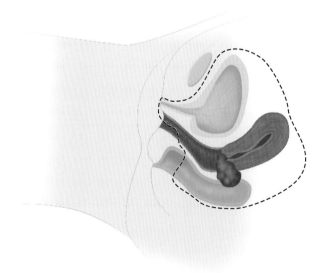

▲ 图 23-2 肛提肌以上全盆腔廓清术保留了肛提肌、肛门及部分直肠，当病变没有扩展到阴道下段或直肠时，可施行该术式

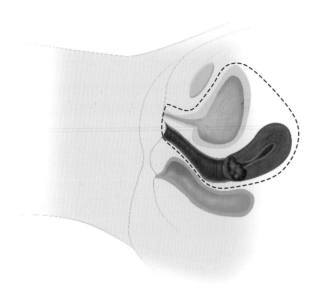

▲ 图 23-3　对于局限在子宫颈和阴道前部的疾病，施行前盆腔廓清术，可以切除部分阴道后壁，保留直肠

- 对于上述适应证，很少进行后盆腔廓清术，它最常用于卵巢癌的初次肿瘤细胞减灭过程中肿瘤在直肠乙状结肠深度浸润时。在这种情况下，常规保留肛门。
- 没有"标准"的盆腔廓清术。施行范围的选择取决于肿瘤的位置、在手术过程中可能出现的困难、既往放射疗法的类型和位置、解剖结构及患者的术后目标和预期。
- Brunswig 在 Memorial Sloan Kettering 癌症中心最初进行的盆腔切除术是整个盆腔脏器切除术，包括外阴区域，切除了整个阴道和肛门。
- 对于 3cm 或更小的肿瘤，无膀胱或直肠累及，放疗大于 1 年的复发患者，前盆腔廓清术的并发症发生率和死亡率较低，总生存率较高。
- 对于较大病灶，或累及直肠和膀胱的病灶，肛提肌上盆腔脏器切除并低位直肠吻合术，与前盆腔廓清术生存率相当。

　　廓清术的术语名称常有变化，由于手术聚焦于肿瘤的切除，故仅切除肿瘤累及的器官。

### （四）非手术治疗

- 当患者在标准放疗后出现复发时，进一步的放疗是禁忌的。

- 化疗不能治愈肿瘤。

## 二、影像学检查与其他诊断方法

- 必须定位转移病灶。体格检查应包括仔细触诊外周淋巴结，发现任何可疑淋巴结行细针穿刺（fine-needle aspiration，FNA）活检。应特别注意腹股沟和锁骨上淋巴结。
- 影像学可以帮助减少不适合的盆腔廓清术，即所谓的"不宜手术的探查术"。台北学者 Lai 等评估了 PET 扫描在宫颈癌初次复发时的再分期作用。40 名患者进行了 PET 扫描，同时进行了计算机断层扫描（CT）或磁共振成像（MRI）。在识别转移性病变方面，PET 明显优于 CT/MRI（敏感性 92% vs 60%，$P < 0.0001$）。与早期队列研究中没有接受 PET 再分期的患者相比，其 2 年总生存率明显提高（72% vs 36%，$P=0.02$）。
- Husain 等报道了 27 例复发性宫颈癌或阴道癌患者，使用 FDG PET 于盆腔廓清术或根治性切除术之前确定转移性病灶。研究发现，FDG PET 在检测骨盆外部位的转移时具有很高的灵敏度（100%）和 73% 的特异性。PET/CT 应代替 CT，以识别骨盆外转移。PET/CT 扫描对转移性疾病的高灵敏度，可使临床医师能够进行细针穿刺活检或微创手术，以明确是否存在转移性病灶，从而避免廓清术中途停止手术的情况发生。另一方面，如果细针穿刺未发现转移性病灶，鉴于其 70% ~ 80% 的特异性，患者仍应进行探查。
- 肿瘤扩散到盆壁是廓清术的禁忌证。但是，由于辐射纤维化，即使是最有经验的医师可能也难以确定。用 MRI 进行术前评估，可辅助明确骨盆转移的情况。一项研究对 23 例患者进行了盆腔廓清术前复发肿瘤的 MRI 诊断和定位。在四名患者（17.4%）中，MRI 对盆壁浸润呈假阳性，在 1 名患者（4.3%）中，MRI 对骨盆侧壁病变呈假阴性。依靠 MRI 排除患者行廓清术的应用价值仍然需要有更多的 MRI 数据和经验支持。

- Memorial Sloan Kettering 癌症中心的 Burger 等最近进行了一项研究，评价 PET/CT 在探查骨盆复发程度中的作用。31 名患者在盆腔廓清术前接受了 PET/CT 检查。两名医师独立判读 PET/CT 以确定膀胱、直肠、阴道和骨盆侧壁的浸润情况。手术中发现 5 名患者存在骨盆侧壁受累，其中一名医师正确识别出 3 例，另一名医师正确识别出 4 例。两位医师都有一个盆腔侧壁受累的假阳性病例。因此，PET/CT 无法准确有效检测盆腔侧壁肿瘤累及情况。

## 三、术前准备

- 必须与患者深入讨论手术的严重性。患者术后需要在重症监护室观察数日，并且住院时间可能长达数周。患者必须知晓自己的性功能会永远改变，且会有 1 ～ 2 个造瘘口。
- 不能保证治愈。最困难的讨论点在于患者可能存在无法切除的情况，需要放弃手术。
- 应该使患者的身体处于最佳状况，评估和治疗严重并发症至最佳状态，包括冠状动脉疾病、糖尿病和慢性肺部疾病。
- 如果该患者存在严重营养不良，则可以在手术前开始全胃肠外营养（total parenteral nutrition，

TPN）。术前教授肺活量锻炼方法。
- 造口术团队会在手术前标记造口的位置，并检查患者坐下、站立和躺下时的位置改变。造口选择需避免皮肤皱纹、瘢痕和女性穿戴皮带和松紧腰带的部位。
- 清洁肠道同时开始静脉补液，以避免脱水。术后患者可能长时间无法进食水。
- 如果患者在手术前没有开始使用 TPN，则可于术中留置中心静脉置管，当患者因失血和补液致使的循环波动稳定后，就可以使用全肠外营养。多端口的中心静脉置管有利于术后液体管理。术前配备 800ml 悬浮红细胞。

## 四、手术治疗

### 体位

- 患者处于低腿截石位。以便两组医师可同时行阴道和会阴部分手术。
- 允许通过肛门放置圆形吻合器，以实现低位直肠吻合，并更易于阴道重建。
- 将气动压缩装置放在小腿上，以预防 DVT。留置胃管。快速失血时必须有良好的静脉通路。中心静脉置管有助于术后输液管理。当确定手术时，立即予以中心置管。

## 五、手术步骤与技巧

### （一）盆腔廓清术

#### 1. 探查

- 沿脐部周围做正中切口，探查上腹部。如果既往未因治疗或分期行腹主动脉旁淋巴结清扫术，则应施行。
- 检查盆腔，确定腹腔是否存在肿瘤浸润，这是手术的禁忌。
- 打开盆腔侧方腹膜间隙。切除所有肿大的淋巴结进行冰冻切片。盆腔淋巴结清扫并非必需。广泛的放射纤维化可能会影响分离淋巴结和血管之间的组织间隙，并导致大出血。这样纤维

化的淋巴结很少有转移病灶。
- 暴露两侧直肠旁和膀胱旁间隙，并评估肿瘤播散程度。可以对骨盆侧壁进行活检以确定是否存在肿瘤。当手指在阴道和直肠中检查时，可将另一只保证无菌的手置于直肠旁和膀胱旁间隙同时进行检查，这有助于确定可否行廓清术，同时有助于术中确定切缘。
- 接下来打开 Retzius 间隙（膀胱耻骨间隙），如果此处没有被固定于耻骨弓，则手术可继续进行。
- 但凡有阳性的盆腔淋巴结或主动脉旁淋巴结、肿瘤穿透腹膜、盆腔或腹腔肿瘤种植，均需放弃手术。

## 2. 切除

一旦确定手术可以进行，切除的操作步骤如下。

第 1 步

- 自髂内动脉前支的腹侧部分起点处切断。该血管包含子宫动脉、膀胱上动脉及闭塞的脐动脉，我们称其为脐韧带（技术图 23-1）。

第 2 步

- 在髂内动脉内侧分离直肠侧窝和膀胱侧窝。患者如果有广泛的肿瘤浸润，累及髂内动脉，则这些相关脏器也需要全部切除。

- 髂内血管内侧的膀胱侧窝和直肠侧窝的附属组织需要游离和切除（技术图 23-2）。

- 此步可分离和切断阴道静脉和子宫深静脉。

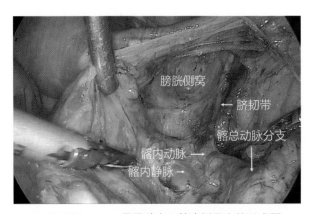

▲ 技术图 23-1　暴露髂内血管腹侧分支的手术野

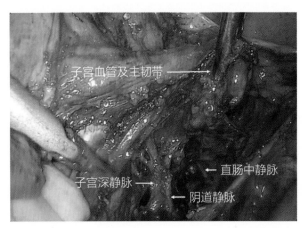

▲ 技术图 23-2　横切髂内动脉腹支后，剩下的 3 根血管是子宫深静脉、阴道静脉和直肠中静脉

第 3 步

暴露筋膜白线。这是阴道与闭孔内膜筋膜连接处（技术图 23-3）。电凝、切断直至坐骨脊。双极电凝分离结缔组织直至坐骨脊，充分游离阴道。暴露肛提肌（技术图 23-4）。肛提肌附着在闭孔筋膜上，正好在白线阴道附着面的背侧。

第 4 步

向内侧牵拉直肠，直肠中动脉在组成直肠柱的结缔组织中于腹侧向肛提肌走行（技术图 23-5）。使用双极电凝组织闭合装置分离直肠柱。至此，直肠、阴道和膀胱均完全游离。

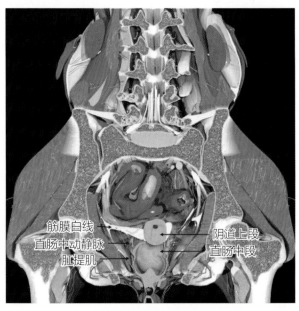

▲ 技术图 23-3　阴道上段的冠状面视图，显示韧带附着于筋膜白线及其与直肠中动脉和肛提肌的位置关系

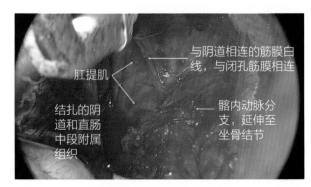

▲ 技术图 23-4　阴道自筋膜白线上游离后，肛提肌的术中所见

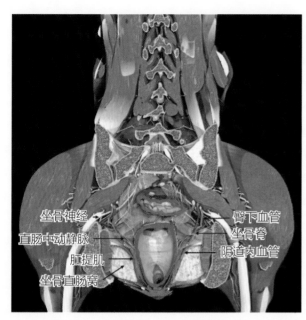

▲ 技术图 23-5　直肠中段的冠状位图像，显示坐骨神经、直肠中动脉、阴部内动脉和臀下动脉的位置。臀下血管终于坐骨大切迹，阴部血管走行于髂骨下方，直肠中动脉于腹侧进入肛提肌

图中标注：
- 坐骨神经
- 直肠中动静脉
- 肛提肌
- 坐骨直肠窝
- 臀下血管
- 坐骨脊
- 阴道内血管

## （二）前盆腔廓清术与全盆腔廓清联合低位直肠吻合

如果复发的宫颈癌局限于宫颈、膀胱和（或）阴道前壁，可实施前盆腔廓清术。直肠阴道隔和直肠旁间隙必须无肿瘤侵犯（图 23-3）。

### 1. 前盆腔廓清术

若满足上述条件，第二个外科医师应至会阴侧，环绕阴道后壁周围切开，切缘需要 3 ～ 4cm。

■ 直肠内置入一根手指引导切口，避免切到直肠黏膜。

■ 腹部的手术医师切开直肠 – 乙状结肠的腹膜，将直肠与阴道分离。接下来腹部和外阴部手术医师会合。

*后续步骤*

接下来的步骤是决定需要切除多大范围的阴道前壁。如果肿瘤侵犯到阴道前壁中 1/3，建议切除全部的阴道前壁和尿道。

如果肿瘤局限在阴道前壁的上 1/3，可以保

留部分阴道前壁以更好保留正常的阴道口，利于阴道重建。

■ 离断足够长的输尿管，将其从盆腔引出，再植到选定的用于尿道分流的肠段上。

■ 结扎并电凝连接在耻骨弓上的耻骨尿道韧带，分离其剩余的结缔组织（技术图 23-6）。

■ 移除标本，行尿道分流和重建阴道。

### 2. 肛提肌上全盆腔脏器切除联合低位直肠吻合术

如果患者不具备前盆腔脏器切除的条件，且不需要做全外阴切除和永久结肠造瘘的全盆腔脏器切除术，可行肛提肌上全盆腔脏器切除联合低位直肠吻合。

适应证如下。

■ 肿瘤从子宫颈延伸到阴道旁 / 直肠旁间隙。

■ 肿瘤沿阴道后部延伸并累及直肠阴道隔。

■ 初始肿瘤分级为 3B 期，固定于侧盆壁。若临床医师不确定肿瘤侵犯侧壁还是放疗后纤维化，最好切除直肠乙状结肠以确保阴性切缘（图23-2）。

*后续步骤*

■ 选择切断乙状结肠的位置。近端结肠需要有足够的长度能与直肠残端进行吻合。离断位置应该在放疗所致的纤维化区域以上。应用胃肠吻

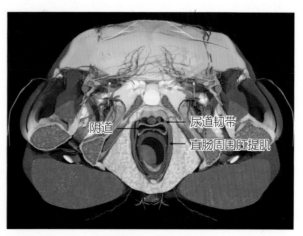

▲ 技术图 23-6　行阴道切口时要切断耻骨上韧带的阴道视图

图中标注：
- 阴道
- 尿道韧带
- 直肠周围肛提肌

合的直线吻合器切断乙状结肠。

- 在乙状结肠系膜电凝标记，分离结缔组织，找到直肠上动静脉。结扎并离断这些血管。
- 充分游离乙状结肠系膜根部并游离骶前间隙至尾骨。
- 离断两侧输尿管，闭合并离断其余的直肠旁结缔组织。
- 第二名手术医师至会阴侧，直肠内置入一根或两根手指触及肿瘤，决定阴道切缘位置。目的是确保肿瘤下方 3～4cm 的切缘。阴道开口应保留。切开阴道后壁并延伸至直肠阴道隔间隙。
- 用类似前述前盆腔脏器切除的方法切开阴道前壁。分离耻骨尿道韧带，腹部的外科医师用 Kocher 钳夹持膀胱、尿道和阴道前壁，并拉向头侧。这样可以显露阴道侧的外科医师切开的阴道后壁切口。
- 腹部的手术医师将手伸进骶前环绕远端直肠将整个标本拉向头侧，准备用 TA 吻合器离断直肠。理想的情况下保留 6～8cm 的直肠残端，使患者有更好的吻合口一期愈合机会和排便功能。
- 将大网膜蒂置入盆腔包绕吻合口尤为重要，可以降低吻合口瘘的发生概率。将网膜蒂填入骶前盆腔也可以降低液体聚积导致的脓肿形成。大网膜也可为阴道再造的厚层皮片予以血供。

**3. 全盆腔脏器切除联合会阴切除**

- 肿瘤侵犯宫颈、膀胱、肛门、阴道远端和阴唇时，可实施该手术。该术式常用作原发性阴道、阴唇和肛管恶性肿瘤放化疗失败后的补救手术（图 23-1）
- 和前述术式相似，手术开始后行腹腔探查，排除远处转移，明确可切除性。
- 游离过程同肛提肌上全盆腔脏器切除术。
- 当手术达到盆底时，使用血管闭合器分离肛提肌，显露坐骨直肠窝的脂肪组织。
- 阴道侧的医师环绕阴唇、肛门和阴道行切口。
- 结扎阴部动静脉的会阴支。
- 离断直肠下动静脉。
- 两位医师会合，移除标本。
- 行结肠末端造瘘。
- 盆腔缺损最好移植股薄肌肌皮瓣封闭。
- 应游离大网膜覆盖盆腔，预防小肠坠入引起肠粘连继发肠梗阻。
- 重建阴道、尿道改流、肠道改道的技术已于相应章节详述。

**（三）术中注意事项**

失血需输注悬浮红细胞。当失血量超过 800ml 悬浮红细胞时，应给予新鲜冷冻血浆。应用晶体液与血制品一起扩容。腹部开放且肠暴露 4～6h 所致的非显性液体丢失约为 1L/h。在尿流改道术完成之前，输尿管将被切断长达 2h，因此尿量的测量不准确。用动脉置管监测血压，中心静脉置管监测静脉压。如果患者患有肺部并发症，则可能需要 Swan-Ganz 导管才能获得更准确的肺动脉压。

# 六、术后护理

- 患者术后转至重症监护室，以便更好监测。如果患者的失血量为 800ml，并且适当地补充了血液和液体，则液体管理方面困难不大。常需额外输注血制品，血红蛋白应维持在 80g/L 以上。30～50 ml/h 的尿量是可以接受的。如果尿量少但血红蛋白、静脉压和血压正常，则不需要额外补充液体。由于内脏血流的收缩，尿量少是常见的。输注过多的晶体液可能会诱发肺水肿。

- 使用第二代头孢类抗生素。如果腹部被肠内容物严重污染，需加用甲硝唑。抗感染治疗 3d。

- 手术期间通过下肢气动压缩泵预防深静脉血栓。术后血细胞比容稳定 24h 后，开始抗凝并持续 28d。

- 术中留置胃管，直至肠梗阻问题得到解决。对于行造口术的患者，造口引流袋中出现气体是患者可进食固体食物的最可靠指标。
- 关于尿流改道的管理将在相应章节中进行介绍。
- 参见有关尿流改道和低位直肠吻合术的相关章节。

## 七、预后

- 存活率和死亡率受患者自身因素和研究的时长影响（表 23-1）。
- 前盆腔廓清术生存率为 30%～60%。
- 全盆腔廓清术生存率为 20%～46%。

- 肛提肌以上的全盆腔廓清术伴低位直肠吻合比前述术式有相同或更好的生存率。当肿瘤扩散到膀胱或直肠时，无论是前盆腔廓清术，还是肛提肌以上的全盆腔廓清术，其生存率都会相应降低（89% vs 38%）。

## 八、并发症

主要并发症发生率可能高达 50%。失血、胃肠道和尿路并发症最为常见。

### （一）失血

- 术中失血如上述处理。

表 23-1　盆腔廓清术的手术死亡率和 5 年生存率

| 作者，年份 | 例数 | 手术死亡率（%） | 5 年生存率（%） |
| --- | --- | --- | --- |
| Brunschwig 等，1965（49） | 535 | 16 | 20 |
| Symmonds 等，1975（6） | 198 | 8.1 | 33 |
| Rutledge 等，1977（5） | 296 | 13.5 | 42 |
| Shingleton 等，1989（50） | 143 | 6.3 | 50 |
| Lawhead 等，1989（46） | 65 | 9.2 | 23 |
| Soper 等，1989（41） | 69 | 7.2 | 40 |
| Morley 等，1989（42） | 100 | 2 | 61 |
| Stanhope 等，1990（51） | 133 | 6.7 | 41 |
| Berek 等，2003（52） | 75 | 4 | 54 |
| Goldberg 等，2006（40b） | | | |
| Fleisch 等，2007（53） | 203 | 1.8 | 21 |
| Manggioni 等，2009（61） | 106 | 0 | 52 |
| Fotopoulou 等，2010（62） | 47 | 8.5 | 53 |
| McLean 等，2011（63） | 44 | 2 | 50 |
| Benn 等，2011（64） | 54 | 0 | 34 |
| Forner 等，2011（65） | 33 | 0 | 43 |
| Yoo 等，2012（66） | 61 | 0 | 49 |
| Schmidt 等，2012（67） | 212 | 5 | 64 |
| Baiocchi 等，2013（68） | 77 | 6.5 | 64 |
| Urh 等，2013（40a） | 133 | NS | 57 |
| Goldberg 等，2006（40b） | 103 | 0.97 | 48 |

- 因创面开放，术后血红蛋白缓慢下降，可能需要长达几天的时间进行输血，使血红蛋白水平保持在 80g/L 以上，促进恢复。

- 严重的术后出血可能需要再次手术探查，但如果时间允许，应采用经皮栓塞术。

- 晚期出血可能提示感染性并发症、凝血障碍或抗凝并发症的出现。

### （二）早期并发症

- 盆腔脓肿和败血症，占 10%。

- 伤口感染和裂开，占 12%。

- 尿瘘或梗阻，占 6%。

- 肠漏，占 8%。

- 小肠梗阻，占 5%。

- 肺栓塞，占 1.5%。

### （三）晚期并发症

- 小肠梗阻。

- 泌尿系统感染。

- 输尿管狭窄。

- 回肠代膀胱结石形成。

- 造口狭窄或出血。

- 肠瘘。

- 性功能障碍。

## 参 考 文 献

[1] Burger IA, Vargas HA, Donati OF, et al. The value of [18]F-FDG PET/ CT in recurrent gynecologic malignancies prior to pelvic exenteration. *Gynecologic Oncol*. 2013;129(3):586–592.

[2] Fleisch MC, Pantke P, Beckmann MW, et al. Predictors for long-term survival after interdisciplinary salvage surgery for advanced or recurrent gynecologic cancers. *J Surg Oncol*. 2007;95(6):476–484.

[3] Goldberg GL, Sukumvanich P, Einstein MH, Smith HO, Anderson PS, Fields AL. Total pelvic exenteration: The Albert Einstein College of Medicine/Montefiore Medical Center Experience (1987 to 2003). *Gynecol Oncol*. 2006;101(2):261–268.

[4] Husain A, Akhurst T, Larson S, Alektiar K, Barakat R, Chi D. A prospective study of the accuracy of [18]Fluorodeoxyglucose positron emission tomography ([18]FDG PET) in identifying sites of metastasis prior to pelvic exenteration. *Gynecol Oncol*. 2007;106(1):177–180.

[5] Lai CH, Huang KG, See LC, et al. Restaging of recurrent cervical carcinoma with dual phase [18F] fluoro-2 deoxy-D-glucose positron emission tomography. *Cancer*. 2004;100(3):544–552.

[6] Maggioni A, Roviglione G, Landoni F, et al. Pelvic exenteration: tenyear experience at the European Institute of Oncology in Milan. *Gynecol Oncol*. 2009;114(1):64–68.

[7] Magrina JF, Stanhope CR, Weaver AL. Pelvic exenterations: supralevator, infralevator, and with vulvectomy. *Gynecol Oncol*. 1997;64(1):130–135.

[8] Morley GW, Hopkins MP, Lindenauer SM, Roberts JA. Pelvic exenteration, University of Michigan: 100 patients at 5 years. *Obstet Gynecol*. 1989;74(6):934–943.

[9] Rutledge FN, Smith JP, Wharton JT, O'Quinn AG. Pelvic exenteration: analysis of 296 patients. *AM J Obstet Gynecol*. 1977;129(8):881–892.

[10] Shingleton HM, Soong SJ, Gelder MS, Hatch KD, Baker VV, Austin JM Jr. Clinical and histopathologic factors predicting recurrence and survival after pelvic exenteration for cancer of the cervix. *Obstet Gynecol*. 1989;73(6):1027–1034.

[11] Ungár L, Pálfalvi L, Novak Z. Primary pelvic exenteration in cervical cancer patients. *Gynecol Oncol*. 2008;111(2):S9–S12.

# 尿流改道术

## Urinary Diversion

Kenneth D. Hatch 著

王彦洁 译

郭红燕 校

**妇科手术技巧**
妇科肿瘤学

**Operative Techniques in
Gynecologic Surgery**
Gynecologic Oncology

# 一、总体原则

当因治疗肿瘤行膀胱切除术或下泌尿道受伤而无法修复时，例如放射性瘘管，则必须进行永久性尿流改道。在可以实施廓清术之前，必须有尿流改道技术的发展作为基础。1946 年，Brunschwig 在关于盆腔脏器切除结局的最早的研究中，报道了使用一种不可控尿的、尿道和肠道在一起的、"湿结肠造口术"进行尿道和肠道改道。此术中，输尿管与大肠相连，尿液与粪便混合并通过结肠造口处排出。这会导致高氯性酸中毒、复发性肾盂肾炎和肾衰竭，目前已不使用。

现代尿路改道技术始于 1950 年，当时 Bricker 发表了他的独立回肠环技术，将两个输尿管吻合至闭合游离的回肠一端，并将回肠另一端拉出腹腔作为造口。小肠不能像乙状结肠那样有效地吸收电解质，因此消除了高氯性酸中毒。由于尿液和粪便分离，它显著减少了湿结肠造口术易出现的复发性肾盂肾炎和肾衰竭问题。Bricker 膀胱的流行得益于密不漏水造口吻合器械和技术的发展。

Bricker 手术需要回肠吻合术，如果患者有明显的放射性纤维化，可能无法愈合。这时外科医师在这些患者中可使用未被照射的横结肠用于改道。在横结肠组中，肠吻合术和输尿管结肠吻合术的吻合口瘘发生率较低。电解质紊乱的发生率没有增加。然而，发生输尿管狭窄和肾功能不全的情况没有改善。

使用外科缝合器进一步减少了肠道并发症，也减少了手术时间、失血和后续并发症。回肠和横结肠导流是需要外接袋的不可控的持续性皮下导流。

此技术在 20 世纪 80 年代在美国的 Mainz、Indiana 和 Miami 等地推广。该项技术，使患者可以通过较小的造口每天更换造口袋，导尿 3 至 4 次，从而改善其外在形象。

当输尿管直接放入肠段（如回肠或横结肠）时，肠道蠕动可将尿液推出肠管并进入袋中。肠道内的压力可达到 60cmH$_2$O，会损害肾脏。为了制造一个用于储存尿液的内部储液器，必须消除其内的高压状态。这可以通过对将要放置输尿管的肠管部分，进行"去管状化"（做成袋状，降低压力）来实现的。

可用远端回肠、盲肠和一部分升结肠，做成 Mainz 袋状作为储尿袋。控尿作用可以对回盲瓣处采用闭合器内翻缝合来实现。它最先用于没有对回肠进行高剂量放疗的膀胱肿瘤患者。但瓣膜上的金属缝合钉会导致结石的形成，由于这两个原因，它在妇科肿瘤中并未被广泛采用。

Miami 小袋和 Indiana 小袋使用盲肠和右侧结肠作为储尿袋，附着的远端回肠改造为导管插入段。Indiana 小袋的控尿机制，有赖于回肠段和回盲瓣管腔的逐渐变细。对于 Miami 小袋，在回盲瓣周围也需缝合以增强控尿作用。

## （一）定义

- 经皮不可控尿流改道术，是指使用一段小肠作为导管将尿液输送到外袋。
- 经皮可控尿流改道术，是指使用一段"去管化"的肠管作为盆腹腔内储尿袋，一段肠管附着于皮肤，以供导尿管插入导尿。
- 可控的尿流改道是指，使用乙状结肠或直肠作为储尿袋，并通过肛门排出尿液。
- 人工膀胱是一种可控性尿流改道，将肠道连接至尿道。
- 由于膀胱和直肠处于放射野并且吻合口愈合欠佳，因此妇科肿瘤中的尿流改道大部分为经皮可控尿流改道。

## （二）鉴别诊断

这些手术常作为盆腔脏器切除术的一部分进行，或处理放疗后膀胱阴道瘘。盆腔廓清术时，膀胱将与大部分或全部尿道一并切除。对于放疗引起的膀胱阴道瘘，会将膀胱保留于原位。必须广泛取材病理活检以排除肿瘤转移浸润引起的瘘管。

## （三）解剖学因素

回肠代膀胱是最简单的永久性尿路改道操作。要游离的肠段应距离回盲瓣至少15cm，以便可充分吸收胆盐、维生素 $B_{12}$ 和脂溶性维生素。如果回肠末端有严重的辐射损伤，那么最佳备选的肠断是横结肠。近端回肠或甚至空肠也有被用来作尿路改道。

选择的肠段应该是同向蠕动的且不要超过必需的长度，以使尿液被输送到尿袋中后没有时间被溶解和吸收。

应放置输尿管支架且输尿管肠管吻合口应较宽，以防止狭窄。

横结肠作导管则将以结肠中动脉作为其血供。不可使用肠系膜下动脉，以保证左肾动脉不受影响。且不能做横向环状结肠造口术来进行粪便改道。

可控性尿路改道基于右侧结肠高于并远离肝曲。以右结肠动脉为血供，术中需行回肠结肠（横结肠）吻合。如果需行粪便改道，并需要保护左肾动脉，最好行回肠造口术。

# 二、影像学检查与其他诊断方法

癌症复发的患者将按照第23章的描述进行影像学检查。对于那些有放射性瘘管的患者，行CT或MRI检查以评估输尿管、肠道和其他盆腔结构，有助于识别脓肿、憩室或阻塞，这帮助外科医师为手术中的复杂情况做好准备。

# 五、手术步骤与技巧

## （一）可控性尿流改道术

盆腔廓清术已完成，左输尿管被置于肠系膜下动脉上方的降结肠和乙状结肠下方。

### 1. 游离盲肠，右结肠和结肠肝曲

- 沿结肠旁沟游离盲肠和升结肠。
- 游离肝曲附近的横结肠。

# 三、术前准备

第23章已经探讨了癌症复发患者的术前计划。因放射性坏死需要尿流改道的患者，可能已经接受过过量的放射线照射，并且已对回肠造成显著损害。外科医师可能会看到白色的纤维化回肠。这段肠管不能用于尿路改道，因为难以愈合。输尿管与回肠吻合术也可能无法愈合。横结肠是备选。纤维化的远端回肠也是回肠代尿流改道的禁忌证。使用吻合器缩窄该段肠管后，可能使其无法愈合。持续的纤维化会导致此处狭窄，会造成导尿管插入困难。

尿流改道术式的选择取决于患者条件和医学因素。患者条件包括年龄、自理情况、影响愈合的并发症、肥胖和患者意愿。医学因素包括肠道的放疗损伤、肾脏的状况以及是否存在既往肠道操作，从而限制了可用于改道的肠管长度。

只有满足如下条件时方进行可控性尿流改道，即GFR为50ml/min或更大，有足够的肠长度和血管分布，且患者有足够的自主能力进行每天3次导尿。

造口可以放置在脐部，以进一步改善身体外观。

# 四、手术治疗

**体位**

体位采取与盆腔廓清术相同的截石位。

- 去除肝曲附着物。
- 将整个右半结肠从其肠系膜上游离起来。
- 将网膜从横结肠切开。
- 在肝曲附近闭合离断横结肠，以保留大部分结肠中动脉。
- 将回肠于距回盲瓣12cm处闭合离断。
- 离断部分回肠系膜。

### 2. 对结肠做"去管化"处理

- 在阑尾处缝合缝线，在横结肠横断的钉线处缝另一根缝线。
- 沿结肠带打开右半结肠。
- 对齐打开结肠的后缘。
- 用 2-0 可吸收缝合线连续缝合。

### 3. 将输尿管连接到结肠袋
- 将左侧输尿管置于小肠系膜下方，末端直至十二指肠。
- 将右输尿管放入同一空间。
- 使用扁桃体钳穿透肠壁将输尿管带入贮尿袋的后壁。
- 在缝合到结肠之前对输尿管进行修剪。
- 将一根单 J 导管置入输尿管。

### 4. 处理回肠，用来控尿和置入导尿管
- 将 14Fr 导尿管放入回肠中，并通过用肠管线性吻合器闭合减小肠管直径。
- 用延迟吸收的缝合线在回盲瓣处荷包缝合 2 次，以改善控尿。不要将回结肠血管包裹在荷包中。

- 缝合贮尿袋的前缘。
- 用盐水填充贮尿袋以检查是否有泄漏。

### 5. 进行吻合术
- 用线性吻合器和胸腹（TA）吻合器将回肠吻合到横结肠。
- 将贮尿袋缝合到小肠系膜背部，腹壁侧面和前腹壁。

### 6. 造口及闭合
- 将造口拉到位（这例是在脐部）。
- 修剪造口的末端。
- 关闭腹壁。

### （二）使用回肠或横结肠的非可控性经皮尿路改道
- 在没有放射性纤维化的情况下，优选远端回肠（技术图 24-1）。
- 如果回肠有明显的纤维化，应使用横结肠。
- 手术技术类似，因此以上描述适用于回肠和横结肠。
- 回肠段的长度应为 10～15cm，距离回盲瓣

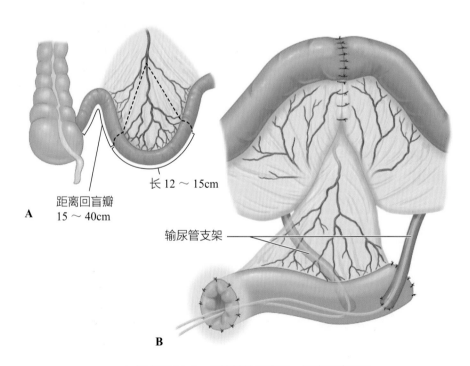

▲ 技术图 24-1　无放射性纤维化，优选远端回肠

A. 回肠段的长度应为 12～15cm，距离回盲瓣至少 15cm；B. 将回肠吻合并将末端缝合至骨盆边缘，输尿管置入支架并缝在回肠的一侧

15cm，以便正常吸收脂溶性维生素和胆汁盐。

■ 横结肠段应为 12 ～ 15cm。结肠会收缩，如太短则无法将造口放置在想要的位置（技术图 24-2）。

■ 线性吻合器用于分割用来制作导管的肠段。

■ 将肠系膜游离约 5cm，以使制作的导管具有足够的活动度以到达造口处。

■ 左输尿管从乙状结肠系膜下引出来。右侧输尿管通常已经被解剖出来离断，送至肠段处。

■ 肠段的尾端需位于乙状结肠系膜和小肠系膜之间。对于回肠导管，它需位于骶骨岬的水平。对于横结肠，它需更靠近在十二指肠头部。

■ 放置输尿管支架，4-0 号扁平直肠缝线穿过肠壁，缝合固定支架。

■ 打开导管的造口端，并用 MD Anderson 的长夹，朝向肠管闭合端伸入。这里，钳子的尖端推顶向肠壁，尖刀切开此处肠壁，使得长钳的尖端可以穿过肠壁，钳夹住输尿管支架。

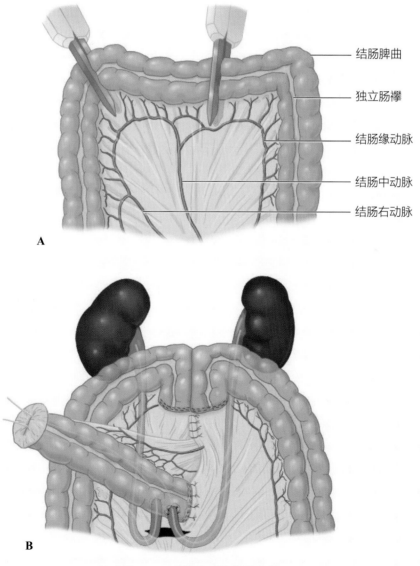

结肠脾曲

独立肠襻

结肠缘动脉

结肠中动脉

结肠右动脉

A

B

▲ 技术图 24-2 选择合适的横结肠段

A. 横结肠段应与网膜分离，并有结肠中动脉的良好的血管弓；B. 于下方引出输尿管，头侧朝向小肠系膜，横结肠吻合术可能需要游离结肠脾曲

- 将支架拉入导管，然后用 3–0 号可吸收缝合线将输尿管缝合到肠开口处。
- 使用单独的开口将第二支架拉入导管，并将输尿管缝合至肠道。
- 使用冷刀或电刀进行肠管造口。
- 纵行切开筋膜，分离腹直肌。一些外科医师会在筋膜上十字形切开，再分离直肌。

- 通过造口放置两个手指，以确保有足够的空间让肠管宽松通过。
- 导管的造口端通过腹壁造口处引出。
- 采用外翻技术缝合造口，使肠道在皮肤外呈现乳头样隆起。这样可以更便于放置导尿管和袋子等设备。
- 肠段做的回肠导尿管已被分离出来。

## 六、经验与教训

○ 肥胖患者其造口位置应该更靠近头侧，临近肋骨，此处脂肪不是那么厚。

✗ 输尿管支架过早取出可能导致输尿管漏的发生。采用 3–0 号延期吸收线或扁平肠线将支架缝入输尿管，其可在 21 天内溶解。

○ 可以将横结肠导尿管的造口端"管化"，使其变长，以适用于肥胖患者。

○ 可控贮尿袋的灌洗很重要。结肠细菌可在血性黏液中繁殖，需要积极冲洗。

## 七、术后护理

- 对于术后急性期的管理，请参阅第 23 章。
- 造口将有一个 14Fr 导管和两个输尿管导管伸出，覆以尿道造瘘袋，连接至独立的引流袋上。大多数尿液会收集到尿袋里，有些尿液会留存在肠管储尿袋里。储尿袋应每天由医务人员灌洗两次。用导管置于顶端的注射器灌注 60ml 生理盐水，用力注入，利于冲碎血凝块并吸出黏液和块状物。
- 患者可回家，并给予指导有关如何进行灌洗，但是，让护理人员每天进行一次灌洗是明智之举。患者应定期在肿瘤科门诊随访，以确保肠管贮尿袋里黏液都被冲洗干净。
- 输尿管支架通常会在 21d 左右自行脱出。
- 可以移除导管并且教导患者如何自行导尿，和冲洗贮尿袋。必须进行全面的教学和监督。如果患者不能很好地操作，且家属也无法做好，则应放置 Foley 尿管并放置尿道造口袋收集尿液。这将持续到患者可以由自己或家人予自行导尿或充分冲洗。

对于使用回肠或横结肠的非可控性尿流改道的患者，不需要冲洗导管。输尿管导管将保留 21d。患者需要学习如何管理造口和尿道造口袋以确保没有泄漏。

## 八、预后与并发症

在曾接受肠道区域放疗的患者中，进行回肠吻合术，小肠瘘的发生率为 10% ～ 32%。使用横结肠代替，可基本消除小肠瘘的发生。

在横结肠导管中造口狭窄发生率最低，为 0 ～ 2%；回肠导管中最高，为 2% ～ 8%。

可控性经皮尿道改流的造口狭窄率为 2% ～ 7%。当阑尾用作导尿管插入处时，狭窄发生率为 20%。

尿路改道发生狭窄后，导致的肾功能不全发生率可高达 12%。

可控性尿流改道的控尿率为 93% ～ 97%。

在建造贮尿袋时使用金属钉吻合器（20%），尿路结石发生率最高。建议用可吸收的缝合线制作储尿袋。

# 参考文献

[1] Bricker EM. Bladder substitution after pelvic evisceration. *Surg Clin North Am*. 1950;30(5):1511–1521.

[2] Brunschwig A. Complete excision of pelvic viscera for advanced carcinoma; a one-stage abdominoperineal operation with end colostomy and bilateral ureteral implantation into the colon above the colostomy. *Cancer*. 1948;1(2):177–183.

[3] Houvenaeghel G, Moutardier V, Karsenty G, et al. Major complications of urinary diversion after pelvic exenteration for gynecologic malignancies: a 23-year mono-institutional experience in 124 patients. *Gynecol Oncol*. 2004;92(2):680–683.

[4] Orr JW Jr, Shingleton HM, Hatch KD, et al. Urinary diversion in patients undergoing pelvic exenteration. *Am J Obstet Gynecol*. 1982;142(7):883–889.

[5] Orr JW Jr, Shingleton HM, Hatch KD, Taylor PT, Partridge EE, Soong SJ. Gastrointestinal complications associated with pelvic exenteration. *Am J Obstet Gynecol*. 1983;145(3):325–332.

[6] Segreti EM, Morris M, Levenback C, Lucas KR, Gershenson DM, Burke TW. Transverse colon urinary diversion in gynecologic oncology. *Gynecol Oncol*. 1996;63(1):66–70.

[7] Shingleton HM, Soong SJ, Gelder MS, Hatch KD, Baker VV, Austin JM Jr. Clinical and histopathologic factors predicting recurrence and survival after pelvic exenteration for cancer of the cervix. *Obstet Gynecol*. 1989; 73(6):1027–1034.

[8] Tabbaa ZM, Janco JM, Mariani A, et al. Short-term outcomes after incontinent conduit for gynecologic cancer: comparison of ileal, sigmoid, and transverse colon. *Gynecol Oncol*. 2014;133(3):563–567.

# 第25章

# 低位直肠吻合术
## Low Rectal Anastomosis

Kenneth D. Hatch 著

吴章鑫 高欣然 译

郭红燕 陶 明 王默琳 校

**妇科手术技巧**
妇科肿瘤学

**Operative Techniques in
Gynecologic Surgery**
Gynecologic Oncology

174

# 一、总体原则

直肠乙状结肠切除及吻合术是适用于卵巢癌的肿瘤切除术、盆腔廓清术及罕见的放射性出血性直肠炎。手术包括肿瘤累及部位上方乙状结肠的切除及腹膜后间隙肿瘤下方直肠的切除。

## （一）定义

■ 低位直肠吻合术（low rectal anastomosis，LRA）是指切除直肠、乙状结肠，并在直肠子宫陷凹的腹膜返折下方进行吻合。直肠吻合术通常根据与肛缘的距离进行分类。高位吻合位于腹膜返折上方，与肛缘的距离通常≥ 11cm。低位吻合术位于距肛缘 7 ～ 11cm 处，极低位吻合＜ 7cm。在妇科肿瘤学中，盆腔廓清术中成功吻合的必要因素是肿瘤远端直肠长度至少为 6cm。

## （二）解剖学因素

■ 直肠全长为 11 ～ 15cm。直肠近端 5cm 位于腹腔内，始于乙状结肠末端。腹膜后方直肠始于直肠子宫凹陷的腹膜返折处。直肠末端位于肛管上端，通常长 2cm（图 25-1）。宫颈离肛缘约 10cm。肛提肌附着于肛管上端的直肠。直肠中动脉向头腹侧走行达肛提肌。直肠上动脉为整个直肠的主要血供来源，并与直肠中动脉形成交通支。由于直肠上动脉在手术中被切断，这些交通支血管对愈合至关重要。在卵巢癌手术中，通常不会切断直肠中动脉。

■ 直肠残端的剩余长度和放疗史将影响外科医师对吻合手术方式的决策。

■ 吻合手术包括 3 种类型。

■ 当直肠残端长度≥ 9cm 时，最常选择行端端吻合，常见于卵巢癌肿瘤细胞减灭术。

■ 当直肠残端长度在 6 ～ 8cm 时，多采用端侧吻合。

■ 直肠存储粪便，可通过本体感觉提供反馈，使患者能够辨别排尿、排便和排气行为。切除＜ 8cm 以下处的直肠会影响上述功能。由于乙状结肠蠕动将粪便运输至直肠排出，在这一水平行端端吻合将导致排便频繁。若行端侧吻合，则可利用乙状结肠至吻合口的 4 ～ 5cm 间距扩充存储容量（技术图 25-1 和技术图 25-2）。

■ 结肠 J 形储袋适用于直肠残端长度＜ 6cm 的极低位吻合，可以提供比端侧吻合更多的存储空间。由于去管腔效应，亦可降低乙状结肠蠕动压力（技术图 25-3 和技术图 25-4）。

■ 端端吻合参见"第 27 章　卵巢癌切除及下腹部减瘤术"。

■ 本章将主要介绍端侧吻合和结肠 J 形储袋。

# 二、术前准备

■ 近期相关研究对肠切除术前行机械性肠道准备提出质疑。

■ 术前评估手术因素，具有吻合口瘘高风险者，可能需行结肠分流造口术。因此，在残余结肠中不可遗留粪便，推荐对这部分患者行清洁洗肠（机械性肠道准备）。

■ 对于低位直肠切除手术来说，需要行术前备血。

■ 需准备下肢加压装置。

■ 需准备肠管切割闭合器。

■ 拟行肠切除术的患者需标记造口部位。

# 三、手术治疗

## 体位

■ 借助马镫形气动助力腿架，调整患者体位，保持膀胱截石位。

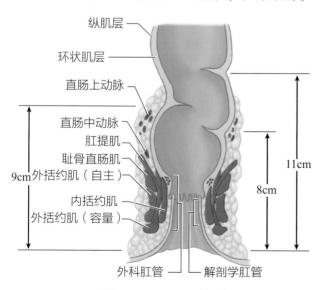

纵肌层
环状肌层
直肠上动脉
直肠中动脉
肛提肌
耻骨直肠肌
9cm 外括约肌（自主）
内括约肌
外括约肌（容量）
外科肛管　解剖学肛管
11cm
8cm

▲ 图 25-1　直肠和肛管的解剖

# 四、手术步骤与技巧

下面将介绍两种手术技术：①侧端吻合（Baker 吻合）；②结肠 J 形储袋。

端端吻合参见"第 27 章 卵巢癌切除及下腹部减瘤术"。

## （一）端侧吻合（Baker 吻合）

- 大多数外科医师青睐于使用胸腹式吻合器切断直肠，然后将环形吻合器的钉筒端穿过肛门，使道钉穿过钉线（技术图 25-1）。该操作可避免在大管径的直肠周围作荷包缝合而导致的组织"聚束"。
- 选择乙状结肠适合的最大尺寸的环形吻合器。其中，31mm 的环形吻合器是预防狭窄形成的理想选择。
- 通过切除 U 形钉打开乙状结肠的吻合端。

- 砧座放置时，务必保持尖头端朝前。
- 术中前进 4 ～ 5cm，以使道钉刺穿肠壁。
- 将 EEA 的钉仓端穿过肛门放置于直肠端的缝合吻合口处。
- 将道钉穿过钉线或靠近钉线并固定在砧座上。
- 转动拧紧螺钉，直至指示线达绿色区域。按压操作柄，展开缝合器，前推圆形刀片，切割下两块直肠环形断端。
- 检查两块环状物。
- 盆腔内注水，直肠中充入空气，查看有无气泡泄漏。
- 若患者处于仰卧位，吻合器手柄段不能穿过肛门放入，则可交换道钉和砧座的位置。若 TA 吻合器的缝合线不完整，须将其剪掉，唯一的补救方法是在直肠部位行荷包缝合（技术图 25-2）。

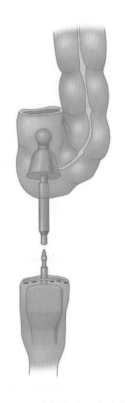

▲ 技术图 25-1 **Baker** 端侧吻合，吻合器砧座置于乙状结肠内

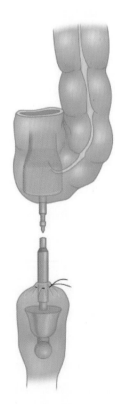

▲ 技术图 25-2 **Baker** 端侧吻合，吻合器砧座置于直肠内

## （二）结肠 J 形储袋

- 游离乙状结肠和降结肠，使其在无张力的情况下达盆腔直肠末端。

- 术中可结扎乙状结肠动脉以增加乙状结肠末端长度。但若需采用横结肠做尿流改道导管或可控性代膀胱，则不建议切除左结肠动脉（技术图 25-3）。

- 术中可切除肠系膜下静脉。

- J 形储袋长度应为 5 ～ 6cm。

- 将两臂缝合在中线上，以确保线性缝合器不会偏离至一侧并切断肠系膜的血液供应。

- 清理 J 形储袋末端附着脂肪。

- 在 J 形储袋末端切一开口。

- 放置并使用 55mm 的线性切割器（技术图 25-4）。

- 在 J 形储袋开口周围行荷包式缝合，确保达浆膜层。

- 将环形吻合器穿过肛门置于吻合口处（技术图 25-5）。

- 直肠残端较短，它的形状和位置以及吻合线等条件，都要求吻合器道钉的位置正好位于乙状结肠吻合线的背侧。

- 操作缝合器和切割器。

- 检查切下的两块环状物。

- 对于阴道开放的肠切除患者，结肠充气试验不起作用。

- 建议肠道改道，行预防性造瘘，可选择回肠造口术。

- 宫颈癌廓清术患者，由于此类患者不同于卵巢癌，不需行大网膜切除术，可使用网膜包裹吻合处。

- 大网膜可向肠管提供血液供应和结缔组织支撑，同时填补吻合术后的骶前间隙。在大网膜后方放置引流管，可降低盆腔感染的风险。

- 在 LRA 患者中使用网膜包裹吻合口处，有助于减少吻合口瘘和裂开风险。

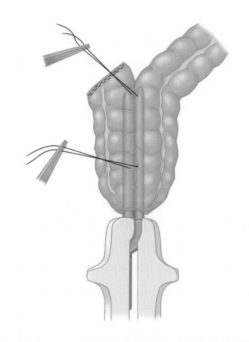

▲ 技术图 25-3　结肠的血管解剖，在保留肠系膜上动脉和左结肠动脉的同时结扎乙状结肠动脉，增加乙状结肠末端的长度

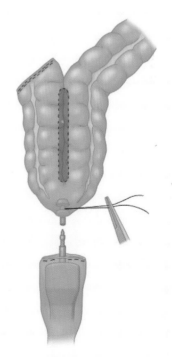

▲ 技术图 25-4　线性吻合器放置到位，制作 J 形储袋

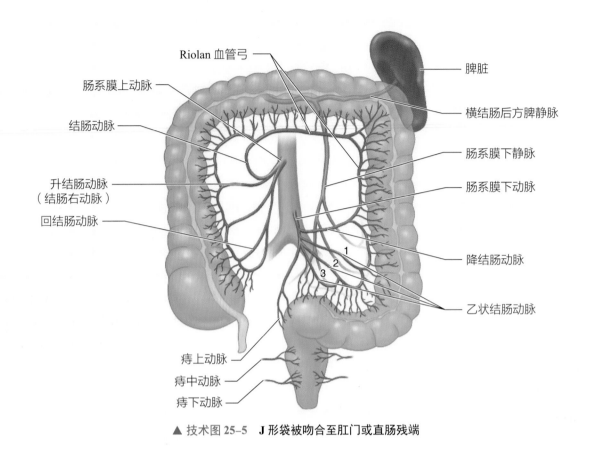

▲ 技术图 25-5　J 形袋被吻合至肛门或直肠残端

## 五、经验与教训

○ 引流管不应靠吻合口放置。可使用大网膜作为屏障保护吻合口后放置引流。

○ 为减少排便次数，每 4 小时交替使用洛莫替尔和洛哌丁胺。

## 六、术后护理

■ 术后护理取决于 LRA 手术的严重程度。参见"第 23 章　盆腔廓清术"和"第 27 章　卵巢癌切除及下腹部减瘤术"。

## 七、预后

■ LRA 的成功率取决于患者的易发因素和手术的技术因素。

■ 吻合口裂开或瘘的易发因素包括术前放疗、化疗、低白蛋白、贫血、肠梗阻、使用类固醇激素、肾衰竭和败血症。

■ 技术因素包括吻合口张力、吻合口血管供应不良、吻合口缺损、直肠长度小于 6cm、盆腔感染。

■ 卵巢癌患者直肠长度超过 9cm 通常行吻合术，其吻合口漏的发生率为 3%～5%。

■ 肿瘤廓清患者通常行 ≤ 6cm 的低位吻合术，手术范围包括在放疗区域中。患者手术成功率为 60%～70%。

■ 低位吻合术结肠 J 形储袋已被结直肠外科医师推广应用。其在减少吻合口瘘、提高控便程度、减少每日排便次数、控制尿急和排气等方面，均优于结肠肛管吻合术（表 25-1）。

# 八、并发症

- 吻合口瘘是卵巢癌和廓清术患者最常见的主要并发症。廓清患者几乎均行肠分流预防性造口术，所以 LRA 吻合口瘘这一并发症，可能直到术后几周的直肠检查时才能发现。

- 对于未行分流造口术的患者，发现吻合口瘘的平均时间为术后 10d。

- 其可能表现为脓肿或腹膜炎。

表 25-1　结直肠吻合与 J 形储袋吻合术后功能比较

| 因素 | J 形袋（$n=47$） | 结直肠（$n=34$） |
| --- | --- | --- |
| 排便次数 | 1.57 | 2.79[a] |
| 大便失禁 | 13% | 12% |
| 洛哌丁胺的使用 | 4% | 21%[a] |
| 限制饮食 | 14% | 41%[a] |
| 抗生素或灌肠剂的使用 | 20% | 6%[a] |

a. $P < 0.05$

引自 Dehni N, Tiret E, Singland JD, et al. Long-term functional outcome after low anterior resection: comparison of low colorectal anastomosis and colonic J-pouch-anal anastomosis. DisColon Rectum.1998;41(7):817–822; discussion 822–823.

- 初始治疗方案为引流和结肠分流造口术。

- 对于接受廓清术行极低位吻合的患者，最常见并发症为术后 5～30d 出现的盆腔缺损处的渗漏。

- 吻合口狭窄发生率为 2%～5%。其与使用较小吻合器、LRA 位于放疗区域和结肠分流造口术有关。

- 频繁规律的直肠检查可有助于扩张吻合口。若狭窄情况严重，可能需采用肛门扩张器。

- 直肠切除可改变储便和排便的生理学特征。在生理情况下，直肠发出感觉冲动以引起排便冲动，并将抑制性冲动传递至肛门以减少便失禁。在直肠低位切除术中将切除 2/3 的直肠储袋，引起肛门直肠反射紊乱，影响正常排便、排尿及排气。直肠 J 形储袋可重建储便能力，从而有助于减少排便次数和便失禁（表 25-2）。

- J 形储袋的主要缺点为无法清空储袋。因而，采用 55mm 的线性切割器，而非 10cm 的吻合器非常必要，其有助于制造一个 50mm 长的储袋。

表 25-2　结直肠吻合术与结肠肛管吻合术的比较

| 因素 | 结直肠（$n=52$） | J 形袋（$n=34$） | $P$ |
| --- | --- | --- | --- |
| 吻合口瘘 | 8（15%） | 1（2%） | 0.03 |
| 排便次数 | 3.5 | 2 | 0.001 |
| 尿失禁评分 | 5 | 2 | 0.001 |
| 洛哌丁胺的使用 | 19 | 1 | 0.001 |
| 通便药物 | 10 | 21 | 0.07 |

引自 Hallböök O, Påhlman L, Krog M, Wexner SD, Sjödahl R. Randomized comparison of straight and colonic J pouch anastomosis after low anterior resection. Ann Surg. 1996;224(1):58–65.

# 参考文献

[1] Dehni N, Tiret E, Singland JD, et al. Long-term functional outcome after low anterior resection: comparison of low colorectal anastomosis and colonic J-pouch-anal anastomosis. *Dis Colon Rectum.* 1998;41(7):817–822; discussion 822–823.

[2] Hatch KD, Gelder MS, Soong SJ, Baker VV, Shingleton HM. Pelvic exenteration with low rectal anastomosis: survival, complications, and prognostic factors. *Gynecol Oncol.* 1990;38(3):462–467.

[3] Hatch KD, Shingleton HM, Potter ME, Baker VV. Low rectal resection and anastomosis at the time of pelvic exenteration.

*Gynecol Oncol.* 1988; 32(2):262–267.

[4] Karanjia ND, Corder AP, Bearn P, Heald RJ. Leakage from stapled low rectal anastomosis after total mesorectal excision for carcinoma of the rectum. *Br J Surg.* 1994;81(8):1224–1226.

[5] Morrow PC. *Morrow's Gynecologic Cancer Surgery.* 2nd ed. South Coast Medical Publishing, Encinitas California; 2013:245–264.

[6] Schoetz DJ, Ricciardi R. Low anterior resection: alternative anastomotic techniques. *Surg Oncol Clin N Am.* 2010;19(4):761–775.

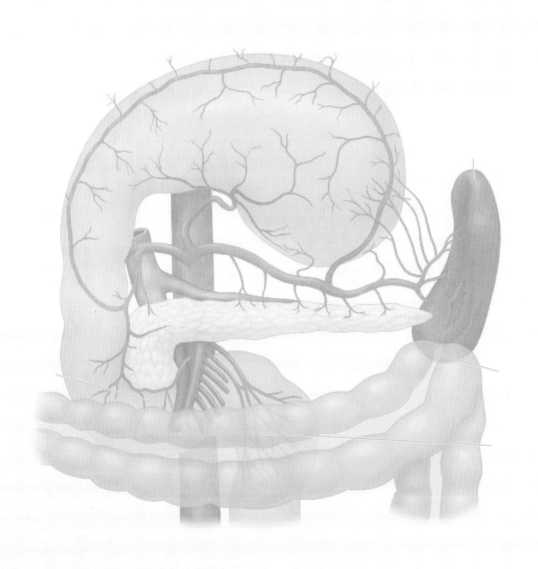

# 第五篇

# 卵巢癌及卵巢良性肿物的手术
## Ovarian Operations Cancer and Benign

# 第26章

# 卵巢癌切除及上腹部减瘤术

## Ovarian Cancer Resection and Debulking in the Upper Abdomen

Robert W. Holloway  Walter Gotlieb  David Cibula  Kenneth D. Hatch  著

王同霞  译

李 圆  郭红燕  校

**妇科手术技巧**
妇科肿瘤学

**Operative Techniques in
Gynecologic Surgery**
Gynecologic Oncology

**182**

# 一、总体原则

对 Ⅲ 期和 Ⅳ 期卵巢上皮性癌（EOC）患者的生存分析表明，预测疾病无进展生存期和总体生存率最重要的因素是初次手术后残留病灶的大小。满意的卵巢癌切除术，无论是初始的肿瘤细胞减灭术（CRS）还是新辅助化疗（NACT）后的肿瘤细胞减灭术，都可能需要行根治性上腹部切除手术，包括膈肌切除、脾切除或胰腺部分切除，以及游离脾曲以行大网膜彻底切除。

## （一）定义

- 肿瘤细胞减灭术（CRS）是指最大程度的切除肿瘤病灶，降低肿瘤负荷以使患者经过化疗后能够治愈或达到疾病控制。
- 无肉眼残存肿瘤病灶的肿瘤细胞减灭术，患者生存预后最好。
- 为了在上腹部达到最大程度的减瘤，100% 的患者需切除大网膜；1% ～ 43% 的患者需切除脾脏；1% ～ 9% 的患者需切除胰尾部；6.5% ～ 44% 的患者需行膈肌剥脱或切除术。

## （二）鉴别诊断

- 通过查体或 CAT 扫描发现的腹水、盆腔肿物、网膜饼以及腹膜或膈肌的种植转移通常可以诊断卵巢癌。
- 其他需要鉴别的疾病包括结肠癌、胃癌、胰腺癌、乳腺癌或其他实体肿瘤的转移。

## （三）解剖学因素

- 为了避免严重的并发症，全面了解上腹部的解剖是非常必要的。解剖学因素将在本章的每一节中进行讨论，并用视频加以说明。

## （四）非手术治疗

- 对于初始 CRS 效果较差的患者，可以考虑行 NACT。
- NACT 适应证包括：严重营养不良，白蛋白≤ 2.6，前蛋白低于 10mg/dl 及体重较前减轻 15%。

- 严重的并发症，如慢性阻塞性肺疾病（COPD）、未经纠正的冠状动脉疾病和病理性肥胖是相对禁忌证。
- 年龄超过 75 岁也是进行初始肿瘤细胞减灭术的相对禁忌证。

# 二、影像学检查与其他诊断方法

- 许多研究人员已经发表了 CT、MRI 或 PET-CT 的研究，以确定哪些患者可以从 NACT 和间歇性肿瘤细胞减灭术中获益。
- 对这些报告的回顾性分析表明，CT 和 MRI 具有相同的价值，只有当 CT 或 MRI 上没有发现，但从症状或肿瘤标记物升高怀疑卵巢或腹膜癌时，才应使用 PET-CT。
- NACT 的适应证包括一般状况差的高龄患者、严重营养不良、Ⅳ 期（如肺转移、胸膜结节、肝实质转移、恶性胸腔积液、纵隔和锁骨上淋巴结转移）、肝门受累和肾上腺淋巴结转移。

# 三、术前准备

- 我们建议在没有胃肠梗阻迹象的情况下，对接受肿瘤细胞减灭术的患者进行标准的肠道准备。术前 24h 禁食可进水和口服泻药一直是多年以来的标准。近来发表的文献支持术前不再口服泻药，即使是针对可能行肠切除的患者；然而，许多妇产科和结直肠外科医师仍然认为，在计划行大肠手术的患者，清除结肠内的固体废物有很大的益处。
- 根据术前血红蛋白和外科医师估计的预期失血量进行血型鉴定和交叉匹配，预备至少 800ml 的浓缩红细胞。外科文献报道，卵巢肿瘤细胞减灭术的失血量为 700 ～ 4000ml。根治性减瘤手术应在具备以下能力的医院进行，即可以紧急术中增加配血、专业的 ICU 和相关科室协作（如肝胆、血管、胸腔外科）。

# 四、手术治疗

分为四个部分。

1. 开腹脾切除术。

2. 开腹横膈剥脱和切除术。

3. 复发性卵巢癌的机器人脾切除术。

4. 机器人横膈剥脱和切除术。

## 五、开腹网膜切除和脾切除术

### （一）体位

仰卧位。

### （二）方法

■ 正中切口达剑突。

■ 上腹部切口牵开固定器。

### （三）网膜切除术

■ 需将大网膜全部切除。

■ 从横结肠到脾曲切除结肠下区域大网膜。

■ 切除胃结肠之间的网膜，注意保护横结肠系膜。

■ 将大网膜与胃大弯相连的血管分开。

### （四）膈结肠韧带

■ 将大网膜与横结肠脾曲分离。

■ 切断膈结肠韧带，从而使结肠与脾脏游离（技术图 26-1）。

### （五）胃脾韧带

■ 进一步沿胃大弯分离大网膜，到达胃脾韧带。胃结肠韧带有两层：腹层是供应脾脏的胃短血管，背层有胃脾血管。

■ 到达至脾上极。这里可能会有胃脾脏间的粘连带需要分离。

### （六）膈脾韧带

打开脾脏与横膈之间的连接韧带。如果有癌灶附着在横膈腹膜上，需要剥除横膈腹膜。

### （七）脾门解剖

■ 脾门可通过腹侧路入显示，结扎脾动脉（技术图 26-2）。脾动脉是腹主动脉的分支，沿胰腺

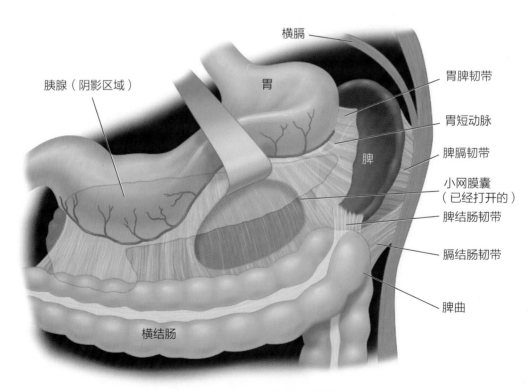

▲ 技术图 26-1　脾的手术解剖

上缘至胰尾。它通常分成 2～3 条血管。胰尾距离脾门 1cm 以内。

- 切开小网膜囊暴露并分离脾动脉。不仅可以缩小脾脏体积，也可以使部分血液回流到体循环。
- 腹膜后路入识别胰尾。游离胰腺以暴露并分离肾静脉。腹膜后路入损伤胰腺风险较低。
- 如果切除胰尾，应使用可以闭合血管的线性缝合器。
- 脾切除区域不需要留置引流，除非止血效果不满意。

## （八）术后护理

留置鼻胃管行胃肠减压以防止胃扩张，胃扩张会导致缝扎的胃血管裂开。范围大的减瘤手术后经常会出现长时间的不适。血细胞比容低于 0.25 的贫血患者应进行输血治疗。液体丢失常见，因为大多数患者将有几升腹水被清除。这将导致低白蛋白和少尿。控制晶体液量，更多地依赖血液制品，避免液体负荷过重和肺水肿。依诺肝素应在红细胞压积稳定后使用。

## （九）并发症

胸腔积液、左肺不张、肺炎、出血和脾静脉血栓形成均有报道。膈下脓肿很可能是胃或结肠脾曲损伤的结果。据报道，27% 的患者会出现胰瘘或胰腺假性囊肿。放置聚乙二醇甘油纤维蛋白原止血纱，可以使此并发症发生率下降到 4%。脾切除术后综合征导致高凝状态，血小板升高超过 75 万，血栓风险增加。每天监测血小板。肺炎球菌可能会引发脓毒症。因此，应该给患者接种肺炎球菌疫苗，并推荐行脑膜炎球菌和流感嗜血杆菌疫苗接种。

## 六、开腹横膈膜剥脱和切除术

### （一）肝脏游离

切断肝圆韧带（脐静脉闭锁残迹）和镰状

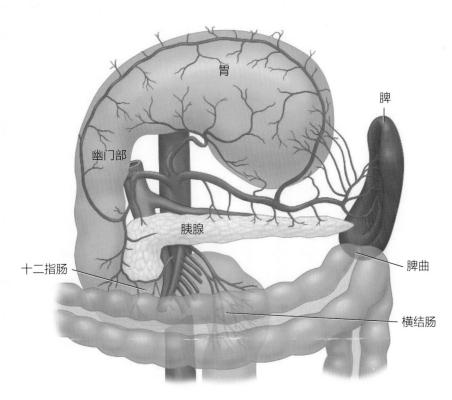

▲ 技术图 26-2 **脾脏的血管解剖**

韧带游离肝脏（技术图 26-3A）。镰状韧带向上延伸近横膈时形成冠状韧带的上缘（技术图 26-3B）。

## （二）韧带和腹膜的分离

- 分离冠状韧带，可见疏松的蜂窝组织间隙，其内有腔静脉和肝静脉。它们位于镰状韧带对应位置的右侧（技术图 26-3C）。应避免损伤这些血管。

- 切开右侧冠状韧带直至连接肝右叶和膈肌的三角韧带。切开三角韧带，切开冠状韧带的后叶至它与肝十二指肠韧带的附着处。暴露位于 Morison 陷凹中的右肾和肾上腺。

- 沿肋缘切开腹膜，将腹膜从膈肌的肌肉层剥离（技术图 26-3D）。当接近隔膜的中心腱部位时，必须小心避开隔膜上的裂孔。

## （三）背侧横膈切除

要切除背侧横膈，需要将肝脏推向左侧，向背侧切除膈肌表面腹膜直至 Morison 陷凹。这个位置通常有肿瘤病灶种植，需切除。

## （四）膈肌切除术

- 当肿瘤侵犯太深或侵犯没有肌层的部位（如中心腱）时，需要切除部分膈肌。切除肿瘤并关闭膈肌，连续缝合一层。使用单股不可吸收线或延迟可吸收缝线。从两端向中间缝合。在两条缝线之间放一根排气管，让麻醉师最大限度地扩张肺部，同时用力按压肺部，直到没有更多的空气流出。取出排气管，将两端缝线缝合在一起。如果缝合处有张力，则必须放置永久性网片以使修补牢固。除非肺损伤导致张力性气胸，否则不需要留置胸腔引流管。

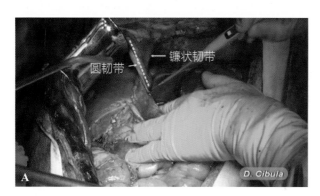
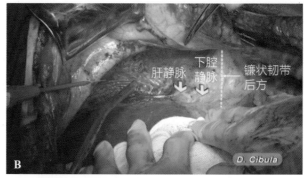
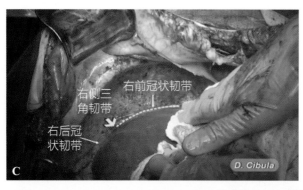
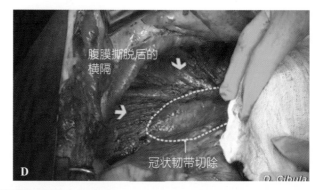

▲ 技术图 26-3　开腹横膈膜剥脱和切除术

A. 切开圆韧带和镰状韧带；B. 肝静脉和腔静脉的位置；C. 冠状韧带和三角韧带将肝脏连接在横膈上；D. 横膈剥脱术后的膈肌及冠状韧带的位置（由 Dr. David Cibula 提供）

■ 肝脏的位置可以天然压迫横膈，不需要任何固定。

### （五）术后护理

患者于恢复室进行胸部 X 线检查，以评估气胸。如果肺压缩达 20%，则需使用胸导管或针头负压引流。右半膈肌通常会升高，但除非存在活动性失血，否则抬高并不明显。即使术前没有胸腔积液，术后亦可出现并高达 50%。如果积液导致肺不张或低氧，则需要穿刺引流。膈下脓肿并不常见。

### （六）预后

由于大多数患者同时行其他部位的广泛减瘤术，因此很难评估横膈膜剥脱对生存率的影响。大多数文献报道横膈膜剥脱或切除术后患者的中位生存期长于烧灼或局部电凝手术患者。

## 七、复发性卵巢癌的机器人脾切除手术

### （一）方法

机器人的操作受特定的机器人设备和其切除目标的影响。达芬奇的移动性较差，因此要根据切除目标摆放至特定位置（如脾切除术需将机器放在左肩部，肝/膈肌切除需将机器放在右肩部），如果预期在上腹部两侧都可能存在病灶，选择 Xi 模式放置 Trocar，此模式下操作孔均位于中线附近，可于上腹部触及肿瘤。

### （二）体位

将患者置于头高足低倾斜 15° 的侧卧位（图

26-1A）。图中显示操作口的位置（图 26-1B），机器人位于左侧肩部。

### （三）暴露小网膜

■ 对于在脾曲有残余大网膜的患者，必须将大网膜与结肠分离，进入小网膜囊，暴露胃脾间网膜。
■ 在卵巢癌患者中，这部分大网膜通常已被切除，胃脾间的网膜可以从小网膜囊的后腹膜层分离出来。

### （四）胃短血管与胃脾韧带的分离

带关节的血管闭合器将胃短血管分离切断，直至膈肌。血管闭合器是可控双极设备，热效应为周围约 2mm。

脾切除术定位

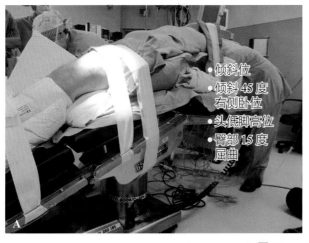

脾切除套管针装置

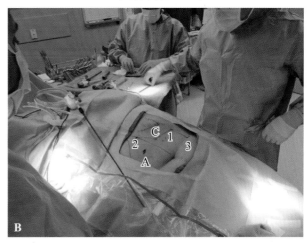

▲ 图 26-1　体位及操作口

A. 机器人脾切除术体位演示；B. 机器人脾切除术的操作口位置

## （五）保护和分离脾动脉

血管闭合器的尖端是分离切断软组织的理想器械。虽然血管闭合器的设计可用于封闭直径 7mm 的血管，但谨慎起见还是应该在闭合器闭合切断脾动脉前，先用 hem-o-lok 夹夹闭血管。

## （六）分离脾静脉

分离脾脏和小网膜囊腹膜之间的粘连后，游离脾脏，使用血管闭合器尖头部分暴露脾静脉，用 hem-o-lok 夹闭，然后离断。

## （七）游离后侧脾肾韧带和下极血管

在离断脾动脉和静脉后，通过抬高脾门、离断其与后腹膜附着处（脾肾韧带）、切断下极血管及与左横膈附着处（脾膈韧带），从而切除脾脏（图 26-1）

## （八）将脾脏装袋取出

为了保存标本完整和防止污染，建议通过开腹小切口取出脾脏。

## （九）经验与教训

### 1. 操作孔位置

○ 与盆腔手术相一致，穿刺孔需保持 8～10cm 的距离，以尽量减少机器人手臂碰撞。放置在左侧的第三只手臂被用来牵拉结肠，以及后续操作中用于抬高脾脏。分离胃短动脉时，床边助手需牵拉胃。

### 2. 脾门与血供

○ 脾动脉起源于腹腔干，在靠近脾门处分支入脾，后支起源于脾肾韧带。这些分支需要血管夹单独结扎。腹腔镜脾切除术的另一种常用方法是在脾门使用血管吻合器。然而，无论是哪种技术，都必须注意胰腺的尾部，以避免胰腺假性囊肿的形成。

## （十）术后护理

术日留院观察，术后可立即恢复正常饮食，术后 1 日早餐后出院。对乙酰氨基酚和酮洛酸用于术后镇痛，口服氢考酮可作为备用。

## （十一）预后

通过小心操作避免对胰腺尾部的损伤，可以避免胰腺假性囊肿的形成。然而，切除肿瘤过程中牵拉脾门或肿瘤侵犯时需要切除胰尾部，这增加了假性囊肿形成的可能性。矛盾的是，这一区域放置引流会增加假性囊肿的风险，故不常规放置。

# 八、复发性卵巢癌行机器人右侧横膈剥脱切除治疗

## （一）定义

初始手术中偶有为达到满意肿瘤细胞减灭，或妇科肿瘤孤立复发转移到横膈时，需行横膈切除。在大多情况下，横膈剥脱切除足以实现满意的肿瘤细胞减灭术，但当大块病变穿透横膈肌层时，需要全层切除。

## （二）解剖学因素

横膈由胸壁发出的肌肉组织聚合于中心腱形成——筋膜纤维结缔组织腱膜。横膈使得腹腔重要脏器仍可处在肋骨的保护之下。左右膈神经支配横膈，从内上方到达膈肌后即呈放射状分支。膈动脉和静脉向膈肌提供大部分血流，此外肋间动脉沿着肋缘走行，为膈肌提供丰富的血液供应。在右侧，下腔静脉（IVC）和肝静脉从中心腱的背侧穿过横膈（技术图 26-3B）。

## （三）影像学检查与其他诊断方法

■ 应采用影像学方法选择合适的病例进行彻底的膈肌切除术。

■ 术前腹部 CT 或 MRI 有助于确定横膈和肝脏病变的位置和数量，以及这些病变与右上腹主要血管和结构的邻近程度。

正电子发射断层扫描（PET）诊断常规大小转移性病变的敏感性和特异性分别为 78% 和 68%。对于大于 5 mm 病变，PET/CT 的 SUV 峰值与腹腔镜探查结果呈正相关性，但对于小于 5

mm 的病变，如腹膜转移，假阴性率较高。早期疾病的诊断由于其假阳性率很高诊断，不应依赖 PET/CT。

## （四）术前准备

■ 大型横膈切除术的禁忌证包括：美国麻醉学学会（ASA）风险评估评分＞ 3，一般状态＞ 2，根据术前影像提示存在肺转移和（或）广泛的腹腔转移。另一种评估方法为，患者在对接机器人之前先做一次腹腔镜探查以判断肿瘤的播散程度及肿瘤是否包裹肝门而无法彻底减瘤。

■ 肠道准备有利于肠管塌瘪，从而有助于术野暴露。可通过手术前进食无渣流食，加上灌肠或标准肠道准备来实现。

## （五）手术治疗

　　在一项包含 163 例Ⅲ／Ⅳ期卵巢癌患者研究中，98% 以上的患者术后残留病灶小于 1cm，其中 40.5% 的患者行横膈剥脱或切除术。强调这个部位的重要性是因为，横膈膜可能是肿瘤复发最常见的转移部位。复发病例中膈肌的高频受累表明，在初次手术中没有完全切除的情况可能很常见。

## （六）体位与方法

■ 患者被放置在凝胶垫上以防止打滑，同时须应用肩部支撑带和胸带将其固定在床上，手臂以中立的姿势在患者的侧面固定，以防止受伤。必须使用足够的泡沫或凝胶填充物环绕患者的手臂和面部。

■ 除预防性应用抗生素外，患者还需穿具有气动加压功能的马镫形长袜，以及使用肝素预防深静脉血栓。

■ 将床旋转至 10° 头高足低、同时向左侧倾斜 10° 的位置，以使肝脏远离右侧横膈（图 26-2）。

■ 在左上象限锁骨中线的肋缘下，于不可视状态下置入 5mm 的 Trocar 建立气腹。分离前腹壁粘连，直视下放入机器人操作孔，按图中所示位置（图 26-2）。12mm 的摄像头操作口位于脐侧上方距右侧肋缘中点约 12cm。左右两侧的达芬奇操作孔直径 8.5mm，距肋缘 1cm，距摄像头操作孔约 10cm。"第四个臂"操作孔位于左侧，距左手术臂 10cm，右上象限有一个 12mm 的辅助操作孔。

■ 机器人平台与右肩侧面对接，左臂用带孔双极器械，右臂用单极剪刀，第四个辅助臂用 ProGrasp 钳。

机器人右上象限操作孔放置<br/>肝 / 横膈手术

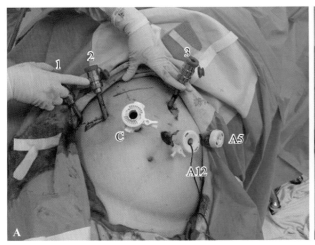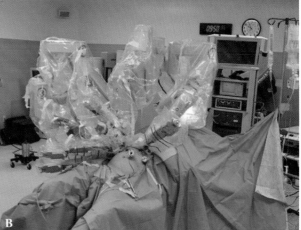

▲ 图 26-2　右侧横膈和肝脏的 Trocar 位置；1、2 和 3 是机械臂；C 是摄像头；A12 是 12mm 辅助操作孔；A5 是 5mm 辅助操作孔

## （七）暴露与评估疾病

首先松解结肠肝曲和横膈之间的粘连。使用单极剪刀分离肝右叶和横膈，同时使用左侧有孔双极抓钳轻轻牵引肝脏。通过间断使用有孔双极和单极剪刀分离镰状韧带，使其与横膈进一步分离，暴露出光滑的肝表面和增厚的横膈病灶。

## （八）肝右叶游离

在尝试游离前，对整个腹腔进行常规探查，以排除术前检查遗漏的其他部位的病灶。由于向侧方和下方牵拉肝脏均不能充分暴露横膈病变，因而需进一步游离肝脏右叶。在肝脏前方切开镰状韧带。三角韧带被锐性切开（技术图 26-3）。肝右叶的裸区与横膈分离，肝右叶向内侧牵拉。当右叶极度向内，位于中线上方时，应注意在分离和过度牵拉过程中不要损伤右肝静脉。

## （九）横膈病变全层切除

首先用单极剪刀在 40W 电模式下对病变范围进行标记。细微线索提示在肉眼可见病灶上缘有腹膜下转移，在病变的边缘电灼至未受累的肌层。尝试从膈肌上"剥离"病灶，但很快就会发现病变已经侵犯胸膜顶全层，并进入胸腔，暴露出未受累及的肺脏。从膈肌切除整个病变，由床旁外科医师使用腹腔镜吸引器协助牵拉膈肌和肺。切除的病灶用标本袋从腹部取出。

## （十）横膈缺损闭合

用 CT-1 型号针的 1-prolene 缝合线（Ethicon）缝合横膈缺损。先慢慢抽出吸引器，同时绑紧最后的缝合线，以排出胸腔气体使得肺部再次扩张。同时，麻醉师通过持续的人工通气使肺部过度膨胀，以尽可能排出 $CO_2$。然后再将缝合线绑在腹腔镜吸引器上。

## （十一）安全关腹

检查隔膜是否有泄漏，是否有明显的残余气胸迹象。如果有明显的气胸，插入胸引管。确切止血，器械清点准确。Trocar 取下后，所有12mm 切口部位的皮下组织用 0 号薇乔 Vicryl 线重新缝合固定，皮肤用垂直褥式或 3-0 号薇乔线皮下缝合。

## （十二）经验与教训

### 1. 操作孔位置

◯ 这个手术的操作孔位置需要根据膈肌病变的解剖位置进行仔细的术前规划。如果预计需要到达右侧膈肌的深凹处，操作孔应放置在靠近肋缘的地方。

◯ 规划右侧辅助操作孔的位置，从而用以有效牵拉肝右叶使其远离横膈。

### 2. 使用术中助手

◯ 在整个手术中，助手可以帮助牵拉、止血、故障排除等。

### 3. 熟悉解剖结构

◯ 在进行横膈切除和重建时，需要对肝脏血供的解剖以及横膈膜的神经支配和血液供应有深入的了解。困难的后膈肌切除与右肝叶的游离可以寻求肝胆外科医师帮助进行手术。

## （十三）术后护理

所有病例均行术中或术后胸部 X 线检查，明显的气胸需放置胸腔引流管。如果在无气胸症状或体征的情况下，后续不用常规进行胸片检查。

术后应提供常规护理，包括生命体征监测、尿量监测、鼓励肺活量锻炼、预防血栓形成以及尽早恢复正常饮食和下地行走。

# 参 考 文 献

[1] Aletti GD, Dowdy SC, Podratz KC, Cliby WA. Surgical treatment of diaphragm disease correlates with improved survival in optimally debulked advanced stage ovarian cancer. *Gynecol Oncol*. 2006;100(2): 283–287.

[2] Axtell AE, Lee MH, Bristow RE, et al. Multi-institutional reciprocal validation study of computed tomography predictors of suboptimal primary cytoreduction in patients with advanced ovarian cancer. *J Clin Oncol*. 2007;25(4):384–389.

[3] Devolder K, Amant F, Neven P, van Gorp T, Leunen K, Vergote I. Role of diaphragmatic surgery in 69 patients with ovarian carcinoma. *Int J Gynecol Cancer*. 2008;18(2):363–368.

[4] Dowdy SC, Loewen RT, Aletti G, Feitoza SS, Cliby W. Assessment of outcomes and morbidity following diaphragmatic peritonectomy for women with ovarian carcinoma. *Gynecol Oncol*. 2008;109(2):303–307.

[5] Chi DS, Zivanovic O, Levinson KL, et al. The incidence of major complications after the performance of extensive upper abdominal surgical procedures during primary cytoreduction of advanced ovarian, tubal, and peritoneal carcinomas. *Gynecol Oncol*. 2010;119(1):38–42.

[6] Cliby W, Dowdy S, Feitoza SS, Simone S, Gostout S. Diaphragm resection for ovarian cancer: technique and short-term complications. *Gynecol Oncol*. 2004;94(3):655–660.

[7] Guidozzi F, Ball JH. Extensive primary cytoreductive surgery for advanced epithelial ovarian cancer. *Gynecol Oncol*. 1994;53(3): 326–330.

[8] Holloway RW, Brudie LA, Rakowski JA, Ahmad S. Robotic-assisted resection of liver and diaphragm recurrent ovarian carcinoma: description of technique. *Gynecol Oncol*. 2011;120(3):419–422.

[9] Paul Morrow C. *Morrow's Gynecologic Cancer Surgery*. 2nd ed. South Coast Medical Publishing Encinitas, CA; 2013;865–875.

**Spleen**

[10] Magtibay PM, Adams PB, Silverman MB, Cha SS, Podratz KC. Splenectomy as part of cytoreductive surgery in ovarian cancer. *Gynecol Oncol*. 2006;102:369–374.

[11] Ochiai T, Sonoyama T, Soga K, et al. Application of polyethylene glycolic acid felt with fibrin sealant to prevent postoperative pancreatic fistula in pancreatic surgery. *J Gastrointest Surg*. 2010;14(5): 884–890.

# 第 27 章

# 卵巢癌切除及下腹部减瘤术

## Ovarian Cancer Resection and Debulking in the Lower Abdomen

Kenneth D. Hatch　著

王同霞　译

郭红燕　李　圆　校

妇科手术技巧
妇科肿瘤学

Operative Techniques in
Gynecologic Surgery
Gynecologic Oncology

192

## 一、总体原则

70%～90% 的卵巢上皮性癌可行满意的肿瘤细胞减灭术（optimal cytoreductive surgery，CRS）。为了达到这一目标，必须对下腹部和盆腔的肿瘤进行根治性切除。57% 的病例需要乙状结肠切除和吻合。5%～12% 的病例进行了其他部位大肠或小肠的节段切除。

### （一）定义

在盆腔，彻底切除病灶是完全可行的。依次切除子宫（如果存在）、输卵管、卵巢，以及沿卵巢血管表面的腹膜到达道格拉斯窝。盆腔肿瘤的根治术需要打开盆腔后腹膜，游离输尿管远离肿瘤，必要时切除整个盆腔腹膜并切除直肠和乙状结肠。输尿管和膀胱通常不需要切除。膀胱表面腹膜通常有肿瘤，需要剥离。膀胱转移有时可能需要膀胱切除或部分膀胱切除。

### （二）鉴别诊断

卵巢癌的诊断常通过腹水、网膜和腹膜转移及 CA-125 的明显升高来明确。然而，原发性结肠癌和卵巢转移癌都可能以这种方式出现，应进行冰冻病理切片来协助诊断。

### （三）解剖学因素

必须对盆腔解剖有全面的了解。这包括乙状结肠、直肠、输尿管、膀胱、子宫、输卵管、卵巢和阴道。所有与这些器官相关的血管、神经和淋巴结都很重要。

### （四）非手术治疗

- 对于初始 CRS 效果较差的患者，可以考虑行新辅助化疗（neoadjuvant chemotherapy，NACT）。
- NACT 适应证包括严重营养不良，白蛋白 ≤ 2.6mg/dl，前蛋白低于 10mg/dl 及体重较前减轻 15%。
- 严重的并发症，如慢性阻塞性肺疾病（chronic obstructive pulmonary disease，COPD）、未经纠正的冠状动脉疾病和病理性肥胖是相对禁忌证。
- 年龄超过 75 岁也是进行初始肿瘤细胞减灭术的相对禁忌证。

## 二、影像学检查与其他诊断方法

- 许多研究人员已经发表了 CT、MRI 或 PET/CT 的研究，以确定哪些患者可以从 NACT 和中间型肿瘤细胞减灭术中获益。
- 对这些报道的回顾性研究显示，CT 和 MRI 具有相同的价值。只有在 CT 或 MRI 上没有发现，但从症状或肿瘤标记物升高怀疑卵巢或腹膜癌时，才应使用 PET/CT。

## 三、术前准备

- 建议在没有胃肠梗阻迹象的情况下，对接受肿瘤细胞减灭术的患者进行标准的肠道准备。术前 24h 无渣流食和口服泻药是多年以来的常规。最近的文献支持取消口服泻药，即使是在可能会肠切除的患者；然而，许多妇产科和结直肠外科医生仍然认为，在计划行大肠手术的患者，去除结肠固体性废物会对手术有很大的益处。
- 根据术前血红蛋白和外科医生估计的预期失血量，进行血型鉴定和交叉匹配至少 400ml 浓缩红细胞。外科文献报道，卵巢肿瘤细胞减灭术的失血量在 700～4000ml。根治性减瘤手术应在具备以下能力的医院进行，可以紧急术中增加配血、专业的 ICU 和相关科室协作（如肝胆、血管、胸腔）。

## 四、手术治疗

### 体位

取膀胱截石位，采用 Yellofins 或 Allen 腿架，以便通过阴道、肛门和直肠，利于切除，并有助于使用肠吻合器的吻合术。

# 五、手术步骤与技巧

下面所述的手术步骤是盆腔卵巢癌根治性切除的病例。这两个病例都是进行自下而上的子宫切除。第一个病例没有切除直肠和乙状结肠，第二个病例进行了乙状结肠切除和吻合。

## （一）确定可切除性

- 探查全腹腔以确定疾病的程度。如果探查上腹腔病灶无法达到满意减瘤，则不应行盆腔肿瘤的根治性切除包括直肠、乙状结肠的切除。特别是如果患者并发症可能导致严重术后并发症及死亡率时，这一点尤为重要。
- 通常先将大网膜饼切除，以便于将肠管排垫至盆腔之外。
- 识别并切断圆韧带，并由此打开腹膜后外侧间隙。
- 如果肿瘤播散超出盆腔，卵巢血管外侧的腹膜需打开到盆腔上缘或更高的位置。
- 如果可以在不损伤髂外动脉的情况下打开膀胱旁和直肠旁间隙，那么肿瘤是可以切除的。

## （二）结扎主要血供

- 从腹膜上游离输尿管，放置血管拉钩或引流管便于标识。
- 在盆腔上缘或更高处离断卵巢血管。
- 从腹膜上游离输尿管至盆腔。
- 识别脐韧带，打开膀胱外侧间隙。
- 向内侧游离脐韧带或打开膀胱内侧间隙。
- 沿着脐韧带的末端向上找到子宫动脉起始端并切断。
- 将输尿管从盆腔上缘游离到子宫动脉。接下来决定是打开输尿管隧道游离输尿管还是在输尿管内侧切断主韧带。

## （三）道格拉斯窝游离肿瘤

- 向内侧切开腹膜到乙状结肠系膜根部。
- 提起被肿瘤浸润的腹膜，进入乙状结肠旁和直肠旁脂肪间隙。
- 从外侧到内侧分离，充分利用疏松脂肪间隙的优势。松解线绳牵拉着的直肠乙状结肠。
- 可能会遇到直肠中或阴道血管的脏支，需注意结扎。

## （四）膀胱腹膜游离

- 从种植病灶远端切开腹膜，将腹膜与膀胱分离。
- 分离过程中经常会损伤进入膀胱，偶尔需要切除小部分膀胱。
- 如果需要切除，大多数是在膀胱顶部，用可吸收线缝合两层即可。
- 如果膀胱被打开，可将一个手指放在里面辅助，更容易切除膀胱腹膜的肿瘤。
- 将膀胱底部从子宫颈和阴道上部分离。

## （五）打开阴道

- 评估输尿管与肿瘤的关系。
- 如果主韧带需要切除，需要打开输尿管隧道。
- 钳夹 9 点钟和 3 点钟位置，并缝线标识阴道的两个侧角。
- 打开阴道，横断阴道前壁。
- 钳夹宫颈，向头侧牵拉。
- 暴露阴道后壁并切开。
- 到达直肠阴道隔的脂肪间隙。

## （六）确定乙状结肠是否需要切除

- 当肿瘤仅累及浆膜时，切除浆膜层并保留乙状结肠。
- 当直肠乙状结肠深肌层受侵犯时需要将肠管切除。
- 如果仅切除直肠前壁的一小部分或乙状结肠，则可以横向闭合。
- 大多数情况下，块状肿瘤需要切除一段肠管并吻合。
- 如果担心单纯闭合可能出现肠漏，则建议行肠管节段切除并吻合。
- 如果在闭合口附近有肿瘤，建议进行肠段切除。

## （七）直肠乙状结肠切除吻合术

- 先行横断乙状结肠近端。
- 在远端乙状结肠无瘤区选取开窗部位。
- 用 GIA 闭合器闭合肠管。最好等到 15s 后组织脱水，然后激发扳机。
- 肠横断后，肠系膜需要用双极电凝联合缝扎后再行切断。结扎直肠上动脉，以确保止血。
- 打开骶前间隙。
- 识别腹下神经并保留下来。
- 引流管牵拉输尿管，与腹下神经一起位于侧方。
- 离断直肠柱，横断直肠。
- 打开膀胱反折腹膜，顺带切除其上面的肿瘤种植病灶，直至道格拉斯窝。
- 将海绵棒置于阴道内，打开阴道前壁。
- 钳夹阴道 3 点钟和 9 点钟处，缝合止血并牵引。
- 钳夹宫颈，向腹侧和头侧牵引，暴露阴道后壁。
- 切断阴道后壁，进入直肠阴道隔脂肪间隙。切除所有种植在肠管的肿瘤。
- 进一步游离直肠周围的结缔组织，以放置 TA 90 吻合器。
- 切除直肠取出标本。
- 吻合乙状结肠与直肠。
- 在这个病例中，我们使用端 – 端吻合器（end-to-end anastomosis，EEA）。围绕乙状结肠末端周围有一条荷包缝合线。EEA 吻合器的砧钉座被放置在乙状结肠内，系紧荷包线（技术图 27–1 和技术图 27–2）。
  吻合器通过肛门进入直肠，尖端向前推进。
- 尖端穿透直肠前部，刚好在 TA 90 吻合线上方。
- 通过转动手柄上的旋钮，砧钉座被拉入钉端，直到吻合线进入绿色区域。挤压手柄，展开 U 形钉，切断吻合口两端。
- 检查 EEA 吻合器柄周围是否有两个完整的"甜甜圈"（技术图 27–3）。盆腔内充满水，空气通过肛门进入，检查盆腔是否有气泡。没有气泡和两个完整的"甜甜圈"是吻合成功的保证。

- 在"第 25 章 低位直肠吻合术"中讨论了乙状结肠与直肠吻合的 Strasbourg–Baker 技术。

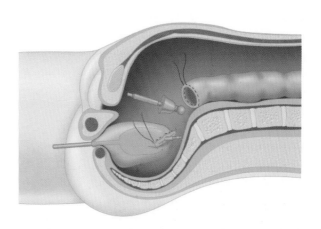

▲ 技术图 27–1 砧钉座将放置在乙状结肠的远端，手柄盒端放置在直肠中，尖端通过已闭合的直肠向前推进

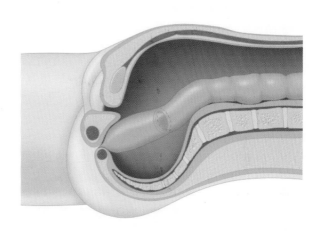

▲ 技术图 27–2 完成端 – 端吻合

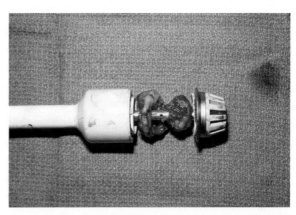

▲ 技术图 27–3 检查吻合器是否有两个完整的"甜甜圈"

## 六、经验与教训

✖ 解剖分离困难，潜在大量出血风险高。术中应尽早控制两支卵巢血管和子宫血管。

◐ 肿瘤很少播散到髂内血管的外侧。切除范围应该保持在髂内血管的内侧。

◐ 如果吻合口在（肛门）6cm 以上，没有张力，既往没有放射治疗，也没有感染，则无须预防造瘘粪便改道。

◐ 如果患者营养不良，白蛋白低于 2.8mg/dl，手术时间长，失血量大，则应考虑粪便改道。

## 七、术后护理

■ 如果患者做了肠切除，失血量大，手术时间长，则建议进行胃肠减压。大的减瘤手术后经常会有一个长时间的肠梗阻。血细胞比容低于 0.25 的贫血患者应进行输血治疗。常规予以补充液体，因为大多数患者将会清除几升腹水。这将导致低白蛋白和少尿。应控制晶体液量和更多地依赖血液制品。这将避免液体负荷过重和肺水肿。

■ 行肠切除的患者应用更高级的抗生素来控制大肠菌群。根据污染的程度和患者的一般情况，可以在术者的指导下连续使用抗生素。

■ 依诺肝素应在血细胞比容稳定后使用。

## 八、预后

■ 卵巢癌Ⅲ期患者的生存与术后残留的病灶大小有关，同样与术前肿瘤负荷有关。文献报道，当没有肉眼病灶残留时，大多数患者的存活时间超过 40 个月。有残留病灶患者的预后与残留肿瘤的大小成反比。

## 九、并发症

■ 最常见的并发症是失血，在大多数手术中，平均失血量为 750 ～ 2500 毫升。多达 77% 的患者需要输血。

■ 感染是术后最常见的并发症。盆腔脓肿多与吻合口漏相关，伤口感染也很常见。

■ 行肠切除患者术后肠梗阻的发生率为 38.5%，未行肠切除组为 29.8%。术后肠梗阻患者的住院时间为 11d，无肠梗阻者为 6d。减少麻醉药品的使用和增加布洛芬的使用可以减少肠梗阻的发生率。

■ 吻合口漏的发生率为 3% ～ 5%。67% 的术后肠梗阻与它有关，会延长住院时间。治疗需要粪便改道和脓肿引流。

■ 在大多数研究中死亡率低于 2.5%，围术期死亡与年龄大、疾病为Ⅳ期、营养不良及并发症有关。

### 参 考 文 献

[1] Bakkum-Gamez JN, Langstraat CL, Martin JR, et al. Incidence of and risk factors for postoperative ileus in women undergoing primary staging and debulking for epithelial ovarian carcinoma. *Gynecol Oncol*. 2012; 125:614–620.

[2] Bristow RE, del Carmen MG, Kaufman HS, Montz FJ. Radical oophorectomy with primary stapled colorectal anastomosis for resection of locally advanced epithelial ovarian cancer. *J Am Coll Surg*. 2003;197(4):565–566.

[3] Chang SJ, Bristow R, Chi DS, Cliby WA. Role of aggressive surgical cytoreduction in advanced ovarian cancer. *J Gynecol Oncol*. 2015;26(4): 336–342.

[4] Chi DS, Eisenhauer EL, Lang J, et al. What is the optimal goal of primary cytoreductive surgery for bulky stage IIIC epithelial ovarian carcinoma (EOC)? *Gynecol Oncol*. 2006;103:559–564.

[5] Eisenkop SM, Spirtos NM. Procedures required to accomplish complete cytoreduction of ovarian cancer: is there a correlation with "biological aggressiveness" and survival? *Gynecol Oncol*. 2001;82:435–441.

[6] Hudson CN, Chir M. Surgical treatment of ovarian cancer. *Gynecol Oncol*. 1973;1:370.

[7] Park JY, Seo SS, Kang S, et al. The benefits of low anterior en bloc resection as part of cytoreductive surgery for advanced primary and recurrent epithelial ovarian cancer patients outweigh morbidity concerns. *Gynecol Oncol*. 2006;103:977–984.

[8] Peiretti M, Zanagnolo V, Aletti GD, et al. Role of maximal primary cytoreductive surgery in patients with advanced epithelial ovarian and tubal cancer: surgical and oncological outcomes. Single institution experience. *Gynecol Oncol*. 2010;119:259–264.

# 早期卵巢癌

## Early-Stage Ovarian Cancer

Kenneth D. Hatch **著**

王同霞 **译**

高 妍 郭红燕 **校**

**妇科手术技巧**
妇科肿瘤学

**Operative Techniques in
Gynecologic Surgery
Gynecologic Oncology**

## 一、总体原则

### （一）定义

- 早期卵巢癌指经充分手术分期后的 I A 期、I B 期、I C 期及 II A 期、II B 期患者。

### （二）鉴别诊断

- 早期卵巢癌（early ovarian cancer，EOC）的诊断通常始于附件区肿物的评估。

- 常见需要与早期卵巢癌鉴别的病变包括生理性囊肿、子宫肌瘤、子宫内膜异位囊肿、良性上皮性肿瘤等良性病变。

- 对于绝经前患者，形状规则的单纯囊肿应在 2 个月内复查超声。如果是功能性囊肿，再次复查时会消失。子宫内膜异位囊肿会有典型的混浊回声，CA 125 ≤ 200U/ml。如果肿物内有乳头状生长和囊实性成分，则恶性的风险较高。另一个高风险因素是 CA 125 水平超过 200U/ml。

- 对于绝经后女性来说，肿物的大小、形状和均质性尤为重要。10cm 以下的单纯性囊肿或有分隔（＜3mm）的囊肿很少是恶性的。即便如此，这种大小的囊肿很少会消退，应该切除以防止扭转或破裂。肿块不规则，有实性成分，CA 125 升高的 35 岁以上患者，患 EOC 的风险很高，妇科肿瘤科医生应建议将其切除。超声下较多游离液体（超过 50ml）是提示恶性可能的另一个指标。

- 卵巢转移癌是附件肿物的另一个少见原因。肠、胃、胆囊、胰腺和乳房的肿瘤都有可能转移到附件。

### （三）解剖学因素

国际妇产科联合联盟（FIGO）对早期卵巢癌的分期如下表所示（表 28-1）。

## 二、影像学检查与其他诊断方法

- 附件肿物超声提示恶性的表现有：乳头状突起、实性成分、囊肿壁或分隔厚度超过 3mm、多普勒血流增加或有游离积液。

表 28-1　2014 年 FIGO 卵巢癌分期

| 卵巢或输卵管的肿瘤 | T 分期 |
|---|---|
| I A　肿瘤局限于一侧卵巢（包膜完整）或输卵管<br>卵巢或输卵管表面无病灶<br>腹水或腹腔冲洗液中未找到肿瘤细胞 | T I A |
| I B　肿瘤局限于双侧卵巢（包膜完整）或输卵管<br>卵巢或输卵管表面无病灶<br>腹水或腹腔冲洗液中未找到肿瘤细胞 | T I B |
| I C　肿瘤局限于一侧或双侧卵巢或输卵管，伴有以下任何一种情况：<br>①手术导致肿物破裂<br>②手术前肿物已破裂或卵巢或输卵管表面有病灶<br>③腹水或腹腔冲洗液中找到肿瘤细胞 | T I C |
| II　肿瘤累及一侧或双侧卵巢或输卵管伴有盆腔内转移（骨盆边缘以下）或腹膜癌（Tp） | T II |
| II A　侵犯和（或）种植在子宫和（或）输卵管和（或）卵巢 | T II A |
| II B　侵犯其他盆腔腹膜内组织 | T II B |

引自 Mutch DG, Prat J. 2014 FIGO staging for ovarian, fallopian tube and peritoneal cancer. Gynecol Oncol. 2014;133(3):401–404

- 如果超声发现腹水，则需行 CT 扫描以评估上腹部病灶或淋巴结转移情况。

- 如果患者希望行保留生育功能手术（fertility-sparing surgery，FSS），则应进行 CT 或 MRI 评估。在无淋巴结肿大、无盆腔外肿物或腹水的情况下，患者可以考虑行 FSS。

## 三、术前准备

- 希望保留生育功能的女性应该接受有关 FSS 可能性的咨询。

- FSS 适用于分期为 I a 期，组织学分级为 1 级或 2 级的女性。组织学分级为 3 级并不是 FSS 的禁忌证，但她需要化疗，复发的风险会更高。

- 全面分期手术需包括盆腔和腹主动脉旁淋巴结切除、大网膜切除、腹膜活检以及腹水或腹腔冲洗液的细胞学评估。

- 由于术前肿瘤分级和淋巴结情况尚不清楚，需要与患者进行术前讨论。

■ 如果渴望行 FSS，可以进行分期手术，根据分期手术病理结果决定是否行对侧卵巢和子宫切除。

■ 向考虑 FSS 的女性提供的信息，请参阅本章的结果部分。

## 四、手术治疗

■ 对于附件区肿物，如果是单纯的囊肿，或恶性肿瘤可能性较小，可行腹腔镜手术。卵巢置于标本袋中，先将囊内液吸出，再通过一个 10mm 的穿刺口或阴道取出。较大的囊肿需要一个 15cm 的标本袋，可以通过扩大耻骨上切口直接将标本袋置入腹腔内（图 28-1 和图 28-2）。

■ 怀疑恶性肿瘤但肿物小于 8cm 的患者，可将肿物置于标本袋中后通过阴道取出标本袋，以避免肿瘤播散。分期手术剩余的其他部分可以通

过腹腔镜完成（图 28-3 至图 28-6）。

■ 怀疑恶性肿瘤，但肿物直径大于 8cm 的女性，可先用腹腔镜进行评估，但如果发现恶性肿瘤征象，应行开腹手术完整切除肿物。

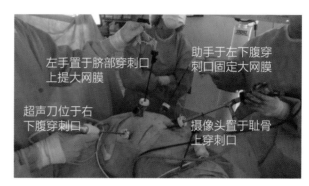

▲ 图 28-3　对于需要行分期手术的患者，网膜切除的穿刺口和手术器械的位置

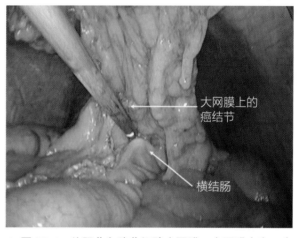

▲ 图 28-4　从肝曲向脾曲切除大网膜，大网膜内有一个癌结节

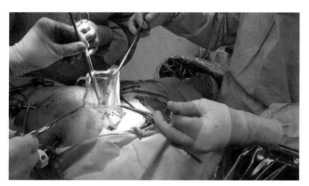

▲ 图 28-1　15cm 的标本袋置于腹腔内，将卵巢置于标本袋中，牵拉标本袋至腹部切口水平，穿刺抽吸囊内液

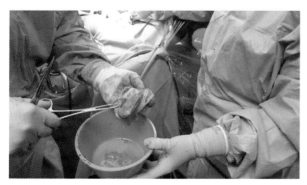

▲ 图 28-2　剖视卵巢后送检冰冻病理，这个病例最终诊断为良性

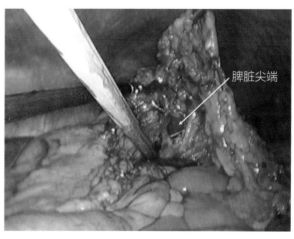

▲ 图 28-5　在脾曲处可以看到脾脏的尖端

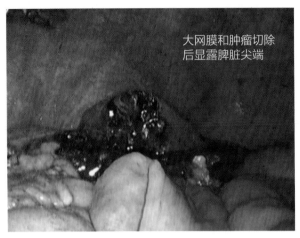

大网膜和肿瘤切除
后显露脾脏尖端

▲ 图 28-6　切除大网膜，检查脾脏有无损伤

## 五、手术步骤与技巧

### （一）非保留生育功能患者的手术

■ 进入腹腔后，应收集所有游离积液送检细胞学检查。如果没有游离液体，沿着旁沟和横膈将100ml 生理盐水注入盆腔内。此时不需要分离样本。

■ 将增大的卵巢切除并送冰冻病理。如果证实是恶性肿瘤，开始行分期手术。

■ 按顺时针方向探查腹腔，任何可疑区域都要做活检。

■ 在没有病灶的情况下，在盆腔腹膜、腹部旁沟和横膈处取活检。

■ 行结肠下大网膜切除术。

■ 完成生育的患者，建议切除卵巢、输卵管和子宫。

■ 建议切除对侧卵巢，由于肿瘤可能是双侧，对侧可能会有转移，或将来会发生恶性肿瘤。切除子宫，是由于可能有隐匿的卵巢肿瘤种植，或合并子宫内膜癌，或以后发展为子宫内膜癌。子宫切除更利于后续的雌激素治疗。

■ 然后切除盆腔和腹主动脉旁淋巴结。淋巴结切除的范围并没有标准。至少应切除同侧髂外和髂内淋巴结。如果髂淋巴结阳性，应切除闭孔淋巴结。

### （一）体位

■ 患者取膀胱截石位。若行腹腔镜手术，需要将患者的胳膊内收固定。

### （二）方法

■ 对于肿物直径大于 10cm、CA 125 升高和影像学提示为恶性肿瘤的患者，应采用腹部正中切口。

■ 腹主动脉旁淋巴结切除应是双侧的，并应延伸到肾血管高度。

### （二）保留生育功能手术

■ 育龄女性如果要做 FSS，将采用与上述相同的方式进行探查。

■ 如果在探查中没有明显的肿瘤播散，并且肿瘤局限于一侧卵巢或输卵管，那么子宫和对侧卵巢可以原位保留。

■ 进行腹膜活检、大网膜切除和腹膜后淋巴结切除。

### （三）早期卵巢癌患者的腹腔镜手术

■ 在下列情况时，早期卵巢癌适宜选择腹腔镜进行分期手术：①卵巢切除或囊肿剔除后意外发现的卵巢癌，需行分期手术；②患者有可疑的卵巢肿物，病灶大小适于放在标本袋里，在没有破裂的情况下可以通过耻上横切口取出。

■ 对于先前手术后转诊来的患者，应立即进行病理学会诊，以确定肿瘤细胞类型、分级以及肿瘤是否位于卵巢表面（ⅠC 期）。如果会诊结果为明确的ⅠA 期、分级为 1 级或 2 级的肿瘤，则适于行腹腔镜手术。需回顾既往手术记录。应进行 CT 或 MRI 检查，以评估对侧卵巢、淋巴结和腹腔的情况。如果符合条件，患者可以在标准腹腔镜或机器人辅助下完成手术。

- 存在附件肿物但要求行 FSS 的患者需行影像学检查，以评估淋巴结和腹腔情况。行腹腔镜探查，检查双侧卵巢。收集腹腔冲洗液用于细胞学检查。检查腹腔。可疑病变的部位都应取活检。在确诊卵巢癌之前，不行全面分期手术。重要的是确定对侧卵巢外观是否正常。如果发现可疑赘生物，应进行活检。如果外观正常，则将可疑病变的卵巢切除并放置于标本袋中。扩大耻骨上切口，将标本袋拉出腹部切口。理想情况下保证卵巢不破裂，如果完整取出腹外，

则扩散的风险是最小的。如果冰冻病理证实为卵巢癌，则有两种选择：一个是在切口上放一个套管穿刺孔，然后进行分期手术。另一种是间断缝合筋膜维持气腹并进行分期手术。大网膜可以置于一个标本袋中，在手术结束时拆除部分缝合线，通过切口将标本袋取出。

- 如果患者腹主动脉旁淋巴结阳性，不确定切除正常子宫和对侧卵巢是否能够提高生存率。患者将辅以标准的化疗，生存期将类似于 I C 期患者。

## 六、经验与教训

○ 填写完整的表格，包括手术过程中的注意事项、需要规避的问题，以及适当的手术描述。

○ 复核所有外院手术的病理，以明确诊断。

○ 如果冰冻病理提示交界性肿瘤，应避免行广泛的淋巴结切除术，减少相应的并发症。对可疑腹膜病变进行活检，排除浸润性转移。予以大网膜活检。然后等最终的病理报告。

## 七、术后护理

- 所有开腹与腹腔镜手术患者的术后护理是一致的。

## 八、预后

- 早期卵巢癌患者的 5 年生存率取决于肿瘤的分期、分级和肿瘤类型。

- IA 期患者的生存率为 90%，而 I C 期患者的生存率为 80% 到 90%。

- 浆液性肿瘤最常见，最易出现阳性淋巴结和腹膜种植。

- Fruscio 等的研究将 FSS 与 1031 例根治性手术患者进行了比较，FSS 患者的年龄明显较小，黏液及其他非浆液性肿瘤较多，淋巴结转移较少，复发率为 12%，而根治术后复发率为 21%。平均随访时间为 11 年（表 28-2）。

- Bogani 等对 290 例分化良好的早期卵巢癌进行研究，以明确淋巴结转移的发生率。42 例（14.5%）有淋巴结转移。且均有腹主动脉旁淋巴结转移，其中 22 例伴有盆腔淋巴结转移。在 22 例有盆腔和腹主动脉旁淋巴结转移的病例中，11 例为高级别浆液性癌（表 28-3）。

- Maggioni 等报道了 268 例早期卵巢癌患者行淋巴结取样与系统清扫的随机对照研究。系统清扫组淋巴结转移率为 22%，取样组淋巴结转移率为 9%。对肿瘤分级 G₃、淋巴结转移和 I C 期患者进行术后化疗。5 年生存率系统清扫组为 84%，淋巴结取样组为 81%。这提示了淋巴结切除的治疗作用，但无统计学意义。

- 已达成共识，下列情况适用铂类联合紫杉醇化疗，即淋巴结阳性、腹膜或大网膜活检阳性、G₃ 级、I C 期。

▲ 表 28-2　早期卵巢上皮性癌保留生育功能治疗与标准根治性手术的远期疗效比较

| 按年龄分层的肿瘤分级、分期和组织学类型分布 | | | | |
|---|---|---|---|---|
| | 年龄分类 | | | |
| 因素 -N（%） | < 30 岁 N=102 | 30—45 岁 N=340 | > 45 岁 N=589 | $\chi^2$ 的趋势 - P 值 |
| **分级** | | | | |
| 1 | 67（66.3） | 154（45.7） | 149（26.0） | < 0.001 |
| 2 | 24（23.8） | 99（29.4） | 171（29.8） | |
| 3 | 10（9.9） | 84（24.9） | 253（44.2） | |
| 不详 | 1 | 3 | 16 | |
| **分期** | | | | |
| ⅠA | 57（55.9） | 167（49.1） | 242（41.2） | 0.008 |
| ⅠB | 2（2.0） | 15（4.4） | 47（8.0） | |
| ⅠC | 43（42.2） | 158（46.5） | 299（50.8） | |
| 不详 | 0 | 0 | 1 | |
| **组织学类型** | | | | |
| 浆液性 | 29（28.4） | 90（26.5） | 180（30.9） | < 0.001[a] |
| 子宫内膜样 | 15（14.7） | 92（27.1） | 151（25.9） | |
| 黏液性 | 52（51.0） | 90（26.5） | 111（19.1） | |
| 透明细胞 | 4（3.9） | 50（14.7） | 97（16.7） | |
| 混合型 | 2（2.0） | 18（5.3） | 37（6.4） | |
| 未分化 | 0（0.0） | 0（0.0） | 6（1.0） | |
| 不详 | 0 | 0 | 7 | |

a. $\chi^2$ 检验 P 值

引自 Fruscio R, Ceppi L, Corso S, et al. Long-term results of fertility-sparing treatment compared with standard radical surgery for early-stage epithelial ovarian cancer. Br J Cancer. 115(6):641–648

表 28-3　根据组织学特征分析淋巴结受累的发生率

| 组织学类型 | 切除盆腔及腹主动脉旁淋巴结的患者数 | 盆腔淋巴结阳性的患者 | 腹主动脉旁淋巴结阳性的患者 | 腹主动脉旁淋巴结阳性但盆腔淋巴结阴性的患者 |
|---|---|---|---|---|
| 高级别浆液性癌 | 95 | 11（11.5%） | 18（18.9%） | 7（7.3%） |
| 低级别浆液性癌 | 37 | 1（2.7%） | 1（2.7%） | 0（0%） |
| 子宫内膜样癌 $G_1$ 级 | 23 | 2（8.6%） | 4（13.8%） | 2（8.6%） |
| 子宫内膜样癌 $G_2$ 和 $G_3$ 级 | 63 | 4（6.3%） | 11（17.4%） | 7（11.1%） |
| 透明细胞癌 | 41 | 2（4.8%） | 3（7.3%） | 1（2.4%） |
| 未分化 | 24 | 2（8.3%） | 5（20.8%） | 3（12.5%） |

引自 Bogani G, Tagliabue E, Ditto A, et al. Assessing the risk of pelvic and para-aortic nodal involvement in apparent early-stage ovarian cancer: a predictors- and nomogram-based analyses. Gynecol Oncol. 2017;147(1):61–65

# 九、并发症

■ 接受根治性淋巴结清扫的患者手术时间长、失血、输血量较多、住院时间长。

■ 淋巴囊肿和淋巴瘘的发生在根治性淋巴结清扫中更为常见。

■ 术后肺炎、深静脉血栓形成、伤口感染发生率较高。

# 参考文献

[1] Berek JS, Hacker NF. *Berek & Hacker's Gynecologic Oncology*. 6th ed. Wolters Kluwer; 2015:481–484, 855–858.

[2] Bogani G, Tagliabue E, Ditto A, et al. Assessing the risk of pelvic and para-aortic nodal involvement in apparent early-stage ovarian cancer: a predictors- and nomogram-based analyses. *Gynecol Oncol*. 2017;147(1): 61–65.

[3] Ditto A, Martinelli F, Bogani G, et al. Long-term safety of fertility sparing surgery in early stage ovarian cancer: comparison to standard radical surgical procedures. *Gynecol Oncol*. 2015;138(1):78–82.

[4] Fruscio R, Ceppi L, Corso S, et al. Long-term results of fertility-sparing treatment compared with standard radical surgery for early-stage epithelial ovarian cancer. *Br J Cancer*. 2016;115(6):641–648.

[5] Gallotta V, Petrillo M, Conte C, et al. Laparoscopic versus laparotomic surgical staging for early-stage ovarian cancer: a case-control study. *J Minim Invasive Gynecol*. 2016;23(5):769–774.

[6] Ghezzi F, Crom I, Fanfani F, et al. Laparoscopic fertility-sparing surgery for early ovarian epithelial cancer: a multi-institutional experience. *Gynecol Oncol*. 2016;141(3):461–465.

[7] Maggioni A, Benedetti Panici P, Dell'Anna T, et al. Randomised study of systematic lymphadenectomy in patients with epithelial ovarian cancer macroscopically confined to the pelvis. *Br J Cancer*. 2006;95(6):699–704.

[8] Morrow PC. *Morrow's Gynecologic Cancer Surgery*. 2nd ed. Encinitas, CA: South Coast Medical Publishing; 2013:824–850, 839–852.

[9] Mutch DG, Prat J. 2014 FIGO staging for ovarian, fallopian tube and peritoneal cancer. *Gynecol Oncol*. 2014;133(3):401–404.

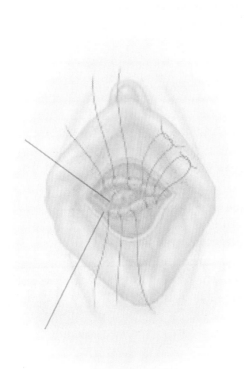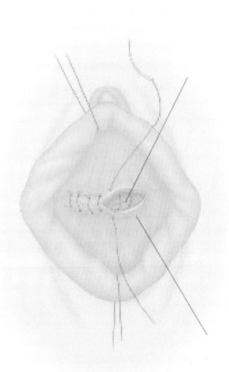

# 第六篇

# 肠管手术
Intestinal Operations

# 第29章

# 肠梗阻

## Bowel Obstruction

Kenneth D. Hatch　著

李　圆　译

郭红燕　陶　明　校

**妇科手术技巧**
妇科肿瘤学
**Operative Techniques in
Gynecologic Surgery**
Gynecologic Oncology

## 一、总体原则

### （一）定义

- 肠梗阻分为两类：动力性肠梗阻和机械性肠梗阻。

- 腹腔镜术后小肠麻痹通常发生在术后 6～12h，胃 24～48h，大肠 2～4d。

- 如果超过 2～4d 没有肠鸣音且有腹胀症状要怀疑动力性肠梗阻。如果出现恶心、呕吐，就可能是动力性肠梗阻。腹部 X 线片检查可以通过肠胀气和气液平判断有无排气受阻（图 29-1）。

- 大肠与小肠均可以发生机械性肠梗阻。小肠梗阻（small bowel obstruction，SBO）占妇科肿瘤术后肠梗阻的 75%。腹部 X 线片可以发现小肠典型的"阶梯样"肠襻。CT 扫描可以发现梗阻部位（图 29-2）。

- 大肠梗阻最多见于复发的妇科恶性肿瘤，多表现为盆腔结肠梗阻（图 29-3）。当盲肠扩张超过 12cm，梗阻时间超过 4d，有盲肠压痛，需行急诊肠道改道以预防肠管破裂。

### （二）鉴别诊断

- 非妇科癌症，如结直肠癌、胰腺癌、胃癌和转移

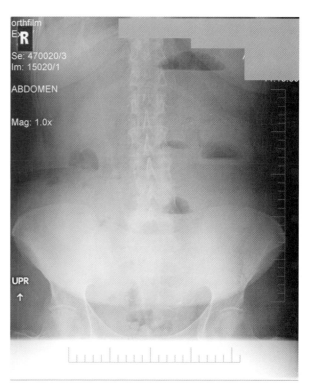

▲ 图 29-1 肠梗阻的影像学表现，充满气体的小肠伴散在液平面

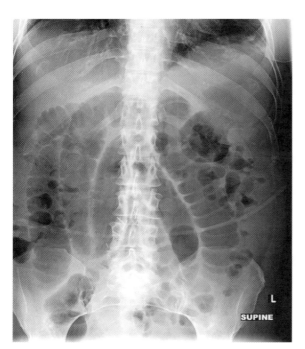

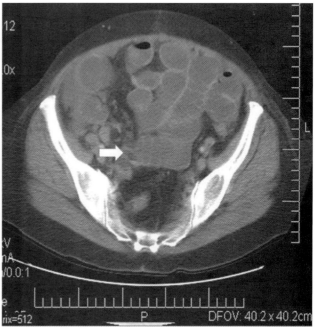

▲ 图 29-2 小肠梗阻，X 线片显示小肠充气环

CT 中箭指示的是梗阻部位

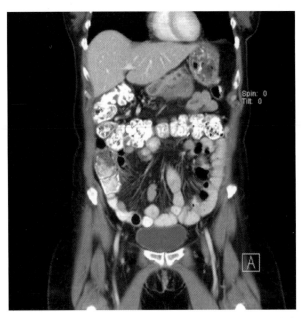

▲ 图 29-3 卵巢癌性大肠梗阻的 CT 表现，显示了对该患者进行的结肠造口术

性乳腺癌也会表现为肠梗阻、腹水和盆腔包块。

- 炎症性疾病，例如：憩室炎、输卵管卵巢脓肿和炎症性肠病，都应该在鉴别诊断中考虑到。

### （三）非手术治疗

- 术后肠梗阻的治疗以保守治疗为宜。应给予充分的液体补充并保障电解质平衡。少用或不用镇痛药物。如果患者发生呕吐，应放置鼻胃管以减少误吸的风险。

- 如果患者术后 8～10d 仍感腹胀、没有排气，需要胃肠减压，则可疑小肠梗阻。当术后肠管的轻度粘连发生收缩，形成梗阻襻时就可能从肠麻痹变成肠梗阻。

- 上消化道可溶性造影剂检查在鉴别麻痹性肠梗阻和小肠机械性梗阻方面是非常准确的。此外，它可能有一定的治疗价值，因为高渗造影剂会将肠壁额外的液体吸引到肠腔。

- Ceresoli 等发表的 Meta 分析报道了水溶性造影剂在术后粘连性小肠梗阻患者中的应用，发现与保守治疗相比，水溶性造影剂减少了手术的需要、缩短了住院时间和梗阻缓解的时间。

- Scotté 发表了一项随机前瞻性对比试验，研究纳入非术后粘连性小肠梗阻患者，将水溶性造影剂与生理盐水进行比较。研究结果表明水溶性造影并没有降低手术干预率（造影剂组为 26%，而生理盐水组为 21%）、住院时间或发病率。

- 对于术后患者，90% 的小肠梗阻患者保守治疗成功。

- 对于非术后患者，20%～80% 的患者保守治疗成功。保守治疗成功率变异很大，是因为梗阻的病因不同，与癌症相关的梗阻成功率最高。

- 术后很少发生大肠梗阻。大肠梗阻最常出现症状为严重的腹部绞痛。腹部 X 线片可以诊断。保守治疗很少有效。

## 二、影像学检查与其他诊断方法

- 最初选择的诊断方法应该是腹部 X 线片。如果是术后肠梗阻，则继续保守治疗至术后 8～10d，仍然无缓解则进行造影。大多数临床医师首选水溶性造影剂，而不是钡餐造影。钡剂不吸收液体，也不刺激肠蠕动。它可能会进入大肠堆积成块。如果发生穿孔，接踵而至的钡剂腹膜炎是很严重的。

- 如果腹部 X 线片显示部分性 SBO，则继续保守治疗，因为大多数会自行缓解。如果在 10d 还没有缓解，水溶性造影剂造影可以解决 90% 以上的病例。

- 如果腹部 X 线片显示完全性 SBO，则可以进行造影检查，以确定梗阻的位置。是否进行进一步的处理将取决于小肠梗阻是缓解还是持续存在。约 50% 的完全性小肠梗阻需要手术治疗。

- 大肠梗阻将通过腹部放射影像检查做出诊断。患者 CT 或 MRI 将提供更多的信息以定夺是否需要立即手术。肠壁厚度和结肠积气提示肠管破裂风险。腹部游离积气则表明已经发生了肠穿孔（图 29-4）。

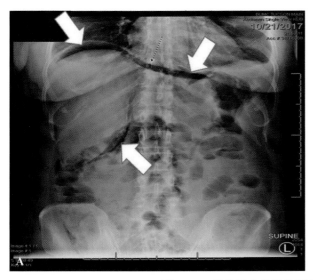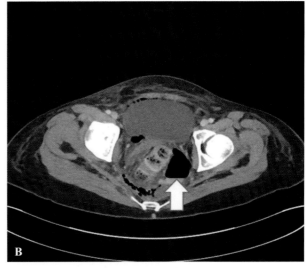

▲ 图 29-4 影像检查将提供更多的信息以定夺是否需要立即手术

A. 低位直肠吻合术（low rectal anastomosis，LRA）后 6d 膈下游离气体的 X 线片，箭头所指为腹部的游离气体；B.LRA 吻合口渗漏的 CT 表现，用影像介入方法将引流管放入充满空气和液体的腔隙（箭），关闭漏口，避免了再次手术治疗

## 三、术前准备

■ 补液和优化电解质状态。
■ 应该开始使用抗生素。小肠内容物的淤滞将导致细菌的生长，与结肠中的细菌相类似。如果肠道内容物漏入腹腔，抗生素需连续使用。
■ 麻醉诱导前应放置鼻胃管以防止胃内容物反流误吸。
■ 如果患者有脓毒血症，应开放动脉和建立良好的静脉通路。
■ 应于腹部标记拟造口的部位。

## 五、手术步骤与技巧

### （一）术后小肠梗阻

■ 术前造影确定梗阻的部位。
■ 发现扩张的小肠，并追踪至梗阻部位。
■ 阻塞的原因通常是可以松开的粘连，这样肠内容物就可以通过梗阻部位。
■ 然后检查远端肠管是否有继发性梗阻的风险。

## 四、手术治疗

### （一）体位

■ 仰卧位可以满足大部分患者手术需要。如果手术操作涉及直肠，需取膀胱截石位。

### （二）方法

■ 腹腔镜探查是几乎所有肠梗阻的禁忌。除非是在术后即刻出现的经机器人或腹腔镜穿刺孔疝出导致小肠梗阻的患者。
■ 取正中线切口。

### （二）需要手术切除的小肠梗阻

■ 手术范围和小肠连续性重建成功的可能性大小取决于梗阻的病因。复发性妇科肿瘤、放疗损伤和粘连性肠病是几种最常见的梗阻原因。
■ 成功吻合术的一般原则是行不漏水、无张力的吻合术。远端肠管不能梗阻或有瘘。在有腹膜炎的情况下不应进行吻合。
■ 与手缝吻合术相比，缝合器吻合更快、更容易学习和操作，且血供更好。

- 当肠管未能游离至足够对接吻合器时，需要手缝吻合。

- 最常见的小肠手术操作是侧侧吻合以及功能性端端吻合。这种操作可以产生一个大的吻合口，以消除狭窄的可能性。

- 用胃肠直线性切割闭合器将要切除的肠段离断。靠近肠系膜血管切断肠管，调整吻合器的角度使其远离肠系膜附着处，使肠系膜对侧缘肠管短于肠系膜缘。

- 两段肠管并排排列，侧侧缝合两段肠管的对系膜缘，长度约 6cm，以保持吻合后肠管成线性。

- 切除待吻合的两段肠管的对系膜缘的末端。

- 将吻合器的钉仓座放在一边，抵钉座放在另一边。

- 将它们连接在一起并闭合吻合器。等待 10s，让组织脱水，然后推出切割器。

- 用 Allis 或 Babcock 钳夹住肠道断端，胸腹吻合器将肠管的切开口处予以吻合。

- 挤压肠管，看是否有气体或液体从吻合口漏出。如果有渗漏，用丝线将吻合钉线处包埋缝合。

### （三）小肠侧侧吻合术用于肠道改道

- 若盆腔存在无法切除的病灶或放疗损伤后的肠管，此时小肠梗阻需用该方法进行肠道改道。

- 这意味着病变近端的正常回肠可以直接与升结肠或横结肠吻合。

- 肠襻并排排列并稳固缝合（技术图 29-1）。

- 两段肠管均要行肠切开术。

- 放置 GIA 吻合器的手柄并激发。

- 肠切开处可以用 TA 吻合器或缝线闭合。

### （四）回肠造口术

- 回肠造口术可用于许多妇科肿瘤手术中，如盆腔廓清术后远端吻合口的保护、小肠穿孔伴腹膜炎的肠道改道，以及当没有远端肠管时可用于吻合的改道。

- 如果情况可逆并且计划还纳则行襻式回肠造口术。

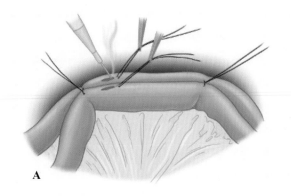

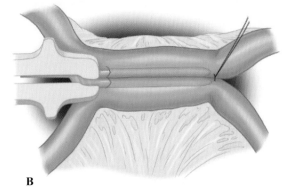

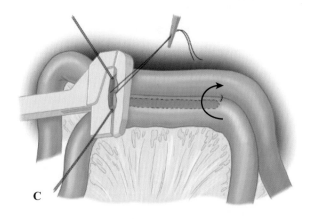

▲ 技术图 29-1　肠襻并排排列并稳固缝合

A. 两段肠襻并排排列，并进行肠切开术；B. 直线型吻合器通过肠切开处插入，通过激发进行吻合；C.TA 吻合器用于肠切开处的吻合，也可以进行手缝吻合

- 术前确定并标记可能的造口部位。由于不能在手术前预测肠道的状况和活动性，因此应该备选不止一个部位。

### （五）结肠造口术

- 在肿瘤细胞减灭或盆腔廓清术中，为了保护低位直肠吻合口而行预防性结肠襻式造口术。

- 当残存的结肠被切除或不可用时，是进行末端结肠造口术这一永久性改道的指征。

- 造口应穿过腹直肌，以减少疝气的发生。

- 肠管应该在没有张力的情况下到达皮肤。

- 手术时肠道将被打开并缝合到腹部皮肤上。

## 六、经验与教训

○ 用于肠道手术的吻合器通常是 3.8mm，压缩到 1.5mm。

○ 4.8mm 的吻合器，压缩到 2.0mm，可用于较厚的肠段。

○ 使用肠管可以容纳的最大型号的端 – 端吻合器。28mm 圆形吻合器吻合后吻合口直径 18.2mm，31mm 的吻合器吻合后吻合口直径 21.4mm。

○ 如果环形吻合器仅能容下一端肠管，而不能容下另一端，则可以进行端侧吻合，以获得所需的最大吻合腔。

○ 当白蛋白低于 2.5g/dl 时，建议行结肠或小肠的预防性造瘘以保障吻合口愈合。

## 七、术后护理

- 保留胃管直到肠鸣音恢复并排气。

- 如果粪便严重播散到腹腔，抗生素需使用至术后 72h；如果患者发热或白细胞升高则需应用更长时间。

- 当腹部被粪便污染时，筋膜应闭合，皮下组织和皮肤应保持开放并包扎。当没有感染的迹象时，可以放置伤口 VAC（负压辅助愈合装置），在长出健康肉芽组织后，进行二次缝合。

## 八、预后

- 结局取决于手术原因。

- 吻合口安全愈合要求吻合的肠管漏水试验阴性，无张力，管腔不狭窄，位于放疗野外，且无远端梗阻。

## 九、并发症

- 在没有放疗、感染和营养不良的情况下，小肠吻合术的吻合口漏发生率小于 1%。

- 襻式回肠造口术只能作为暂时改道，因为造口渗漏率高达 35%，疝出率为 10%。

- 结肠末端造口术后并发症发生率接近 50%。大部分并发症为皮肤剥脱、疝气和狭窄。

## 参考文献

[1] Bakx R, Busch OR, Bernelman WA, Veldink GJ, Slors JF, van Lanschot JJ. Morbidity of temporary loop ileostomies. *Dig Surg*. 2004;21: 277–281.

[2] Berek JS, Hacker NF. *Berek & Hacker's Gynecologic Oncology*. 6th ed. Wolters Kluwer; 2015:855–858.

[3] Ceresoli M, Coccolini F, Catena F, et al. Water-soluble contrast agent in adhesive small bowel obstruction: a systematic review and meta-analysis of diagnostic and therapeutic value. *Am J Surg*. 2016;211:1114–1125.

[4] Chow A, Tilney HS, Paraskeva P, Jeyarajah S, Zacharakis E, Purkayastha S. The morbidity surrounding reversal of defunctioning ileostomies: a systematic review of 48 studies

including 6,107 cases. *Int J Colorectal Dis*. 2009;24:711–723.

[5] Morrow PC. *Morrow's Gynecologic Cancer Surgery*. 2nd ed. Encinitas, CA: South Coast Medical Publishing; 2013:190–238.

[6] Porter JA, Salvati EP, Rubin RJ, Eisenstat TE. Complications of colostomies. *Dis Colon Rectum*. 1989;32:299–303.

[7] Scotté M, Mauvais F, Bubenheim M, et al. Use of water-soluble contrast medium (gastrografin) does not decrease the need for operative intervention nor the duration of hospital stay in uncomplicated acute adhesive small bowel obstruction? A multicenter, randomized, clinical trial (Adhesive Small Bowel Obstruction Study) and systematic review. *Surgery*. 2017;161(5):1315–1325.

# 肠 瘘

## Bowel Fistula

Kenneth D. Hatch　著

李　圆　译

郭红燕　陶　明　校

**妇科手术技巧**
妇科肿瘤学

**Operative Techniques in
Gynecologic Surgery**
Gynecologic Oncology

**212**

# 一、总体原则

## （一）定义

- 当肠内容物从腹壁、阴道、膀胱或子宫排出时定义为瘘管。
- 最常见于术后并发症，但也可能来自放射治疗、腹腔内脓肿或异物。
- 肠外瘘是指小肠内容物从皮肤排出，分为高排出量（＞500ml/d）、中等排出量（200～500ml/d）或低排出量（小于200ml/d）。
- 结直肠瘘最常见的是直肠阴道瘘，是由憩室炎、放疗或结肠吻合口破裂引起的。
- 当伤口完全裂开，并且与暴露的肠管形成瘘管时，就会发生肠道空气瘘。

## （二）鉴别诊断

　　腹部伤口的异常分泌物可能是来自脓肿或血肿的流出。但如果它持续存在，就应该行影像学检查以确定异常分泌物的来源。

## （三）解剖学因素

- 高排出量瘘通常来自近端小肠。这种液体含有消化酶，会造成严重的皮肤损伤。漏出导致的营养不良和电解质异常会使疾病雪上加霜。
- 中排出量瘘来自小肠中部，比高排出瘘的问题少一些。
- 低排出量瘘来自回肠远端，保守治疗成功的机会最高。
- 结肠瘘很少会有电解质问题，但脓肿和感染是最常见的问题，所以抗生素、引流和肠道改道是必要的。
- 直肠瘘通常是分娩或放疗导致的。

## （四）非手术治疗

- 当瘘管的解剖条件无法自发性愈合时，如远端梗阻、异物或肿瘤侵犯，情况稳定后需要手术治疗。其他的所有患者都应该给予机会，尝试保守治疗自行愈合。
- 初始治疗是评估和纠正液体和电解质紊乱，纠正营养不良，并评估腹腔脓肿或腹膜炎继发败血症的迹象。
- 行增强CT检查，以确定肠受累程度以及有无脓肿等并发症。如果发现脓肿，则应进行介入置管引流。
- 小瘘口的引流可以用造口袋来处理。
- 腹部开放性伤口的引流更难收集。负压伤口疗法（negative pressure wound therapy，NPWT）的应用已经成功地提高了瘘管自发性愈合的速度，并且便于收集液体来帮助计算液体量和电解质补充，还能减少细菌感染。
- 全肠外营养（total parenteral nutrition，TPN）每天提供热量40～45kcal/kg。
- 中高排出量的瘘应该给予生长抑素类似物和质子泵抑制剂。
- 在没有脓毒症、远端梗阻或肿瘤侵犯的情况下，应给予4～6周的保守治疗，之后才考虑手术治疗。在所有可能自发愈合的瘘管中，85%～90%在开始保守治疗后4～6周内闭合。在这段时间内出现好转迹象患者可以继续保守治疗期待自然愈合。相反，没有好转迹象的患者应该接受手术治疗。保守治疗3个月后，未自行愈合的瘘管将无法愈合。

# 二、影像学检查与其他诊断方法

- 瘘管造影、CT扫描和MRI将有助于确定瘘的位置。
- 影像学上无法看出的阴道小瘘口，可以用阴道镜放大观察，然后经肛门置入Foley导管于直肠内，球囊充气至20ml。60ml注射器自Foley导管向肠管内注入空气，检查有无漏气。此操作前牵拉Foley导管加压以保障气体不会从瘘口外泄漏（图30-1和图30-2）。

# 三、术前准备

- 如果保守治疗无效，则需要外科治疗。
- 如果营养状况差，白蛋白低于2.5g/dl，术前给予全肠外营养10～14d。

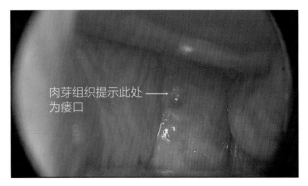

▲ 图 30-1　阴道镜检查显示瘘的部位

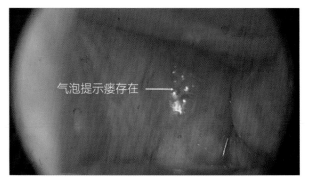

▲ 图 30-2　空气通过肛门球型注射器注入直肠

## 四、手术治疗

### 体位

- 所有大肠瘘均应采用截石位。腹部瘘也应考虑

截石位，因为肠管在盆腔内，向上顶起阴道和子宫可能有助于确定肠瘘连接阴道的位置。

## 五、手术步骤与技巧

### （一）小肠瘘

- 如果瘘管在 4～6 周仍未愈合，且营养状况良好，则考虑手术修补。
- 切口选择应避开原切口。如果原切口是正中切口，则可以在原切口的上方并向足侧切开。
- 当粘连厚而致密时，用刀或剪刀进行锐性分离要优于手指钝性分离。
- 明确瘘的位置并切除。
- 非急性感染期，两段肠管可以行功能性侧侧吻合并吻合顶端，如第 29 章所示。
- 如存在感染，无法切除到正常肠管组织，建议肠管两端旷置。近端行功能性肠造口，远端肠液引流造口。当感染都得到控制并且营养状况得以纠正后，再行肠吻合术。
- 当由于致密粘连、放疗损伤或肿瘤复发而无法将肠管游离至瘘管部位时，可按第 29 章所述进行侧侧吻合改道。肠改道的方式取决于导致瘘的病因。如果由于是恶性肿瘤且预期寿命短等未来也无法切除的瘘管，行姑息性肠改道手术。
- 如果预期改道还能复原，则应按照第 29 章所述

行回肠与横结肠的侧侧吻合术。回肠远端连接瘘管的部分先行肠液引流造口，直到瘘管部分可以切除。

### （二）大肠瘘

- 与妇科肿瘤相关的大肠瘘的病因有术后吻合口漏、憩室炎、产伤或放疗损伤。
- 术后吻合口漏占 7%。直肠乙状结肠腹膜反折以上的吻合口漏液入腹腔会引起腹膜炎，需行急诊的肠道改道手术以及腹腔冲洗。
- 腹膜反折以下的吻合口漏更容易引起局限性脓肿，通常会经阴道排出，产生瘘管。需及早发现吻合口漏，并行介入引流脓肿，从而预防瘘形成。
- 乙状结肠阴道（子宫）瘘多见于绝经后既往有子宫切除术史的患者。憩室炎引起的脓肿容易从阴道顶端流出，因为此处阻力最小。初始治疗是给予抗生素，待急性炎症消退后切除病变的肠段。阴道的缺损通常是看不到的。有时会在切除肠道和周围蜂窝织炎的过程中切除部分阴道，如果阴道缺损很大需行封闭术，或者需要保持阴道开放用于引流。

### （三）直肠阴道瘘

- 直肠阴道瘘最常见的原因是产道损伤，最常见的是会阴四度撕裂伤，虽经缝合修补但未完全愈合。
- 在距肛门 5cm 的阴道后壁发现瘘口。患者的肛门括约肌也有慢性三度裂伤，术中一并进行了修补。
- 切口围绕瘘口边缘 3 ～ 4 mm。
- 打开直肠阴道间隙，分离直肠和阴道。
- 第一层用 2-0 号可吸收线连续缝合黏膜下层和直肠肌层。黏膜下层是肠壁最坚韧的一层。
- 第二层是用 2-0 号可吸收线间断缝合直肠筋膜，需完全包埋第一层缝合线。
- 将手指放在直肠中垫起缺损部位，避免缝合线穿透肠腔。
- 在这个患者中，用括约肌成形术（未显示）修补括约肌慢性三度裂伤，然后用 0 号可吸收缝线缝合肛周筋膜延长肛管。
- 行会阴体修补，阴道壁用 2-0 号可吸收线缝合。
- 患者没有复发，控制大便和排气良好。

## 六、经验与教训

○ 如果保守治疗失败，手术修补应在感染和炎症消退后进行：最好 4 至 6 个月。

## 七、术后护理

- 直肠阴道瘘修补术：应避免阴道填塞。导尿管保留一夜。常规使用通便药物。术后第二天晚上开始喝 15ml 液体氧化镁，直到第一次排便。每隔 1 天使用 1 次，持续 2 周。
- 肠外瘘修补术：持续全肠外营养至瘘口愈合。持续胃肠减压和生长抑素抑制胰腺分泌。应预防贫血，必要时输血治疗。
- 大肠瘘：粪便改道和脓肿引流是基本治疗方案。在瘘修补术后且患者排气后，可更改饮食。

## 八、预后

- 瘘管治疗的结果取决于产生瘘的病因。
- 直肠阴道瘘治疗效果最好，成功率超过 80%。
- 肠外瘘是最难治疗的，因为在进行修补手术中更易发现致密粘连，从而必须切除更多的肠管，可能导致短肠综合征。通常，永久性造瘘术是最好的选择。

## 九、并发症

- 在松解瘘管周围或梗阻部位的粘连时，很容易发生小肠和大肠损伤。小的浆膜损伤不需要修补。留置不必要的缝线可能会增加术后粘连。
- 当发生浆肌层损伤时，应使用 3-0 号丝线 Lembert 缝合法（垂直褥式内翻缝合）修补缺损。
- 当损伤累及整个肌层而未达黏膜时，肌层和浆膜层用可吸收缝线闭合，外面再用丝线 Lembert 缝合法加固一层。
- 如果肠壁全层损伤，有两种选择：①用可吸收缝线缝合黏膜，然后用 Lembert 缝合法横向缝合损伤；②用吻合器或手工缝合技术切除损伤部分肠管并吻合。根据肠管缺损的大小和血管供应的状况选择修复方法。

# 参 考 文 献

[1] Alivizatos V, Felekis D, Zorbalas A. Evaluation of the effectiveness of octreotide in the conservative treatment of postoperative enterocutaneous fistulas. *Hepatogastroenterology*. 2002;49(46):1010–1012.

[2] Campos AC, Andrade DF, Campos GM, Matias JE, Coelho JC. A multivariate model to determine prognostic factors in gastrointestinal fistulas. *J Am Coll Surg*. 1999;188(5):483–490.

[3] de Vries FEE, Atema JJ, van Ruler O, Vaizey CJ, Serlie MJ, Boermeester MA. A systematic review and meta-analysis of timing and outcome of intestinal failure surgery in patients with enteric fistula. *World J Surg*. 2018;42(3):695–706.

[4] Evenson AR, Fischer JE. Current management of enterocutaneous fistula. *J Gastrointest Surg*. 2006;10(3):455–464.

[5] Lloyd DA, Gabe SM, Windsor AC. Nutrition and management of enterocutaneous fistula. *Br J Surg*. 2006;93(9):1045–1055.

[6] Maggio PM, Rizk N. Nutritional therapy. In: Berek JS, Hacker NF, eds. *Berek & Hacker's Gynecologic Oncology*. 6th ed. Philadelphia, PA: Wolters Kluwer; 2014:757–778.

[7] Oakley SH, Brown H, Yurteri-Kaplan L, et al. Practice patterns regarding management of rectovaginal fistulae: a multicenter review from the Fellows' Pelvic Research Network. *Female Pelvic Med Reconstr Surg*. 2015;21(3):123–128.

[8] Ortiz LA, Zhang B, McCarthy MW, et al. Treatment of enterocutaneous fistulas, then and now. *Nutr Clin Pract*. 2017;32(4):508–515.

[9] Williams LJ, Zolfaghari S, Boushey RP. Complications of enterocutaneous fistulas and their management. *Clin Colon Rectal Surg*. 2010;23(3): 209–220.

# 第七篇

# 泌尿系统手术
## Urinary Operations

# 膀胱手术

## Bladder Operations

Kenneth D. Hatch  著

吴章鑫  译

郭红燕  高  妍  校

**妇科手术技巧**
妇科肿瘤学

**Operative Techniques in
Gynecologic Surgery**
Gynecologic Oncology

**218**

# 一、总体原则

## （一）定义

- 膀胱阴道瘘是指膀胱和阴道之间的异常连接。

- 常发生在盆腔手术后，也可能是放疗的并发症或由于癌症浸润所致。

- 膀胱阴道瘘常发生在子宫切除术后 10d 内。大多数发生在经腹子宫切除术之后。

- 第 24 章讨论了由于放疗或癌症所致的尿瘘的分流技术。

- 本章将讨论简单尿瘘的修复。

## （二）鉴别诊断

- 根治性子宫切除及盆腔淋巴结清扫术后，从阴道断端流出的淋巴液可多达 500ml/d，常被误认为尿液。可取阴道流液测肌酐水平，淋巴液的肌酐水平与患者的血清肌酐水平相似，尿液的肌酐水平将高出血清肌酐 3 倍多。

- 也需要鉴别输尿管阴道瘘。在膀胱内置入 Foley 尿管，并注入无菌盐水，同时观察阴道断端。可以使用阴道镜来观察阴道断端，由此更容易观察到少量的流液及小的瘘口。如无明显流液，在确认患者无尿失禁及尿道瘘后，可向膀胱内注入亚甲蓝溶液，并在阴道内放置棉条，嘱患者下地活动 30min，如 30min 后卫生棉条变蓝，则证明可能存在小的膀胱阴道瘘。

- 如果不确定是否存在输尿管瘘，应行 CTU 检查。这也有助于确定是否合并复杂的输尿管瘘和膀胱瘘。

## （三）解剖学因素

- 单纯子宫切除术后发生的膀胱阴道瘘，通常发生在膀胱三角区以上，瘘口小，修复后不影响输尿管的功能。

- 在发达国家，难产造成的产科损伤非常罕见。更常见的是剖宫产术后出现的瘘，特别是剖宫产时伴有前置胎盘严重出血的情况。

- 根治性子宫切除术后出现的瘘比较复杂。因为大多数患者的膀胱在术中已被游离至三角区，导致瘘发生在膀胱三角区位置。

- 有放疗史的患者行子宫切除术，膀胱阴道瘘的发生风险将高达 50%。放疗后组织纤维化及血管形成不良是导致瘘的主要原因。这些瘘都很难修复，尿路分流术将是唯一的选择。

## （四）非手术治疗

- 单纯子宫切除术后的膀胱阴道瘘，11.7%～39% 都可以仅通过放置尿管治愈。

- 术后 3 周内置入尿管较 6 周后有更高的治愈率。

# 二、影像学检查与其他诊断方法

- 首选 CTU 检查来确定瘘管的复杂程度，确认是复合瘘还是单一瘘。

# 三、术前准备

- 术前详细的泌尿系造影评估，可以就如下问题向患者给出建议，如术式的选择、尿管的保留时间、并发症有哪些和恢复时间。

- 手术治疗的时机目前还存有争议。既往认为需等待数月后，待组织修复及炎症消退再行手术。目前的观点认为，可选择在留置尿管保守治疗 3 ～ 6 周后手术。

- 如果单侧或双侧输尿管出现瘘并发生急性炎症，则需要行经皮肾造瘘术。

# 四、手术治疗

- 如果患者存在阴道修复失败史或无合适阴道入路，则需要进行经腹修复。清除坏死组织，行输尿管再植术。

- 当瘘位于膀胱三角上方且不累及输尿管时，最好采用阴道入路。阴道入路对于较大的瘘口可行分层闭合，对于较小的瘘口可行 Latzko 修补术。

## 体位

- 经腹或经阴道手术，患者均取膀胱截石位。

# 五、手术步骤与技巧

## （一）经腹手术修补

- 利用 Foley 尿管的球囊识别膀胱底，打开 Retzius 间隙。如果输尿管不需要再植，则不需要打开腹膜。
- 在瘘口旁 3～4mm 处切开膀胱壁，切除瘘口组织。
- 从阴道直肠膈和阴道壁上方清除坏死组织。
- 打开阴道，切除受损的阴道组织。
- 将膀胱从阴道游离 1cm。
- 用可吸收线缝合阴道。
- 用可吸收线缝合膀胱。
- 可以放置输尿管导管预防不易察觉的输尿管扭转。
- 打开腹膜，牵拉大网膜入盆腔，并置于阴道和膀胱之间。
- 分两层关闭膀胱。可吸收线全层缝合一层，Lembert 可吸收缝合线间断缝合一层。
- 关腹。
- 留置尿管 10d。

## （二）经阴道瘘修复术 –Latzko 技术（技术图 31–1 ）

- 行膀胱镜检查确认瘘的位置。

- 如果瘘较大，则在瘘管内放置儿童用 Foley 尿管。这样可以将瘘管拉至尾侧，在阴道切开时提供反向牵引。
- 局部浸润注射稀释后的肾上腺素或垂体后叶素。
- 距离瘘口 2～3mm 处切开阴道。
- 切除阴道瘢痕组织。
- 3–0 号可吸收线缝合膀胱肌层。图示使用荷包缝合。
- 取出导尿管。
- 收紧缝线。
- 3–0 号可吸收线缝合阴道旁组织。
- 2–0 号可吸收线缝合关闭阴道边缘。
- 留置尿管 10d。

## （三）分层缝合阴道瘘技术（技术图 31–2 ）

- 将阴道从断端瘢痕处游离。
- 将膀胱从阴道游离 1～2cm。
- 在本例中，膀胱黏膜未缝合。缝合膀胱肌层形成第一层。
- 第二层缝合阴道结缔组织。
- 最后一层关闭阴道。

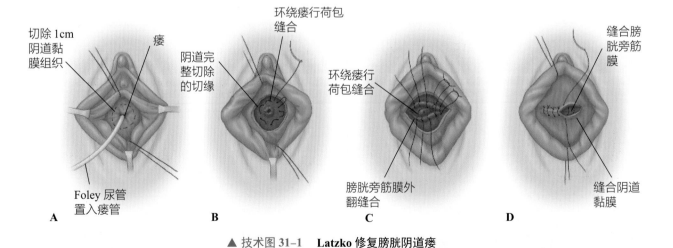

▲ 技术图 31–1　**Latzko 修复膀胱阴道瘘**

引自 Copeland LJ, Jarrell JF. Textbook of Gynecology. 2nd ed. Philadelphia, PA: WB Saunders; 2000:1100

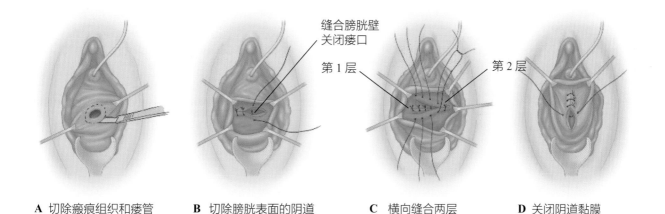

A 切除瘢痕组织和瘘管　　B 切除膀胱表面的阴道　　C 横向缝合两层　　D 关闭阴道黏膜
　　　　　　　　　　　　　黏膜上皮组织

▲ 技术图 31-2　分层缝合膀胱阴道瘘需要切除边缘阴道组织

引自 Copeland LJ, Jarrell JF. Textbook of Gynecology. 2nd. Philadelphia, PA: WB Saunders; 2000:1101

## 六、经验与教训

　　如果在子宫切除术后早期诊断出膀胱阴道瘘，留置尿管的同时使用广谱抗生素。

○ 这能增加自发愈合的机会；如果需要手术修复，将改善阴道黏膜组织的状况，增加愈合成功的概率。

## 七、术后护理

- 保留导尿 10d。
- 患者可在术后第 1 天出院。
- 可选择应用抗生素。

## 八、预后

- Oakley 等（引自 Fellows' Pelvic Research Network）发表了相关研究的文章，其中包括来自 12 个参与机构的 226 名患者。60 名患者最初留置了尿管，其中 11.7% 的患者未行手术自然愈合。166

名患者进行了手术，经腹修复的成功率是其他术式的 3 倍。总体上，83.1% 的患者成功修复。该研究中包括有接受放疗或癌症相关瘘的患者（共 38 名患者），这可能是总体成功率较低的原因。

- 其他作者报道的成功率为 93% ～ 100%。

## 九、并发症

- 瘘愈合失败是最主要的并发症。
- 留置导尿管可能引起尿路感染。

## 参 考 文 献

[1] Badenoch DF, Tiptaft RC, Thakar DR, Fowler CG, Blandy JP. Early repair of accidental injury to the ureter or bladder following gynaecological surgery. *Br J Urol*. 1987;59(6):516–518.

[2] Bazi T, Nasr R. Management of vesicovaginal fistulae: a multicenter analysis from the Fellows' Pelvic Research Network. *Female Pelvic Med Reconstr Surg*. 2015;21(1):59.

[3] Bodner-Adler B, Hanzal E, Pablik E, Koelbl H, Bodner K. Management of vesicovaginal fistulas (VVFs) in women following benign gynaecologic surgery: a systematic review and meta-analysis. *PLoS ONE*. 2017;12(2):e0171554.

[4] Caradenas-Trowers O, Heusinkveld J, Hatch K. Simple and effective: transvaginal vesico-vaginal fistula repair with a

modified Latzko technique. *Int Urogynecol J.* 2018;29(5):767–769.

[5] Cromwell D, Hilton P. Retrospective cohort study on patterns of care and outcomes of surgical treatment for lower urinary-genital tract fistula among English National Health Service hospitals between 2000 and 2009. *BJU Int.* 2013;111(4 Pt B):E257–E262.

[6] Davits RJ, Miranda SI. Conservative treatment of vesicovaginal fistulas by bladder drainage alone. *Br J Urol.* 1991;68(2):155–156.

[7] Gedik A, Deliktas H, Celik N, Kayan D, Bircan MK. Which surgical technique should be preferred to repair benign, primary vesicovaginal fistulas? *Urol J.* 2015;12(6):2422–2427.

[8] Härkki-Sirén P, Sjöberg J, Tiitinen A. Urinary tract injuries after hysterectomy. *Obstet Gynecol.* 1998;92(1):113–118.

[9] Oakley SH, Brown HW, Greer JA, et al. Management of vesicovaginal fistulae: a multicenter analysis from the Fellows' Pelvic Research Network. *Female Pelvic Med Reconstr Surg.* 2014;20(1):7–13.

[10] Pope RJ, Brown RH, Chipungu E, Hollier LH Jr, Wilkinson JP. The use of Singapore flaps for vaginal reconstruction in women with vaginal stenosis with obstetric fistula: a surgical technique. *BJOG.* 2018;125(6): 751–756.

[11] Waaldijk K. The immediate surgical management of fresh obstetric fistulas with catheter and/or early closure. *Int J Gynaecol Obstet.* 1994; 45:11–16.

# 输尿管手术
## Ureteral Operations

Kenneth D. Hatch 著

吴章鑫 译

高 妍 郭红燕 校

妇科手术技巧
妇科肿瘤学

Operative Techniques in
Gynecologic Surgery
Gynecologic Oncology

## 一、总体原则

### （一）定义

- 输尿管损伤可由手术、肿瘤、放疗或感染引起。
- 妇科手术是引起输尿管损伤最常见的原因，这也是本章的主题。
- 损伤可能是输尿管部分或完全横断、结扎、扭曲、挤压或在能量器械解剖输尿管过程中引起的热损伤。
- 术中可发现输尿管部分或完全横断。
- 术后可发现其他损伤。
- 完全结扎常在术后 48h 发现，患者可有腰痛并伴有肌酐升高。随后出现发热并腰痛加重。
- 扭曲损伤可在术后几天诊断出，因为术后水肿加重扭曲可导致完全梗阻。
- 热损伤可在术后 7～14d 诊断出。尿液渗入盆腔，导致尿性囊肿和肠梗阻。此外，尿液可能通过阴道断端排出，导致输尿管阴道瘘。
- 挤压伤和热损伤的表现相似，如果输尿管壁的血供严重受损，可导致渗漏。如果没有渗漏，输尿管可能会留下瘢痕并形成狭窄。

### （二）解剖学因素

- 输尿管有 5 个主要的血供。
- 输尿管远端的血液循环来自于膀胱底部的血管。
- 盆腔下段输尿管的血供来自于子宫动脉的分支。
- 盆腔中上段输尿管的血供来自于髂内动脉的分支。
- 腹腔中段输尿管的血供来自于髂总动脉的分支。
- 输尿管上段的血供来自于肾动脉分支。
- 这些血管共同形成血管网。

### （三）非手术治疗

- 所有输尿管损伤都需要干预。
- 输尿管不全梗阻和非梗阻性输尿管阴道瘘可行膀胱镜检查放置输尿管支架。
- 如果放置输尿管支架失败，则行经皮肾造瘘并置入支架。
- 如果不能放置支架，则行经皮肾切开术以引流尿液。

## 二、影像学检查与其他诊断方法

- 最佳的检查是 CT 泌尿系统造影（CT urogram, CTU），既能确定损伤部位，又能确定是否有涉及输尿管和膀胱的复杂瘘。

## 三、术前准备

- 如果上述保守治疗的方法失败，则需要手术修复损伤，手术类型取决于输尿管损伤的程度（见下文）。
- 传统的治疗方法是等待 3 个月后再行修复手术。前提是炎症基本消退。目前，等待的时间主要取决于受伤的部位及疾病的进展。
- 如果有明显尿性囊肿及炎症反应，需等待 6 周，同时行经皮肾穿刺引流尿液并应用 10d 抗生素，以增加手术的成功率。
- 如为急性梗阻性损伤，在未合并炎症情况下，建议尽快手术。
- 如果是子宫切除术后 1 周以上发生的损伤，则建议等待至少 4 周，以便术后的急性炎症消退。

## 四、手术治疗

- 手术方式取决于损伤部位。
- 盆腔中下段的输尿管损伤可以做一个简单的输尿管膀胱再植术（技术图 32-1）。
- 接近骨盆边缘的损伤需要行腰大肌固定术，以确保无张力吻合。
- 骨盆边缘或上缘处的损伤可以通过简单的输尿管输尿管吻合术修复（技术图 32-2）。
- 如果损伤位于盆腔外，但盆腔内无可用的输尿管行输尿管输尿管吻合术，则需要采用膀胱肌瓣连接输尿管和膀胱。通过膀胱肌瓣及肾脏移位可以使输尿管和膀胱相连。
- 腹部的输尿管损伤可以行输尿管断端与对侧输尿管端侧吻合术。
- 当仅剩肾盂附近的输尿管可用时，可用部分的小肠替代输尿管。

## （一）体位

- 患者采用膀胱截石位，以便必要时行膀胱镜检查。

## （二）方法

- 对于骨盆外的输尿管损伤，应取正中纵切口。
- 对于盆腔手术 Pfannenstiel 切口足以暴露手术野。

# 五、手术步骤与技巧

## （一）输尿管膀胱再植术（技术图 32-1）

- 打开 Retzius 间隙。
- 沿中线切开膀胱。
- 沿腹膜后间隙游离输尿管。
- 在尽可能远端处切断输尿管。
- 游离几厘米长的输尿管，保持盆腔腹膜附着。
- 放置输尿管支架，或在输尿管插入膀胱时置入。
- 解剖膀胱侧方，扩大腹膜后间隙。
- 将输尿管放进此腹膜后间隙。
- 将输尿管插入膀胱。
- 修剪输尿管。
- 用 5 根 3-0 号可吸收线行黏膜对黏膜的吻合。
- 用 3-0 号可吸收线连续全层缝合膀胱两层。
- 间断内翻缝合第二层。
- 缝合输尿管腹膜和盆腹腔腹膜。
- 关闭 Retzius 间隙。

## （二）经腰大肌固定的输尿管膀胱吻合术

- 打开 Retzius 间隙。

- 确认右脐韧带。
- 膀胱内打入生理盐水。
- 沿膀胱外侧缘游离。
- 分离右脐韧带，让膀胱有更大的活动空间。
- 将膀胱外侧的腹膜向下游离至骨盆底。
- 在距膀胱顶 2cm 处以 45° 刺入做一斜行切口，长约 4cm。
- 将一根手指伸入膀胱，抬高膀胱，看其是否足够长，能否接触已分开的输尿管。
- 将 3 根延迟吸收的缝合线缝合锚定于生殖股神经外侧的腰大肌上，然后缝合于距膀胱切缘 1cm 处的位置，先不要打结。
- 在黏膜和肌层之间分离形成一黏膜下隧道。
- 将输尿管拉入隧道。
- 收紧腰大肌锚定缝线。
- 将输尿管固定在膀胱肌层。
- 对普通女性，置入 24cm 长的 7 号输尿管支架。
- 切开输尿管末端使其呈两片状。
- 用 3-0 号可吸收缝合线将输尿管缝合于膀胱黏膜层。

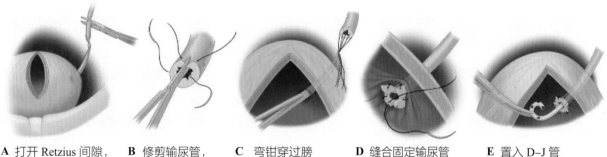

**A** 打开 Retzius 间隙，切开膀胱顶　　**B** 修剪输尿管，3-0 号可吸收线缝合　　**C** 弯钳穿过膀胱壁，钳夹输尿管缝线　　**D** 缝合固定输尿管　　**E** 置入 D-J 管

▲ **技术图 32-1**　用于盆腔中低段输尿管损伤的输尿管膀胱吻合术

- 缝合输尿管插入膀胱处周围的膀胱浆肌层。

- 缝合 2 层关闭膀胱切口。

- 关闭膀胱顶上方的腹膜。

- 充盈膀胱检查有无渗漏。

### （三）输尿管吻合术（技术图 32-2A–D）

- 离断的输尿管须充分的游离，两端对合后无张力。

- 吻合部位不能是术后容易发生感染的区域。

- 输尿管两断端均需修剪呈交错状。

- 放置 D-J 管。

- 将输尿管末端旋转 90°。

- 用 4-0 号可吸收线吻合输尿管断端。

- 缝合过密会影响血供导致吻合失败或狭窄。

- 输尿管支架保留 6 周。

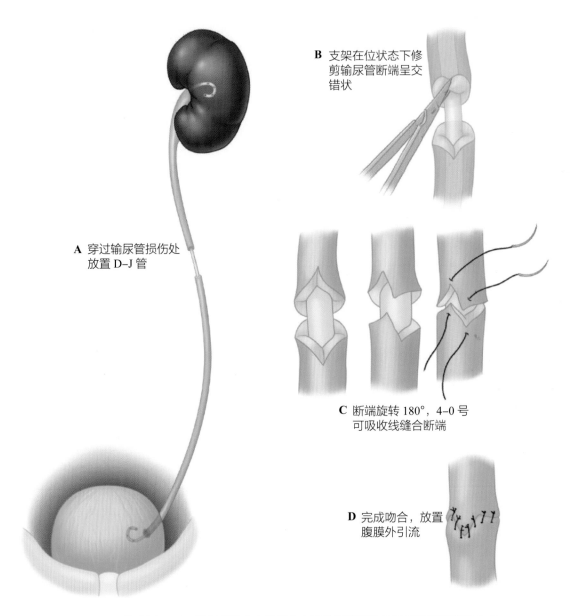

**A** 穿过输尿管损伤处放置 D-J 管

**B** 支架在位状态下修剪输尿管断端呈交错状

**C** 断端旋转 180°，4-0 号可吸收线缝合断端

**D** 完成吻合，放置腹膜外引流

▲ 技术图 32-2　用于盆腔入口及以上水平输尿管损伤的输尿管输尿管吻合术

## 六、经验与教训

○ 输尿管导管应选择 7F，可以减少吻合术后狭窄的发生。

○ 对大多数人来说通常可选用 24 ～ 26cm 输尿管支架。

## 七、术后护理

■ 尿管留置 7 ～ 14d，具体根据手术医师的意见或病情而定，如放射线治疗史、感染或肿瘤残存。

■ 输尿管支架放置 4 ～ 6 周，但如果患者接受了放疗或发生输尿管血管丛损伤，则需要延长放置时间。

■ 通常在输尿管吻合处放置引流管 5d。

■ 除非之前已经存在感染，否则不需要抗生素治疗。

## 八、预后

■ 与妇科手术相关的泌尿系损伤，简单的输尿管

再植手术成功率在 85% ～ 95%，但患者若接受放疗，发生狭窄的风险增加，需要在术后 3 个月行影像学检查。

■ 大多数吻合是黏膜对黏膜，并没有抗反流通道。应用抗反流技术会增加狭窄发生的风险。成人中采用抗反流技术并无明显益处。

■ 机器人及腹腔镜下吻合不能将输尿管拉入膀胱行黏膜对黏膜缝合，但成功率与开腹手术相当。

## 九、并发症

■ 早期最易发生的并发症是感染。

■ 吻合口瘘的发生率为 3%。

■ 吻合口处狭窄是最常见的远期并发症。

## 参考文献

[1] Badenoch DF, Tiptaft RC, Thakar DR, Fowler CG, Blandy JP. Early repair of accidental injury to the ureter or bladder following gynaecological surgery. *Br J Urol*. 1987;59(6):516–518.

[2] Cormio L, Ruutu M, Selvaggi FP. Prognostic factors in the management of ureteric injuries. *Ann Chir Gynaecol*. 1994;83(1):41–44.

[3] Li J, Chen Z, Zhu Q, Zhao Y, Wang H, Liu W. Early repair of pelvic and abdominal nonurological surgery-induced iatrogenic ureteral injuries in three distinct waiting-for-repair time periods. *Am Surg*. 2012;78(11): 1270–1275.

[4] Png JC, Chapple CR. Principles of ureteric reconstruction. *Curr Opin Urol*. 2000;10(3):207–212.

[5] Schiavina R, Zaramella S, Chessa F, et al. Laparoscopic and robotic ureteral stenosis repair: a multi-institutional experience with a long-term follow-up. *J Robot Surg*. 2016;10(4):323–330.

[6] Selzman AA, Spirnak JP. Iatrogenic ureteral injuries: a 20-year experience in treating 165 injuries. *J Urol*. 1996;155(3):878–881.

[7] Weiss DA, Shukla AR. The robotic-assisted ureteral reimplantation: the evolution to a new standard. *Urol Clin North Am*. 2015;42:99–109.

[8] Wenske S, Olsson CA, Benson MC. Outcomes of distal ureteral reconstruction through reimplantation with psoas hitch, Boari flap, or ureteroneocystostomy for benign or malignant ureteral obstruction or injury. *Urology*. 2013;82:231–236.

# 相 关 图 书 推 荐

## 中国科学技术出版社

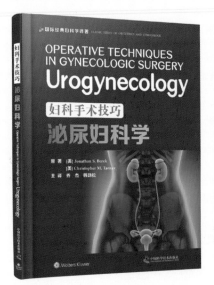

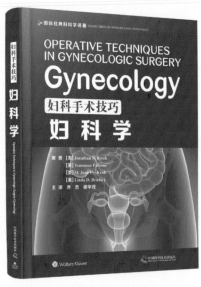

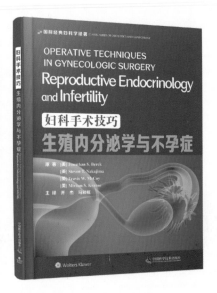

装帧：大 16K，精装

主译：乔杰　韩劲松

定价：128.00

装帧：大 16K，精装

主译：乔杰　梁华茂

定价：288.00

装帧：大 16K，精装

主译：乔杰　马彩虹

定价：148.00

　　妇科手术技巧系列丛书，共 4 个分册，旨在通过清晰、简明的手术图解，为各亚专业的医生阐明各类手术的基本操作步骤。

- 《妇科手术技巧：妇科学》——著者 Tommaso Falcone 教授以擅长妇科良性疾病的手术治疗而闻名。著者采用一系列极具价值的手术图片着重强调了妇科学手术的基本原则。

- 《妇科手术技巧：生殖内分泌学与不孕症》——著者 Steven Nakajima 教授以擅长生殖医学的操作与手术而闻名。著者细致总结了生殖医学领域的必要操作与手术技巧。

- 《妇科手术技巧：泌尿妇科学》——著者 Christopher Tarnay 教授是国际知名的泌尿妇科学与盆底重建专家。著者系统阐释了女性盆底医学与盆底重建手术的重要原则。

- 《妇科手术技巧：妇科肿瘤学》——著者 Kenneth Hatch 教授是妇科恶性肿瘤外科治疗领域的杰出专家之一。著者对妇科肿瘤的基本手术治疗进行了精细且形象的解析。（本书）